콜레스테롤
수치에 속지 마라

THE GREAT CHOLESTEROL MYTH
Copyright © 2012 by Jonny Bowden, Stephen Sinatra
All rights reserved
Korean translation copyright © 2015 by Yeamoonsa Publisher Co.
Korean translation right arranged with QUARTO PUBLISHING PLC
through EYA(Eric Yang Agency).

이 책의 한국어판 저작권은 EYA(에릭양 에이전시)를 통해 QUARTO PUBLISHING PLC사와
독점계약한 도서출판 예문사에 있습니다.
신 저작권법에 의해 한국 내에서 보호를 받는 저작물이므로 무단 전재와 무단 복제를 금합니다.

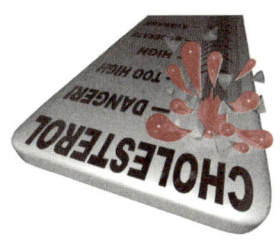

의사가 말하지 않는 콜레스테롤의 숨겨진 진실

콜레스테롤
수치에 속지 마라

스티븐 시나트라 · 조니 보든 지음 | 제효영 옮김

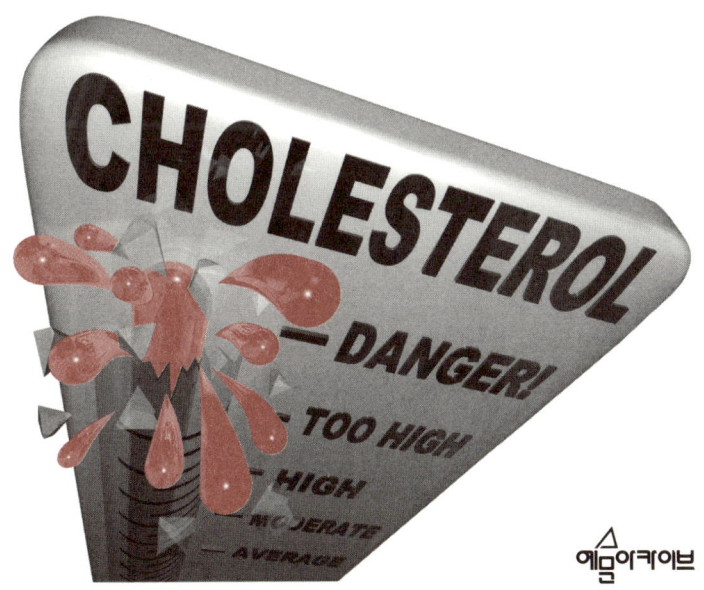

예문아카이브

이 책은 그동안 각종 심장병의 원흉으로 지목된
콜레스테롤의 누명을 벗겨주면서
콜레스테롤을 인위적으로 낮추는 약물인
스타틴의 허구성을 폭로하고 있다.

— 의학전문기자 신재원, '추천사' 중에서

추천사

콜레스테롤의 고정관념을 뒤집다

개인적으로 책의 추천사를 잘 쓰지 않는다. 특히 번역서라면 더욱 그러하다. 이 책의 추천사를 부탁받았을 때도 내용이 마음에 들지 않으면 거절할 생각이었다.

원고를 받고 채 몇 장 읽지 않았을 때 나는 생각을 바꾸었다. 조금이라도 더 많은 사람이 이 책을 읽을 수 있다면 조금의 힘이라도 보태고 싶은 생각이 들었기 때문이다. 단숨에 책을 읽어 내려가는 동안 지난 20년간 믿어왔던 사실이 파괴되고 재구성되었고 의사로서 또 의학전문기자로서 좀 더 일찍 진실을 알지 못했던 것을 후회하였다. 그만큼 이 책은 기존의 고정관념을 뒤집는 충격적인 내용을 담고 있다.

이 책은 그동안 각종 심장병의 원흉으로 지목된 콜레스테롤의 누명을 벗겨주면서 콜레스테롤을 인위적으로 낮추는 약물인 스타틴의 허구성을 폭로하고 있다.

여러분이 건강과 관련하여 가장 많이 듣는 말 중에 하나가 바로 "심장병에 걸리지 않으려면 콜레스테롤을 조심하라" 또는 "콜레스테롤 섭취를 줄여라" 아니면 "고기를 덜 먹어라. 특히 포화지방은 먹으면 안 좋다"라는 것이다. 물론 나는 콜레스테롤 섭취를 줄이는 것이 별 도움이 안 된다는 것을 알고 있다. 콜레스테롤은 체내에서 합성되는 비중이 훨씬 높으므로 계란 노른자나 새우, 오징어 등 콜레스테롤이 높은 음식을 먹는다고 해서 콜레스테롤 수치가 높아지는 것이 아니다. 하지만 콜레스테롤 수치를 낮추는 것 자체는 심장병 예방에 도움이 된다고 생각했다. 특히 나쁜 콜레스테롤이라고 불리는 LDL을 낮춰야 하며, 포화지방을 섭취하면 콜레스테롤의 수치를 증가시켜 심장병 위험이 커지므로 포화지방보다는 불포화지방을 섭취할 것을 환자들에게 권해왔다.

  이 책에서는 널리 알려진 이런 생각들이 어떻게 시작되었고, 전문가를 비롯한 대중이 어떻게 세뇌됐는지, 그리고 어떤 부분에서 틀렸는지 자세하게 설명해준다.

가장 중요한 두 가지 사실 중 하나는 스타틴이라는 약물로 콜레스테롤을 낮춘다고 사망률이 낮아지지 않는다는 것이다. 이것은 의사들에게는 굉장히 충격적인 사실인데 실제로 우리나라에서도 수백만 명이 스타틴을 처방받고 있기 때문이다. 스타틴의 처방이 시작된 이래 처방 기준은 계속 완화됐으며 처방 대상은 계속해서 늘어나고 있다. 나는 음모론을 좋아하지는 않지만 제약회사들의 파워가 상당하며 그들의 영향력이라면 처방 기준을 바꾸는 연구들을 얼마든지 만들어낼 수 있다는 것을 알고 있다.

물론 콜레스테롤을 낮추면 뇌졸중이나 심장병 발생이 '약간' 줄어든다는 연구 결과들이 있다. 그러나 체내 콜레스테롤이 줄어들면 감염과 같은 다른 사망요인을 증가시킴으로써 전체적인 사망률에는 변화를 주지 못한다는 것이 저자의 주장이다. 한두 개의 연구에서 나타난 사실이 아니라 여러 연구에서 반복적으로 나타나는 사실이다. 아무리 그럴듯한 이론이라도 근거가 없으면, 단순한 주장에 불과하지만 이처럼 명확한 근거를 제시한다면 고개를 끄덕거리지 않을 수 없다. 그동안 콜레스테롤을 낮춰야 건강에 좋다고 믿고, 맹목적으로 약을 먹었던 사람이라면 한번 재고할 만한 가치가 있다.

콜레스테롤은 세포막을 구성하는 성분이고 에스트로겐이나 테스토스테론 같은 성호르몬과 비타민 D나 담즙산을 만드는 재료로 인체에서 없어서는 안 되는 주요 성분이다. 콜레스테롤 수치가 낮으면 근육 감소나 피로, 우울증, 성욕 감퇴 같은 부작용을 가져오게 된다는 점을 명심하자.

저자는 심장병을 앓은 적이 있는 중년 남성만이 거의 유일하게 스타틴의 도움을 받을 수 있으며, 여성이나 70세 이상 노인에게는 오히려 해가 될 수 있다는 것을 강조하고 있다.

또 하나 중요한 사실은 포화지방과 관련된 것이다. 그동안 혈관 질환의 주범이라고 생각했던 포화지방이 사실은 심혈관계질환에 큰 영향을 미치지 않으며 진범은 바로 탄수화물, 그중에서도 과당이라는 사실을 저자는 폭로한다.

포화지방 섭취가 증가하면 콜레스테롤이 증가하는 것은 맞지만 나쁜 콜레스테롤과 좋은 콜레스테롤을 모두 증가시키기 때문에 심장병과는 연관이 없고 그동안 비교적 좋다고 알려졌던 불포화지방산, 그중에서도 다중 불포화지방산인 식물성 유지나 오메가6, 그리고 최근 문제점이 알려진 트랜스지방 등이 오히려 심장병을 증가시킨다는 것을 저자는 증명하고 있다.

이 책을 읽으면서 느낀 것은, 의학에서는 현재까지 인정되고 있는 소위 골드스탠다드가 진실과는 거리가 있을 수 있으며 모든 사람에게 동일하게 적용되기 힘들다는 것이다. 또 약물 치료는 최후의 수단이며 바른 먹을거리와 올바른 생활습관이 새삼 중요하다고 느껴졌다.

건강하게 오래 사는 것은 많은 사람이 바라는 것이다. 내 건강의 결정권자는 의사가 아니다. 내 건강의 주체는 바로 나 자신이다. 그러한 생각으로 스스로를 지키고 싶은 사람이라면 반드시 이 책을 일독할 것을 권한다.

신재원
가정의학과 전문의, 의학전문기자

목차

추천사　콜레스테롤의 고정관념을 뒤집다　7
서문　콜레스테롤은 존재하지 않는 질병이다　17

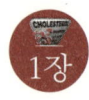

1장 콜레스테롤은 심장질환의 원인이 아니다

- 콜레스테롤을 둘러싼 거짓말　27
- 심장질환 사망률을 감소시킨 지중해식 식단　43

이것만은 꼭 알아두자!
심장질환을 앓는 사람의 절반은 콜레스테롤 수치가 정상이다　49

2장 콜레스테롤은 해롭지 않다

- 콜레스테롤에 관한 기초 지식　53
- 콜레스테롤 거짓말의 신화　58
- 의학 역사상 최대 사기극　77

이것만은 꼭 알아두자!
미국의 많은 의사가 콜레스테롤이 심장질환의 원인이라는 생각에 동의하지 않는다　81

3장 심장질환은 염증에서 시작된다
- 심장질환의 진짜 원인, 염증 85
- 뚜렷한 증상 없는 만성 염증 87
- 염증을 일으키는 산화 88
- '좋은' 콜레스테롤, '나쁜' 콜레스테롤은 낡은 생각 91
- 심장질환의 원인 염증과 산화, 그 원인은 흡연 99

이것만은 꼭 알아두자!
콜레스테롤은 산화되는 경우에만 문제가 된다 107

 4장 식생활 속 진정한 악마는 당이다
- 심장질환의 진짜 범인, 당! 111
- 지방을 축적시키는 호르몬, 인슐린 112
- 염증 반응과 심혈관계질환을 촉진하는 인슐린 저항성 116
- 당을 반드시 줄여야 하는 이유 126
- 저지방 식단이 불러온 부작용 133

이것만은 꼭 알아두자!
식생활 중 심장질환에 가장 영향을 많이 주는 요소는 당이다 146

 5장 지방은 해롭지 않다
- 지방에 대한 잘못된 오해 151
- 식생활의 악마로 누명 쓴 포화지방 153
- 상식을 뒤집은 지방 이론의 오류 160

이것만은 꼭 알아두자!
포화지방은 '좋은' 콜레스테롤(HDL)을 증가시킨다 180

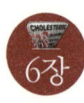

6장 스타틴 사기극을 아십니까?

- 드러나지 않았던 스타틴의 부작용 185
- 콜레스테롤 수치만 낮추는 스타틴 189
- 스타틴의 감춰진 무서운 진실 194
- 스타틴의 효능을 오해하게 된 이유 216
- 콜레스테롤 수치가 낮으면 위험 경고 232

이것만은 꼭 알아두자!
스타틴은 뇌의 기능을 떨어뜨린다 242

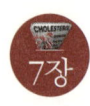

7장 심장도 영양보충제가 필요하다

- 영양보충제의 필요성 247
- 코엔자임 Q_{10} : 심장 에너지를 만드는 연료 250
- D-리보스 : 몸의 에너지 구성원 255
- L-카르니틴 : 심장을 보호하는 강력한 항산화 성분 260
- 마그네슘 : 위대한 긴장 완화제 263
- 니아신 : 나쁜 콜레스테롤 감소, 좋은 콜레스테롤 증가 269
- 비타민 E : '혼합 토코페롤' 제품으로 구입 273
- 오메가3 : 심장에 가장 유익한 성분 276
- 판테틴 : 혈중 콜레스테롤 수치가 높은 환자에게 권장 279
- 그 외에 추천하는 영양보충제 281
- 사실 입증 자료, 학술지 〈심혈관계질환의 발달〉 285

이것만은 꼭 알아두자!
코엔자임 Q_{10}은 심장의 에너지를 만드는 '연료'이다 287

8장 스트레스는 소리 없이 다가오는 살인자이다

- 개구리 사망 사건의 진짜 범인, 스트레스 291
- 양면성을 지닌 스트레스 호르몬 293
- 스트레스가 인체에 미치는 악영향 301
- 응급 상황에 대처하는 스트레스 호르몬 309
- 죽음 앞에 무방비 상태, 스트레스 315
- 심장에 영향을 미치는 생각과 감정 319
- 콜레스테롤 수치를 증가시키는 스트레스 327

이것만은 꼭 알아두자!
스트레스는 지금까지 알려진 모든 질병의 원인이다 337

9장 생활 속 건강한 심장 만들기

- 콜레스테롤 검사는 총 수치 NO, 혈액 내 하위 유형 OK 341
- 심장을 살리는 음식, 망치는 음식 353
- 챙겨 먹어야 할 음식들 363
- 심장질환 '위험인자' 극복하는 법 380

이것만은 꼭 알아두자!
건강에 좋은 음식, 나쁜 음식 389

옮긴이의 글 콜레스테롤의 억울함을 낱낱이 풀어주는 해명서 391
참고문헌 395

서문

콜레스테롤은 존재하지 않는 질병이다

200여 년 전 의사들은 환자를 치료하면서 몸에 피를 내고, 무언가를 제거하고, 고약을 붙이는 일이 많았다. 피를 내게 하는 방혈放血 치료는 이미 2천 년 전에 그리스의 철학자이자 의사였던 갈레노스가 시작한 방법이다. 이 치료의 바탕에는 인체에 4가지 체액, 즉 혈액, 점액, 흑담즙, 황담즙이 존재한다는 이론이 있다. 이 중 혈액이 가장 큰 부분을 차지하므로 환자를 건강한 상태로 되돌리려면 혈액의 균형이 가장 중요하다고 믿었다.

19세기부터는 거머리가 방혈 치료에 사용되기 시작했다. 의사들은 특정 질병을 치료하는 데 가장 효과적인 출혈 부위가 어디인지, 최상의 치료 효과를 거두려면 거머리를 어느 부위에 두어야 하는지, 거머리를 몇 마리 사용해야 좋은지에 대해 이야기했다. 셀 수 없이 많은 실험을 거쳐 의사들이 작성한 논문에는 자신만의 출혈

유도 기법이 소개되었고, 그 내용은 매년 의학계 회의에서 발표되기도 했다. 물론 말도 안 되는 생각이었다.

1600년대 초 영국의 의학자 겸 생리학자인 윌리엄 하비를 통해 인체 순환계가 어떻게 기능하는지 밝혀진 이후, 이러한 치료가 이치에 맞지 않는다는 것이 입증되었다. 그러나 200년 전 의사들에게는 방혈법의 '과학적인' 근거는 크게 중요하지 않았다. 환자에게 거머리를 50마리까지 사용하는 의사도 있었다. 미국 초대 대통령 조지 워싱턴이 인후염에 걸렸을 때 그의 주치의 역시 감염을 치료하려고 혈액을 빼내는 치료법을 시행했다. 그러나 2l 가까이 피를 뽑아낸 후 조지 워싱턴은 사망하고 말았다.

현대를 사는 우리가 당시 상황을 들으면 한숨밖에 나오지 않는다. 현대 의학에서는 근거가 모호한 치료를 접할 일이 없기 때문이다. 전 세계 우수한 기관에서 과학에 기반을 둔 연구를 하고 있는 데다, 오늘날의 의사들은 실제로 드러난 증거를 무시하지도 않는다. 또한 불필요하고 심지어 위험할지도 모르는 치료는 절대 시도하지 않는다. 그런데, 정말 그럴까?

안타까운 일이지만, 오늘날에도 수많은 의사가 옛날 옛적 의사들과 똑같은 생각을 하고 있다. 아직도 수천, 수만 명의 의사들이 '존재하지 않는 질병'을 결코 순하다고 할 수 없는 약으로 치료한다. 뚜렷한 과학적 근거도 없이, 마치 200년 전 의사들이 했던 것처럼 확고하고 집단적인 생각에 따라 이와 같은 위험한 치료를 한다.

여기서 말하는 '존재하지 않는 질병'은 무엇일까? 바로 '체내 콜레스테롤 증가'이다.

대다수의 일반인은 콜레스테롤에 관한 잘못된 정보에 무방비 상태로 노출되어 있다. 대개가 '콜레스테롤은 몸에 안 좋으니 적을수록 좋다'라고 알고 있다. 그러나 이는 사실과 다르다.

콜레스테롤은 우리 몸에 꼭 필요한 물질이다. 콜레스테롤 없이는 생명을 유지할 수 없다. 너무 중요한 물질이라서 우리 몸을 구성하는 대부분의 세포들이 콜레스테롤을 합성할 수 있을 정도이다. 콜레스테롤은 세포와 세포막을 구성하는 주요 성분으로 다양한 기능을 수행하는데, 특히 다른 핵심 물질들이 만들어지는 뼈대 역할을 담당한다. 이러한 콜레스테롤을 우리 몸에서 어떤 식으로든 모조리 제거한다면 어떻게 될까? 셰익스피어의 말을 빌리자면, 우리 몸은 "녹아 흘러 한 방울의 이슬"이 될 것이다. 콜레스테롤이 없으면 담즙산도 존재할 수 없고 비타민 D, 성호르몬도 사라진다. 모두 콜레스테롤이 기본 성분이 되는 물질들이다.

콜레스테롤이 인체의 필수 성분인데도 전 세계 의사들이 체내 콜레스테롤 수치를 내리기 위해 처방하는 약의 시장 규모는 무려 수십억 달러에 이른다. 그러나 이런 약을 복용하는 환자의 수명이 실제로 연장되는 경우는 극히 소수에 불과하다. 하지만 이 사실은 처방을 하는 의사들은 물론이거니와 그 약을 만들고 판매하는 제약업계에도 아무런 영향을 미치지 못한다. 어쩌다 이 지경에 이르렀을까?

지금 콜레스테롤에 대한 우리의 오해는 60년 전, 한 연구자가 과도한 콜레스테롤이 심혈관계질환을 일으킨다고 주장하면서 시작되었다. 바로 지질 가설脂質假說의 주창자인 안셀 키즈 박사이다. 그는 음식물로 섭취하는 지방이 콜레스테롤의 양을 상승시킨다는 가설을 처음 제기했고, 몇 년 후에는 체내 콜레스테롤 수치를 늘리는 진짜 원흉이 포화지방이라고 믿었다. 이런 믿음은 '포화지방이 콜레스테롤을 늘리고, 콜레스테롤이 증가하면 심장질환으로 이어진다'는 이른바 지질합성 이론의 탄생에 영향을 미쳤다. 그럴듯해 보이지만, 사실과는 전혀 다르다. 한 번도 입증된 적이 없고, 그렇기 때문에 아직까지도 지질 '가설'로 불린다.

키즈 박사의 영향을 받은 학자들은 지난 50여 년간 전 세계 연구소에서 지질 가설을 실제 사실로 바꿀 만한 근거를 찾기 위해 절박한 노력을 기울여왔다. 그러나 현재까지 그 노력은 성과를 거두지 못한 상태이다. 그 과정에서 콜레스테롤이라는 분자의 생화학적, 생리학적 특성에 관한 지식은 광범위하게 확장되었다. 이들의 노력 덕분에 우리는 콜레스테롤이 운반체 역할을 하는 단백질과 결합하여 혈액을 통해 운반된다는 사실을 알게 되었다. 단백질과 콜레스테롤로 이루어진 이 복합체는 지질단백질脂質蛋白質로 불린다.

지질단백질은 밀도에 따라 분류되며, 종류도 고밀도 지질단백질 HDL, 저밀도 지질단백질LDL, 초저밀도 지질단백질VLDL 등 여러 가지이다. 그리고 이들 중에 우리 몸에 유익한 종류와 나쁜 종류가 있다고 알려져 있다. 당연히 제약회사들은 좋은 지질단백질은 늘리고 나쁜 지질단백질은 줄일 수 있는 약물을 개발했다. 하지만 섣부른 대응이었다.

학계가 LDL 중에서도 특히 크기가 작고 밀도가 높은 B형 LDL이 심장질환의 진정한 위험인자로 작용할 수 있다는 사실을 발견했기 때문이다. 문제는 지난 수십 년간 지질 가설을 토대로 심장질환을 예방하는 데 가장 좋다고 홍보된 식단이 오히려 B형 LDL의 체내 농도를 증가시켰다는 점이었다. 바로 '저지방·고탄수화물' 식단이다. 이렇게 저지방식이 널리 권장되는 상황에서 지방, 특히 포화지방은 오히려 이 B형 LDL 입자를 감소시킨다는 사실이 확인되었다. 또한 크기가 작고 밀도가 높은 B형 LDL과 상반되는 커다랗고 부푼 형태의 A형 LDL 입자는 몸에 해롭지 않을 뿐만 아니라 건강에 이로운 것으로 알려졌다. 하지만 체내 LDL을 감소시키는 약은 이로운 입자까지 모조리 감소시킨다.

최근 한 연구에서는 심장질환으로 입원 치료를 받은 환자 약 14만 명의 LDL 수치를 확인해본 결과, 환자들의 절반가량이 LDL 수치가 100㎎/dL 미만으로 확인되었다. 100㎎/dL라는 수치는 지난 수년간 콜레스테롤 치료의 기준으로 설정된 값으로 이를 넘지 않도록 하는 게 목표이다.

그로 인해 그동안 확고하게 뿌리내린 지질 가설에 균열이 생기기 시작했다. 그런데도 위의 연구진은 치료 목표인 LDL 수치 100 mg/dL도 지나치게 높으므로 목표 수치를 더 낮출 필요가 있다는 결론을 내렸다. 지질에 대한 공포감에 사로잡힌 사람들의 생각을 여실히 보여주는 결론이다.

영양학자 조니 보든 박사와 심장전문의 스티븐 시나트라 박사는 이 책에서 콜레스테롤, 지질단백질, 지질 가설을 둘러싼 무성한 덤불을 과감히 쳐내려고 노력했다. 두 사람은 누구나 쉽게 이해할 수 있도록 쉬운 용어를 사용했으며, 실제 사실을 밑바탕으로 하여 심장질환을 비롯해 당뇨병, 고혈압, 비만 등 숱한 질병의 진짜 원인이 무엇인가에 대한 타당한 가설을 제시하였다. 아마 여러분은 벌거벗은 임금님의 모습을 보게 된 듯한 기분을 느낄지도 모른다.

자신의 콜레스테롤 수치가 염려되거나 콜레스테롤 저하제를 먹어야 하나 고민 중이라면, 이 책을 꼭 읽기를 권한다. 이 책은 우리가 잘못 알고 있는 콜레스테롤에 대한 오해와 진실을 알려주고, 충분한 정보를 토대로 현명한 판단을 할 수 있게 해준다.

의학박사 마이클 R. 이디스, 의학박사 메리 댄 이디스

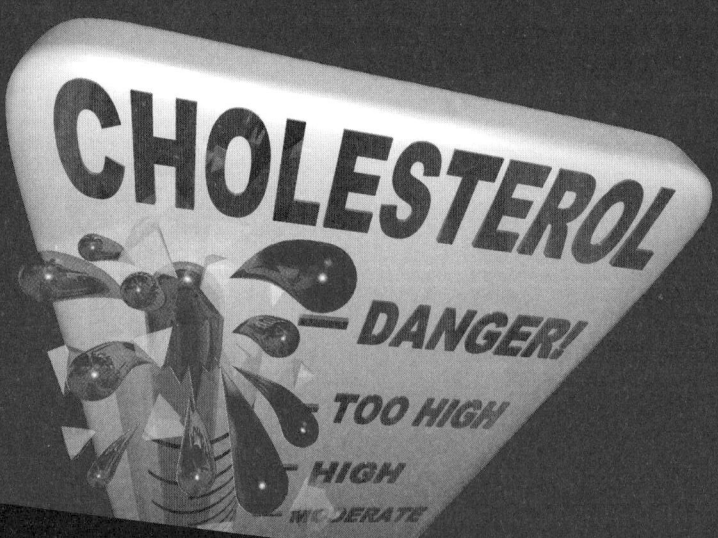

1장

콜레스테롤은 심장질환의 원인이 아니다

콜레스테롤을 둘러싼 거짓말

우리 두 사람이 이 책을 쓴 것은 많은 사람이 콜레스테롤에 대해 잘못 알고 있고, 또 계속해서 잘못된 정보를 제공받고 있어서이다. 아예 직접적인 거짓말에 노출되는 경우도 있다.

잘못된 정보, 과학적으로 의심스러운 연구 결과, 업계의 탐욕, 사기에 가까운 마케팅 …… 이런 요소들이 한데 모여 의학계 역사상 가장 무너뜨리기 힘들고, 가장 막심한 피해를 낳은 괴담이 만들어졌다. 바로 '콜레스테롤이 심장질환을 일으킨다'라는 주장이다.

이 괴담을 존속시키려고 연간 수백만 달러의 마케팅 비용이 사용된다. 그 결과 미디어와 대중은 심장질환과 큰 관련이 없는 콜레스테롤에 겁먹게 되었고, 300억 달러가 넘는 콜레스테롤 저하제 시장이 형성되었다. 하지만 진짜 비극은 따로 있다. 콜레스테롤에 쓸데없이 관심이 집중되는 바람에 심장질환을 일으키는 진짜 위험한 요인, 즉 염증, 산화, 당분, 스트레스는 거의 무시된다는 점이다.

앞으로 설명하겠지만, 콜레스테롤 수치는 심장질환을 예측하기에 적절한 지표가 아니다. 심장발작으로 병원에 입원한 사람 중 절반 이상은 콜레스테롤 수치가 완벽히 정상이며, 콜레스테롤 수치가 높다고 의사가 경고하는 사람의 절반은 심장 상태가 지극히 정상이고 건강하기 때문이다.

정부 기관과 미국심장협회 같은 거대한 건강 관련 단체가 권장하는 식생활 지침을 보면 대부분 콜레스테롤 공포증과 직·간접적으로 관련이 있다. 콜레스테롤을 섭취해도 혈액에 거의 아무런 영향을 미치지 않는 사람이 전체 인구의 95% 이상인데, 지침에서는 콜레스테롤 섭취를 줄이라고 꾸준히 경고한다.

콜레스테롤뿐만 아니다. 위와 같은 지침에서는 포화지방의 위험성에 대해서도 경고하며 적대감을 드러낸다. 그러나 포화지방 섭취와 심장질환 사이의 관계를 확신할 만한 의학적 근거는 전혀 없다. 오히려 포화지방을 줄이고 탄수화물을 늘려 섭취하면 심장질환 발생 위험이 증가한다는 연구 결과가 있다.

필자 두 사람은 각자의 직업을 통해 콜레스테롤 이론에 회의적인 생각을 갖게 되었고, 서로 다른 길을 걸어왔지만 같은 결론에 당도했다. 콜레스테롤은 심장질환을 일으키지 않는다는 생각이다.

또한 트랜스지방과 달리 포화지방은 악마의 자식이 아니다. 그리고 가장 중요한 사실은, 콜레스테롤을 낮추려는 전 국가적인 집착증이 결국 상당한 대가를 치르게 되리라는 것이다. 콜레스테롤은 심장 건강과 거의 관련이 없는데 이 무해한 분자에 쓸데없이 에너지를 집중함으로써, 심장질환의 진짜 원인은 외면한다.

먼저 우리가 어쩌다 콜레스테롤 이론에 의구심을 품게 되었는지, 또 이 책에 담긴 정보를 알면 목숨을 구할 수 있다고 열렬히 믿게 된 이유가 무엇인지 이야기하겠다.

저지방 식단의 실패를 경험한 조니 박사

나는 영양학자이다. 그리고 이렇게 글을 쓰는 사람이 되기 전에는 퍼스널 트레이너로 일했다. 뉴욕 에퀴녹스 피트니스클럽에서 근무할 당시, 내 고객들 대부분은 목표가 같았다. 바로 살을 빼는 것이다. 1990년 당시 지방은 식생활에서 피해야 할 최고의 적이었고, 포화지방은 특히 나쁘다고 여겨졌다. 포화지방이 동맥을 막고 콜레스테롤 수치를 높이고 심장질환을 일으킨다고 누구나 믿고 있었기 때문이다. 그래서 나 역시 저지방 식단을 제시했고, 엄청난 양의 유산소 운동과 약간의 근력 운동을 실시하도록 조언했다.

효과가 있었다.

아주 가끔이었지만.

하지만 완전히 실패하는 경우가 더 많았다.

고객 중 60대 초반의 사업가인 AI는 큰 성공을 거두고 막강한 영향력을 가진 사람이었지만 엄청난 뱃살만큼은 도통 해결하지 못했다. 저지방 식단을 철저하게 지키고, 집에서도 러닝머신을 열심히 했지만, 체중은 전혀 줄어들지 않았다.

결국 AI는 내가 허락하지 않은 방법을 택하고 말았다. 고단백·저탄수화물 식이를 하는 일명 '황제 다이어트'(영어로 '앳킨스 다이어트'라고 함)를 한 것이다.

당시에는 누구나 지방, 특히 포화지방을 많이 섭취하면 콜레스테롤 수치가 높아지고 동맥이 막히며 심장발작으로 이어진다고 믿었다. 반면, 탄수화물은 에너지를 얻고 생존을 위해 '필요하다'고 배웠다.

나는 AI가 재앙으로 가는 길을 택했다고 확신했다.

하지만 결과는 그렇지 않았다. 체중이 줄어들고, 뱃살도 빠지기 시작했다. 뿐만 아니라, 과거 10년을 통틀어 가장 활력이 넘치고 기분이 좋다고 했다. 나 역시 그 변화에 놀랐지만, 그래도 좋은 것은 잠깐이고 곧 대가를 치르게 될 거라 생각했다. 매년 실시하는 건강검진 결과가 나오면 내 생각이 옳다는 게 증명될 것이라 믿었다.

그런데 이번에도 내가 틀렸다.

혈액검사 결과 지방의 한 종류인 트리글리세리드^{triglyceride} 수치가 감소했고, 혈압도 떨어졌으며, 콜레스테롤 수치는 약간 상승했지만 이로운 콜레스테롤(HDL)이 해로운 콜레스테롤(LDL)보다 많았다. AI의 담당 의사도 결과에 대단히 흡족해했다.

그즈음 베리 시어스라는 생화학자가 뉴욕을 방문하여 에퀴녹스에서 강연한다는 소식이 들렸다. 그가 쓴 《존 다이어트 Zone diet》는 당시 수백만 권이 판매되었는데, 이 책의 핵심은 한 문장으로 요약할 수 있다.

'지방을 섭취하면 살이 빠진다.'

그가 매사추세츠 공과대학 MIT에서 공부한 생화학자가 아니었다면 이런 말을 웃어넘겼을 것이다.

지금은 식사에 지방과 단백질을 포함시키고 탄수화물은 적게 먹으라고 권하는 사람이 시어스 한 사람만이 아니다. AI가 큰 성공을 거둔 식단을 처음 고안한 앳킨스도 1972년부터 이와 비슷한 주장을 펼쳤다. 하지만 앳킨스의 식단은 포화지방 함량이 높아 심장질환을 일으킬 위험이 높다는 비난의 목소리가 높았다.

내 눈으로 목격한 결과는 지금까지 알고 있던 것과 전혀 다른 무언가를 말해주고 있었다. 단지 AI에게 일어난 변화 때문만은 아니었다. 다른 고객들에게도 같은 일이 벌어졌다. 아무 효과도 없는 저지방·고탄수화물 식단에 지긋지긋해진 사람들이 숱한 경고를 무시하고 앳킨스 다이어트, 단백질 파워 다이어트(저탄수화물-고단백질 섭취 식단) 등 단백질과 지방 섭취에 중점을 둔 식단을 시도하기 시작했다. 지방 섭취량을 늘렸고 포화지방도 많이 섭취했는데도, 결과는 전혀 나쁘지 않았다. 오히려 다들 기분이 좋아지고 단기간에 날씬해졌다.

나는 고민에 빠졌다.

저지방 식단과 충분한 유산소 운동을 꾸준히 실천한 고객들에게 선 왜 이런 결과가 나오지 않을까? 반대로 저탄수화물 식단을 시작한 고객들의 혈액검사 결과는 어째서 좋아지는 걸까? 포화지방의 위험성에 대해 지금껏 알려진 내용이 잘못된 걸까? 포화지방에 대해 우리가 알고 있는 내용이 진실이 아니라면, 지방과 콜레스테롤은 어떤 관계일까? 지금까지 배운 것이 맞는 걸까?

사람들이 좋은 콜레스테롤과 나쁜 콜레스테롤에 대해서만 이야기하던 1990년대 초에도 포화지방은 AI의 콜레스테롤 수치에 긍정적인 영향을 주었다. 포화지방은 콜레스테롤 수치를 높였지만 LDL보다 HDL의 농도를 훨씬 더 높이는 역할을 했다. 그렇다면 콜레스테롤은 단순히 선악으로 나누는 것보다 체내에서 훨씬 더 복잡한 역할을 하는 건 아닐까?

고민하던 나는 다른 사람들의 의견은 상관하지 않기로 했다. 만약 콜레스테롤이 심장질환을 유발한다는 전제 자체가 틀렸다면?

그래서 나는 이에 관한 연구를 찾아 읽기 시작했다. '리옹 식생활 심장 연구Lyon Diet Heart Study'[1]에 따르면 특정한 식생활과 생활방식의 변화로 사망률을 70%까지 낮출 수 있으며, 심혈관계질환으로 인한 사망률은 이보다 훨씬 더 큰 76%까지 낮출 수 있는 것으로 나타났다. 이러한 결과에 콜레스테롤 수치는 아무런 영향을 미치지 않았다. '간호사 건강 연구Nurses' Health Study'[2]는 관상동맥에서 발생하는 문제의 82%는 다섯 가지 요인으로 발생한다고 했는데, 이 가운데 콜레스테롤 수치가 낮아진다고 해서 도움이 되는 요인은 없었다.

여러 연구를 통해 고단백질, 저탄수화물에 포화지방 함량이 풍부한 식단을 실천한 사람의 혈액검사 결과가 AI와 비슷한 것으로 나타났다. 건강 상태 역시 실제로 개선되었다. 트리글리세리드 수치는 감소했고, 심장질환 위험성을 나타내는 다른 지표도 개선되었다. 그야말로 모두의 생각을 뒤엎는 결과가 아닐 수 없다.

1990년대 중반, 나는 영양학 공부를 하기 위해 학교로 돌아갔다. 공인영양사 자격을 취득한 뒤 다시 전인적 영양학 박사학위를 받고, 공인영양전문가 자격을 취득했다.

학업에 열중하면서 포화지방과 콜레스테롤, 심장질환의 연관성에 의문을 가진 사람이 나 혼자가 아니라는 사실을 알게 되었다. 건강 분야의 수많은 전문가와 고민을 나눌 수 있었는데, 그중에는 미국의 가장 저명한 지질생화학자로 꼽히는 메리 에니그 박사도 있었다. 에니그 박사는 몇 건의 연구를 통해 미국인이 식생활에서 진정 물리쳐야 할 악당은 포화지방이 아니라 트랜스지방임을 확인했다고 말했다.

포화지방과 콜레스테롤의 관련성에 대해 사람들이 세뇌당했다는 것이 에니그 박사의 생각이다. 이에 따라 박사는 크림, 버터, 풀을 먹고 자란 동물의 고기와 살균하지 않은 생우유 등 지방이 풍부한 식품을 섭취하면 심장질환 발생률이 오히려 지금보다 감소할 것이라고 지적했다. 또한 에니그 박사는 콜레스테롤과 포화지방 섭취에 대한 잘못된 공포감으로 그런 식품을 일제히 몰아내고 그 자리를 식용유, 가공 탄수화물, 트랜스지방으로 대체한 시점부터 전 세계에 비만과 당뇨병이 발생하기 시작했으며, 이는 결코 우연의 일치가 아니라고 말했다.

당시 에니그 박사는 웨스턴 프라이스 재단Weston A. Price Foundation에서 활발히 활동 중이었다. 식생활과 건강 분야의 선구적인 역할을 한 연구자의 이름을 따서 설립된 이 재단은 버터, 생우유, 풀을 먹고 자란 동물의 고기를 비롯해, 콜레스테롤과의 연관성과 포화지방 함량이 비교적 높다는 이유로 악마 취급을 받아온 전통적인 식품과 가공 안 된 식품을 지지하는 곳이다. 재단 측은 미국인들이 20세기 초반까지 했던 대로 전통적인 음식을 섭취한다면 심장질환이 현저히 줄어들 것이라는 사실을 널리 알리기 위해 노력한다.

나는 지구 상에서 가장 건강하고 장수한 사람들에게 긍정적인 역할을 한 것으로 추정되는 요소들을 조사했다. 그 결과 콜레스테롤을 낮추려는 노력은 심장질환 감소에 거의 아무런 영향을 미치지 않고, 생명 연장에도 어떠한 영향도 주지 않는다는 분명한 사실을 확인했다. 앞서 언급한 '리옹 식생활 심장 연구'를 비롯해 다양한 연구가 거듭될수록 심장질환 감소와 콜레스테롤 수치 저하 사이의 관련성은 극히 낮은 것으로 나타났다.

게다가 동맥 손상이 생기는 진짜 원인은 산화와 염증이며, 콜레스테롤은 무고한 구경꾼에 불과하다는 연구와 보고서가 많이 발표되고 있다. 산화와 염증 반응, 여기에 당분과 스트레스가 더해지면 인체의 노화 과정이 뚜렷하게 가속화된다. 그래서 나는 진짜 범인은 바로 이런 요인들이라는 것을 확신하게 되었다. 지금껏 공격받았던 콜레스테롤은 알고 보면 인체 건강에 필수적인, 무고한 존재였던 것이다.

나는 콜레스테롤이 심장질환에 끼치는 영향이나 포화지방의 위험성에 대해 사람들이 크나큰 오해를 하고 있다는 확신이 들었다. 고단백질, 고지방 식사를 해도 죽지 않을뿐더러 오히려 체중 감량이나 심장 건강에 도움이 된다는 사실을 고객들에게 설득하기는 쉽지 않았다. 고객의 주치의들은 '포화지방이 동맥을 막아 콜레스테롤을 상승시키고 결국 심장질환으로 이어져 사망에 이른다'라는 그릇된 생각을 전적으로 믿는 사람들이었고, 나는 이들과 끊임없이 부딪혀야 했다.

그렇게 2010년이 왔다.

어느 날 페어윈즈 출판사에서 연락이 왔다. 출판사에서는 식품과 영양보충제로 콜레스테롤을 낮추는 방법에 대한 책을 써보는 게 어떠냐고 제의했다. 그에 대해 나는 이런 답변을 보냈다.

"저는 콜레스테롤을 낮추는 일이 중요하다고 생각하지 않습니다. 그러니 그 주제로 책을 쓸 수는 없겠네요."

출판사에서는 호기심을 넘어 놀라워하는 눈치였다.

"어째서 콜레스테롤을 낮추는 문제가 중요하지 않다는 겁니까? 의사들은 콜레스테롤 수치가 높으면 심장질환이 발생한다고 말하지 않나요? 그리고 심장발작을 예방하려면 콜레스테롤을 낮추는 일이 가장 중요하잖아요?"

"의사들은 그렇게 말하죠. 그건 틀린 생각이에요."

나의 답변이었다.

호기심이 일었는지 출판사에서는 더 많은 정보를 달라고 요청했다. 나는 먼저 '콜레스테롤 회의론자 국제네트워크The International Network of Cholesterol Skeptics'가 운영하는 웹사이트(www.thincs.org)부터 들어가 보라고 제안했다. 그리고 포화지방과 심장질환의 관계에 의구심을 던진 논문 몇 편도 읽어보라고 보냈다. 더불어 저명한 과학 전문 저널리스트인 게리 토브스가 철저한 조사를 통해 지방과 심장질환의 관계를 밝힌 글도 함께 보냈다. 〈뉴욕타임스〉에 게재된 글은 '지방에 관한 이야기가 완전히 거짓말이라면?'이라는 제목의 기사였다. 그의 글은 포화지방과 콜레스테롤, 심장질환으로 이어지는 연결고리가 매우 허술하다는 사실에 주목하게 했다.

나의 친구인 스티븐 시나트라는 심장전문의이자 전문 심리치료사 겸 영양사이다. 나와 함께 미국영양협회 소속이기도 하다.

스티브는 한때 스타틴계 약물을 홍보하는 일을 했었고, 콜레스테롤이 심장질환을 일으킨다는 잘못된 생각을 완전히 믿었던 사람이다. 이제는 모두 폐기처분한 생각이지만 말이다. 이제 그가 직접 전하는 이야기를 들어보면 우리가 왜 콜레스테롤과 심장질환에 관한 진실을 밝히는 데 주력하게 되었는지 이해할 것이다.

스타틴 약물의 부작용을 지켜본 시나트라 박사

오늘날 대부분의 의사는 환자의 콜레스테롤 수치가 높게 나오면 스타틴계 약물을 복용하라고 권한다. 꼭 챙겨 먹으라고 잔소리까지 한다. 환자가 동맥질환이 있는지, 남성인지 여성인지, 몇 살인지 개의치 않고 똑같이 그렇게 권한다. 콜레스테롤을 낮추면 심장질환을 예방할 수 있다고 믿기 때문이다.

　한때는 나도 그 말을 믿었다. 의사들에게 홍보용으로 배포되는 연구 자료와 정보는 참 그럴듯해 보였다. 나는 제약업체를 대변해 강연까지 할 정도로 그것을 철저히 믿었다. 스타틴계 약물을 생산하는 대형 제약업체 몇 곳에서 유급 자문가로 고용되어 어마어마한 사례금을 받고 강연을 했다. 콜레스테롤은 심장질환에 강력한 영향을 주는 나쁜 악당이니 피해야 하며, 약을 먹어 콜레스테롤 수치를 낮춰야 질병의 위험에서 벗어날 수 있다고 했다. 그러나 몇 해 전, 내 환자들에게서 이와는 모순된 결과가 나타났다는 사실을 깨닫고, 그 이후 생각이 바뀌었다. 총 콜레스테롤이 150mg/dL로 낮은 수준인데도 심장질환이 발생하는 환자가 많았던 것이다.

당시 병원에서는 환자가 흉부 통증을 보이고, 운동 검사에서 경계 수준임이 확인되고, 특히 콜레스테롤 수치가 280mg/dL 이상 나오면 혈관조영술을 받도록 지시했다. 조영술을 통해 환자의 동맥이 어떤 상태인지 확인하려는 것이었다. 이 검사를 통해 문제가 생긴 동맥을 발견한 경우도 있었지만 동맥이 완벽할 정도로 건강한 환자가 대부분이었다. 이런 결과를 보면서 내가 확고히 믿고 있는 것과는 다른 무언가가 있다는 생각이 들었다.

콜레스테롤에 관한 종전의 생각에 의문을 품고 조사를 시작했다. 콜레스테롤과 관련된 기존 연구를 면밀히 살펴보았다. 비슷한 의문을 가진 다른 의사들을 만나 연구 결과가 어떻게 조작되고 있는지에 대해서도 들을 수 있었다. 한 예로 밴더빌트대학의 생화학자인 조지 만 박사는 전 세계적으로 유명한 '프레이밍햄 심장 연구 Framingham Heart Study'에 참여한 학자인데, 그는 콜레스테롤을 심장질환의 지표로 보는 가설을 "미국 국민을 대상으로 한 사상 최대 규모의 사기"라고 말했다.

이런 반대의 목소리는 안타깝지만 콜레스테롤이 해롭다는 합창 소리에 묻혀 있었다. 오늘날에도 언론이 주목하는 연구 결과의 대부분이 콜레스테롤에 관한 기존의 생각을 고수하고 있다. 제약업계, 저지방 식품업계와 의료계 단체들이 이러한 주장을 지원하는 것으로 보인다.

그래서 나는 콜레스테롤 성가대 활동을 그만두었다. 원래 믿었던 사실도 이제는 믿지 않는다. 다음과 같은 것 때문이다.

콜레스테롤은 생명을 유지하는 데 꼭 필요한 물질이며 간, 뇌를 비롯해 인체 거의 모든 세포에서 만들어진다. 효소를 통해 비타민 D, 성호르몬과 스트레스 호르몬을 포함한 스테로이드 호르몬, 소화와 지방 흡수를 돕는 담즙산염으로 전환되어 체내에서 사용된다. 또한 세포를 둘러싼 막과 세포 내부 구조를 이루는 중요한 물질이다.

특히 뇌에는 체내 콜레스테롤 양의 4분의 1에 달하는 콜레스테롤이 있으며 신경세포를 둘러싸고 있는 수초$^{myelin\ sheath}$와 섬유 조직을 구성하는 성분의 5분의 1이 콜레스테롤이다. 각 신경 간의 의사소통도 좌우한다. 체내 콜레스테롤의 양이 줄어들면 인지 기능이 저하된다.

환자 중에 실비오라고 부르던 한 연방판사가 유독 기억에 남는다. 실비오는 스타틴계 약물을 복용한 후로 기억력이 급격히 나빠져서 재판을 도중에 중단시켜야 할 정도로 상태가 좋지 않았다고 토로했다. 실비오의 LDL 수치는 65mg/dL까지 떨어져 있었다. 나는 스타틴 복용을 중단하고 콜레스테롤이 풍부한 유기농 달걀을 많이 먹으라고 권했다. 그러자 한 달 만에 LDL 수치가 100mg/dL 이상 올라갔다. 기억력도 정상으로 회복되었다.

의사가 노년층, 특히 신체가 허약한 환자에게 스타틴계 약물을 처방할 때 극도로 주의해야 한다고 주장하는 연구자들이 있다. 나도 전적으로 동의한다. 환자가 더욱 노쇠해지고 감염에 훨씬 취약해진 사례도 실제로 확인했다. 당시에는 놀라운 결과였지만, 이제는 더 이상 놀랍지도 않다. 콜레스테롤은 인체가 세균과 감염 질환에 맞서 싸우는 데 매우 중요한 물질이라는 것을 알기 때문이다.

샌프란시스코에서 건강한 일반인 10만 명을 대상으로 15년 이상 실시한 연구에서도 콜레스테롤 수치가 낮은 사람은 감염 질환으로 병원에 입원하는 경우가 훨씬 더 많은 것으로 나타났다.[3] 실제로 많은 환자들이 스타틴계 약물을 끊은 뒤에 힘, 에너지, 식욕, 생기가 되살아났다고 말한다.

나는 심장전문의 면허를 가지고 있지만, 영양학에도 관심이 많다. 1980년대 초부터 영양보충제를 치료에 활용해 왔는데, 특히 코엔자임 Q_{10}을 적극 활용한다. 코엔자임 Q_{10}은 인체의 모든 세포에서 만들어지는 필수영양소로 세포의 에너지 생산에 관여하는 주요 화학 성분이다. 심장이 힘차게 펌프질하면서 혈액을 순식간에 내뿜는 기능에도 중추적인 역할을 한다. 1990년대 초반, 나는 스타틴계 약물에 대한 내 믿음을 뿌리째 흔들어놓는 사실을 알게 되었다. 바로 스타틴이 코엔자임 Q_{10}을 고갈시킨다는 것이다.

현재는 많이 알려졌지만 당시에는 그렇지 않았다. 내게는 진지한 고민이 시작된 계기가 되었다. 심장질환의 해답이라 믿었던 스타틴이 심장에 너무도 중요한 영양소를 고갈시킨다면, 과연 장기적으로 건강에 유익하다고 할 수 있을까?

심지어 오늘날에도 스타틴이 코엔자임 Q_{10}에 끼치는 영향을 알지 못하는 의사들이 많다. 심장발작이 일어날 확률을 줄이려고 처방하는 약이 실제로는 심장이 제대로 기능하도록 연료 역할을 하는 영양소를 고갈시킨다니, 이 얼마나 엄청난 모순인가? 스타틴계 약물을 복용한 이후로 피로감이 늘고 에너지가 감소하며 근육통이 찾아오는 환자가 많은 것도 충분히 그럴 만하다.

스타틴계 약물이 인기를 얻은 시기는 1990년대 중반이지만, 그 이전에도 의사들은 콜레스테롤을 낮추기 위해 다른 약을 이용했다. 이러한 약물에 대한 연구도 많이 진행되었다. 미국회계감사원은 1996년, 콜레스테롤 저하제 관련 연구에 대한 평가를 실시하고 '콜레스테롤 치료 : 임상시험 증거에 대한 검토Cholesterol Treatment : A Review of the Clinical Trials Evidence'라는 제목의 보고서를 발표했다. 여기에는 콜레스테롤 저하제 투여 시 일부 연구에서 심혈관계 문제로 인한 사망률이 감소하는 것으로 나타났으나, 심혈관계와 무관한 문제로 인한 사망률은 전체적으로 증가했다는 내용이 담겨 있다. 이에 대해 보고서는 다음과 같이 설명했다.

"콜레스테롤 치료가 전체 사망률을 낮추는 효과가 없다는 결과에 대해 여러 연구진이 우려하고 있으며, 이 부분은 콜레스테롤 정책에 관한 논란의 핵심이라고 볼 수 있다."

또한 이 보고서를 통해 콜레스테롤 수치를 낮춘 뒤 건강에 긍정적인 영향이 나타난 사람은 대부분 중년 남성, 특히 이미 심장질환이 있던 사람들이라는 사실이 확인되었다. 더불어 "관련 연구들은 관상동맥 심장질환 발생 위험이 높다고 간주되는 중년의 백인 남성을 대상으로 실시된 경우가 대부분이었으며, 여성과 소수인종 남성, 노년층에 대한 정보는 거의 알 수 없다"고 보고서는 밝혔다.

이 보고서가 발표된 지 10년 이상이 지났지만, 과거 심장질환 병력이 있는 중년 남성 이외 다른 인구 집단이 콜레스테롤을 낮추어서 얻는 효과는 매우 제한적이라는 사실은 변하지 않았다. 그러나 의사들은 여성과 노인들에게 여전히 스타틴계 약물을 처방하고 있으며 놀랍게도 아이들마저 이 약물로 치료할 수 있다고 주장한다.

여기까지가 내가 콜레스테롤이 문제의 원인이라 확실하게 믿었던 사람에서 이러한 생각에 회의를 느끼는 사람으로 바뀌게 된 과정이다. 지금도 환자에게 스타틴계 약물을 처방하는 경우가 있지만, 아주 가끔, 그것도 환자가 중년 남성이고 이미 심장발작이 한 번 발생한 적이 있거나 관상동맥 치료를 받은 경우(우회술, 스텐트 삽입술, 동맥성형술 등) 혹은 관상동맥질환이 있는 사람인 경우에만 처방한다.

콜레스테롤은 심장질환에 별로 중요한 영향을 주지 않으며, 스타틴의 효과가 얼마나 좋든 콜레스테롤이 낮아져서 얻을 수 있는 건강상 효과는 크지 않다.

스타틴계 약물은 항염증제이다. 콜레스테롤을 낮추는 것보다 염증을 감소시키는 효능이 훨씬 강하다. 하지만 염증과 심장질환 발생 위험은 천연 성분의 영양보충제나 식생활 개선, 스트레스 관리 등 생활방식의 변화로도 충분히 줄일 수 있다. 무엇보다도 스타틴 계 약물로 콜레스테롤을 낮췄을 때 동반되는 수많은 이상 증세와 부작용을 동반하지 않는다.

심장질환 사망률을 감소시킨 지중해식 식단

자, 여기까지가 필자 두 사람의 이야기이다. 우리는 굉장히 다른 길을 걸어왔지만, 같은 결론에 도달했다. 여러분이 콜레스테롤 이론에 세뇌당한 상태라면 우리가 내린 결론을 받아들이기 어려울 수 있다. 그렇다면 앞서 언급했던 '리옹 식생활 심장 연구'의 진행 상황을 들여다보는 것이 도움이 될 것이다.

1990년대 초반, 프랑스의 한 연구진이 다양한 식생활이 심장질환에 어떤 영향을 주는지 파악하기 위해 연구를 시작했다.[4] 우선 심장발작 발생 가능성이 매우 높은 남성과 여성 605명을 모집했다. 이들은 상상할 수 있는 모든 위험인자를 보유한 사람들이다. 모두 심장발작을 한 번씩 겪고 살아남은 병력이 있었다. 콜레스테롤 수치는 치솟은 상태였고, 흡연에 정크푸드를 즐기고, 운동은 하지 않고 스트레스 수준도 높았다. 보험회사에서 가장 끔찍한 고객으로 여길 만한 사람들이었다. 툭 까놓고 이야기하면, 이들은 언제 죽어도 이상하지 않을 '좀비' 같았다.

연구진은 참가자를 두 그룹으로 나누었다. 첫 번째 그룹에게는 심장전문의와 영양사가 한 시간 동안 상담을 실시하고 지중해식 식단을 지키도록 권고했다. 신선한 과일과 채소, 통곡물, 콩류, 견과류, 올리브유 등 몸에 이로운 지방과 해산물 섭취를 권장했다. 두 번째 그룹은 대조군으로, 식단에 대해 전혀 조언하지 않되 각자의 주치의가 권고한 신중한 식단을 지키도록 했다.

여기서 신중한 식단은 대부분의 의사가 환자들에게 권장하는 표준 식단으로, 총 섭취 열량 중 지방에서 얻는 열량은 30% 미만, 포화지방에서 얻는 열량은 10% 미만, 하루 콜레스테롤 섭취량은 300mg 미만(달걀 두 개에 해당)이 되도록 구성하라는 것이 주된 내용이다. 과연 리옹 식생활 심장 연구에서는 어떤 결과가 나왔을까?

사실 이 연구는 진행되던 도중에 중단됐다.

지중해식 식단을 실천한 그룹에서 심장발작 발생률이 대폭 감소했기 때문이다. 연구진은 이 연구를 지속하는 것이 비윤리적인 일이라 판단하고, 결국 연구를 중단했다. 지중해식 식단을 실천한 그룹은 사망률이 자그마치 70% 감소했고, 더 놀랍게도 심혈관계질환 사망률은 76%나 감소했다. 여기서 그치지 않고 협심증, 폐색전증, 심장 기능상실(심부전), 뇌졸중도 급감했다.

그렇다면 참가자들의 콜레스테롤 수치에는 어떤 변화가 있을까? 심장질환으로 사망한 사람이 줄었으니, 콜레스테롤 수치도 뚝 떨어졌으리라 생각할지도 모른다.

그렇지 않았다.

콜레스테롤 수치는 거의 꼼짝도 하지 않았다.

심장질환으로 인한 사망률은 76% 감소했는데, 콜레스테롤 수치는 눈곱만큼 줄었다. 총 콜레스테롤이나 소위 '해로운' 콜레스테롤이라는 LDL 두 가지 수치 모두 마찬가지였다. 이 정도면 콜레스테롤 이론이 약간은 흔들린다고 생각할 수 있지 않을까?

그런데 저명한 학술지 〈뉴잉글랜드 의학저널New England Journal of Medicine〉은 이 연구 결과의 게재를 거부했다. 이 연구 결과는 다른 유명 학술지 〈랜싯The Lancet〉에서 발표되었다. 짐작건대 〈뉴잉글랜드 의학저널〉이 논문 게재를 거절한 것은 두 그룹, 즉 결과가 아주 좋은 그룹과 그렇지 않은 그룹의 콜레스테롤 수치에 차이가 나타나지 않았기 때문일 것이다. 미국 의학계는 콜레스테롤과 지방이 심장질환을 일으킨다고 확고하게 믿고 있다. 따라서 그와 반대되는 불편한 증거가 있다면 그런 증거가 어마어마하게 많을지언정 그냥 무시하거나 오히려 해명하려 애쓴다.

심장질환 발생률은 더 낮아졌는데, 콜레스테롤 수치에 변화가 없다고? 뭔가 잘못된 게 틀림없다!

뭔가 잘못된 것은 사실이지만, 문제는 이 연구가 아니다. 그 당시에도, 그리고 지금도 콜레스테롤이 커다란 문제를 만든다는 단순한 이론을 덮어놓고 믿는, 그 눈먼 태도가 문제이다.

제약회사가 감춘 불편한 진실

아직 확신이 들지 않는다고? 이번에는 보다 최근인 2006년에 완료된 약물 연구를 살펴보자. '인핸스ENHANCE 연구'[5]로 널리 알려진 이 연구는 2008년 신문 1면을 비롯해 텔레비전 뉴스마다 보도되면서 큰 주목을 받았다.

대규모로 진행된 이 연구에서는 콜레스테롤 저하제인 바이토린Vytorin에 대해 조사했고, 연구 결과가 발표되자 엄청난 비난 여론이 일었다. 비난의 핵심은 이 약을 제조한 두 업체, 머크와 쉐링프라우가 연구 결과를 2년이나 지난 뒤에 발표했다는 사실이다. 그도 그럴 것이, 연구 결과에는 뭔가 수상쩍은 부분이 있었다. 이 연구가 신문 1면을 장식하게 된 것이 바로 그 때문이다.

새로 개발된 '신비의 약' 바이토린은 예상대로 콜레스테롤을 낮추었다. 기존 스타틴계 약물보다 감소 효과가 뛰어났다. 콜레스테롤은 낮아지고 심장질환도 줄어들게 되었으니, 회사 주주들과 파티라도 열어야 마땅하다.

하지만 기뻐할 일이 아니었다. 바이토린을 복용한 사람의 콜레스테롤 수치는 곤두박질쳤지만, 일반적인 콜레스테롤 약을 복용한 사람들에 비해 혈관에 더 많은 플라크(지방 등이 혈관 내부에서 쌓인 덩어리)가 형성됐다. 동맥벽은 거의 두 배 더 두꺼워졌다. 결국 콜레스테롤은 훌륭하리만치 낮아졌지만 심장질환 발생 위험은 오히려 크게 상승한 것이다. "수술은 성공했지만 환자가 사망했습니다"라는 말이 떠오르는 상황이다.

그 밖에도 비슷한 연구가 셀 수 없이 많지만 하나만 더 살펴보자.

식단과 질병에 관한 연구 중에서 최장 기간 진행된 '간호사 건강 연구'이다. 하버드대학교가 실시한 이 연구는 1970년대 중반부터 여성 12만 명 이상을 추적 조사하여 암과 심장질환의 위험인자를 파악했다.[6] 이 가운데 8만 4,129명의 여성을 철저히 분석한 결과가 〈뉴잉글랜드 의학저널〉에 발표되었는데,[7] 여기에 심장질환 발생 위험을 크게 낮추는 다섯 가지 요소가 명시되었다. 연구진은 "본 연구에서 피험자들에게 발생한 관상동맥 관련 질환의 82%는 …… (이 다섯 가지 요소가) 제대로 지켜지지 않은 것이 원인이라고 볼 수 있다"고 밝혔다.

과연 그 다섯 가지가 무엇일까?

하나. 금연

둘. 과음하지 않기

셋. 하루 평균 최소 30분간 중간~격렬한 수준의 운동하기

넷. 건강한 수준의 체중 유지하기 : 체질량 지수(BMI) 25 미만

다섯. 혈당지수가 낮은 음식, 오메가3 지방산, 식이섬유 함량이

높은 음식 섭취하기

뭔가 빠진 것 같은데? 콜레스테롤 낮추라는 이야기는?

목록에 없다. 신경 안 써도 되는 모양이다.

물론, 미국에서는 한 해 동안 300억 달러가 넘는 돈이 콜레스테롤을 낮추라는 충고를 널리 확산시키는 데 사용되고, 생활방식을 바꾸는 일보다 알약 하나를 입에 털어 넣는 일이 훨씬 쉽다. 하지만 콜레스테롤은 위의 목록에 없다. 콜레스테롤을 낮추어도 관상동맥 관련 질환의 발병 위험을 줄이고 수명을 늘리는 데 거의 아무런 효과가 없다는 이 불편한 진실은, 여러분을 장님처럼 만들어 거대한 이윤을 챙기겠다는 누군가의 이유로 철저히 무시되고 있다.

이것만은 꼭 알아두자!

- 콜레스테롤은 심장질환을 일으키지 않는다.
- 콜레스테롤 수치로는 심장발작을 예측하기 힘들다.
- 심장질환을 앓는 사람의 절반은 콜레스테롤 수치가 정상이다.
- 콜레스테롤 수치가 높은 사람 중 절반은 심장과 동맥이 건강하다.
- 콜레스테롤 수치를 낮추어서 얻을 수 있는 효과는 극히 제한적이다.

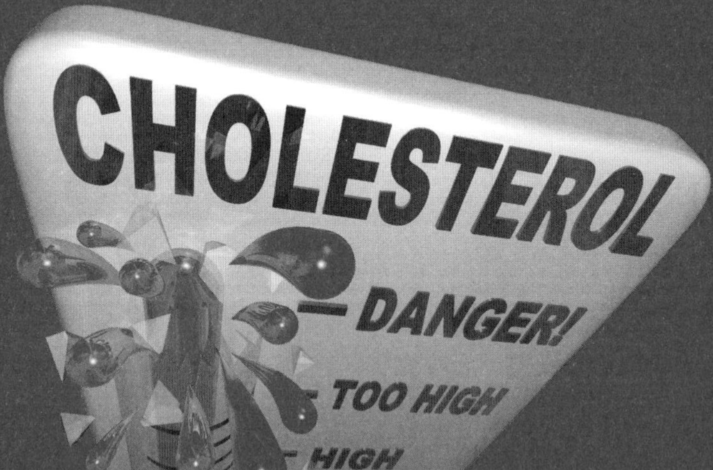
CHOLESTEROL
DANGER!
TOO HIGH
HIGH

2장

콜레스테롤은 해롭지 않다

콜레스테롤에 관한 기초 지식

콜레스테롤은 스테롤^{sterol}이라는 물질의 일종으로, 세포막을 구성하는 중요한 물질이다. 거의 대부분 간에서 만들어지며, 30%가량은 음식에서 흡수한다.

콜레스테롤은 인체가 비타민 D를 비롯해 에스트로겐, 프로게스테론, 테스토스테론 같은 성호르몬, 소화에 필요한 담즙산을 만드는 데 사용하는 기본적인 원료이다. 콜레스테롤은 지질단백질로 불리는 입자 형태로 이동하는데, 가장 많은 형태가 고밀도 지질단백질(HDL)과 저밀도 지질단백질(LDL)이다.

유익한 콜레스테롤, HDL

[전통적인 관점] HDL은 '해로운' 콜레스테롤로 불리는 LDL을 없애는 데 도움이 되므로 흔히 '유익한' 콜레스테롤로 부른다. 콜레스

테롤 검사 결과에서는 HDL 수치가 높을수록 좋으며, 보통 혈중 농도가 혈액 1dL(100㎖)당 60㎎ 이상이어야 적절하다. 체중, 신체 활동, 식단을 건강하게 유지하고 올리브유 같은 유익한 지방을 섭취하면 HDL을 높게 유지할 수 있다.

[새로운 관점] HDL는 유전적 요인이 LDL에 비해 크게 작용하는 지질단백질로, 체내 농도가 훨씬 더 세밀하게 조절된다. 2011년 미국국립보건원에서 실시한 '에임-하이 AIM-HIGH' 연구에서는 HDL 수치가 높아도 심장발작, 뇌졸중, 사망 예방 효과가 전혀 없는 것으로 나타났다.

또한 HDL이라고 해서 모두 동일하지는 않다. 가령 HDL-2 입자는 크기가 크고 부력이 있으며 방어 능력이 우수한 반면, HDL-3 입자는 크기가 작고 밀도가 높으며 염증 유발 가능성이 있다. HDL-2는 염증과 아테롬(atheroma, 동맥 내에 콜레스테롤이나 단백질 성분의 물질이 쌓인 것. '죽종'이라고도 함) 발생을 방지하는 특성이 있지만, HDL-3에 대해서는 별로 알려진 내용이 없다.

새로운 관점을 주장하는 이들도 HDL 수치를 LDL 수치보다 더 높게 유지해야 한다는 의견에는 전반적으로 동의하지만, HDL의 총량보다는 HDL의 종류별 기능을 파악하기 위한 연구에 주력한다. 펜실베이니아대학의 예방심장학과 교수 대니얼 레이더는 〈뉴잉글랜드 의학저널〉에서 다음과 같이 밝혔다.

"최근 HDL을 둘러싼 과학계 연구 결과를 보면 HDL의 혈중 농도보다는 그 기능을 파악하는 데 주력하고 있다. HDL의 기능은 심혈관계에서 발생할 수 있는 문제의 위험성을 파악하고 HDL을 표적으로 하는 새로운 치료법에 대해 평가할 때 더욱 중요한 요소로 활용될 것이다."

해로운 콜레스테롤, LDL

[전통적인 관점] LDL은 동맥에 축적되어 혈류를 방해하므로 '해로운' 콜레스테롤이다. 따라서 낮은 농도로 유지되어야 한다. 현행 기준은 100~129mg/dL이며, 심장질환 발생 위험이 있는 사람은 100mg/dL 이하, 위험성이 매우 높은 사람은 70mg/dL 이하가 적절한 목표이다. 포화지방을 과량 섭취하고, 신체 활동이 적고, 과체중이면 LDL 수치가 높아진다.

[새로운 관점] LDL이라고 모두 같은 특성을 갖고 있지는 않다. LDL-A는 부력이 있는 가벼운 분자로, 산화(자유 라디칼이 산화를 일으키면 콜레스테롤이 플라크로 형성됨)되어 손상되기 전까지는 전혀 해롭지 않다. LDL-B는 크기가 작고 단단하며 밀도가 높은 분자로 아테롬성 동맥경화증을 촉진한다. 따라서 LDL-A의 농도는 높을수록 좋다. 현재 실시되는 혈액검사에서는 LDL-A와 LDL-B 입자 전체의 농도만 측정할 수 있다.

일반적인 검사에서 따로 확인할 수 없는 입자 중에 가장 중요한 콜레스테롤은 지질단백질(a), 통칭 Lp(a)이다. Lp(a)는 크기가 매우 작고 염증을 유발할 가능성이 매우 높은 입자로, 혈전을 만들 수 있다. 시나트라 박사는 Lp(a)를 콜레스테롤 입자의 '우두머리'라고 부른다. 건강한 인체에서는 Lp(a) 농도가 낮게 유지되면 별다른 문제가 생기지 않는다. 몸속을 순환하면서 손상된 혈관을 수선하고 복구하는 일을 하기 때문이다. 하지만 동맥에 수선해야 할 부분이 많아지면 Lp(a)의 활용도가 높아지고, 손상된 부위에 Lp(a)의 농도가 높아지면 손상된 혈관벽 내부에서 두 종류의 아미노산과 결합한다. 이렇게 되면 Lp(a)가 LDL 수송 업무를 중단하고 산화된 LDL을 혈관벽에 내려놓기 시작한다. 이로 인해 염증은 더 심해지고 결국 플라크가 형성된다.

또한 Lp(a)는 갓 형성된 플라크에 대한 혈전 생성을 촉진해서 혈관을 더욱 좁아지게 만든다.

콜레스테롤 검사의 포인트는 LP(a)의 농도

콜레스테롤 입자 검사를 통해 체내 LDL 중에서도 A형이 얼마나 있는지, B형이 얼마나 있는지 측정해야 한다.(9장에서 자세히 소개함) 각 콜레스테롤 입자의 양이 얼마나 되는지, 특히 잠재적으로 위험한 Lp(a)의 농도는 얼마인지 측정해야 한다. 콜레스테롤 수치 중에 의미가 있는 정보는 그 결과밖에 없다.

음식 섭취와 상관없는 콜레스테롤 수치

지금까지의 지침은 이러했다. 하루에 섭취하는 콜레스테롤은 300 mg 미만이 되도록 하고, 총 섭취 열량 중 포화지방으로 얻는 열량은 10% 미만이 되도록 권장했다.

프레이밍햄 심장 연구에서 혈중 콜레스테롤 수치를 확인한 결과, 콜레스테롤을 가장 많이 섭취하는 피험자들의 수치가 가장 적게 섭취하는 피험자의 수치보다 더 높지 않은 것으로 나타났다. 음식으로 섭취하는 콜레스테롤이 혈액(혈청)의 콜레스테롤에 주는 영향은 그리 크지 않으며, 개인차가 크다. 대부분의 경우 콜레스테롤을 섭취했을 때 혈청의 콜레스테롤에 끼치는 영향은 거의 무시할 만한 수준이다.

콜레스테롤은 어떠한 경우에도 심장질환에 그리 중대한 영향을 미치지 않는다. 포화지방은 실제로 콜레스테롤 수치를 증가시키지만, LDL 콜레스테롤 중에서도 이로운 종류(LDL-A)와 HDL 콜레스테롤 전체를 한꺼번에 증가시킨다. 또한 포화지방과 심장질환이 직접적으로 연관되었다는 증거는 지금까지 확인된 바가 없다.

심장질환과 상관없는 콜레스테롤 수치

콜레스테롤은 심장질환에 영향을 거의 미치지 않는다. 따라서 콜레스테롤 수치만 가지고는 심장질환 발생이나 심장발작 여부를 정확하게 예측할 수 없다. 실제로 심장발작으로 병원에 입원한 사람 중 절반 이상이 콜레스테롤 수치는 완벽하게 정상이었다. 따라서 콜레스테롤 수치가 정상이라고 해서 안심할 것도, 콜레스테롤 수치가 높다고 해서 무조건 위험한 것도 아니다.

콜레스테롤 거짓말의 신화

잠시 여러분에 대해 이야기해보자. 여러분이 이 책을 집어 든 것은 얻고자 하는 무언가가 있기 때문일 게다. 혹시 자신의 콜레스테롤 수치가 걱정스러워서인가?

독자 중에는 의사로부터 콜레스테롤 수치가 300mg/dL까지 올라갔으니 지금 당장 약을 복용하지 않으면 심장발작으로 급사할 수 있다는 말을 들은 여성도 있을 것이다. 혹은 이미 심장발작을 한 번 경험했고, 의사에게 콜레스테롤 저하제를 처방받은 중년 남성도 있으리라. 혹은 건강하다고 생각했지만 콜레스테롤 수치가 240mg/dL 정도이며 의사로부터 이 정도 수치이면 '염려스럽다'는 말을 들은 60대도 있을 것이다.

간단히 세 가지 예를 들었지만, 이 가운데 콜레스테롤 저하제로 효과를 볼 수 있는 경우는 딱 하나밖에 없다. 어느 쪽일까? 몰라도 걱정할 것 없다. 이 책을 다 읽은 후에는 이 문제에 대한 답은 물론이고, 대부분의 의사보다도 콜레스테롤에 대해서는 더 많은 정보를 알게 될 것이다.

  이 책을 읽는 여러분이 콜레스테롤 수치를 염려하는 사람인지 여부는 일단 접어두고, 크게 두 가지 유형이리라 생각한다. 첫 번째는 직접 알아보지 않고는 누가 권하는 대로 무턱대고 따르지 않는 사람이다. 그렇지 않다면 의사가 하라는 대로 따랐을 테니 이 책에 관심을 가질 리가 없다. 두 번째는 자신이 평균적인 사람보다 더 똑똑하다고 확신하는 사람이다. 그 이유는 다음과 같다.

  콜레스테롤에 관한 그릇된 정보가 무엇인지 알고 그 잘못된 정보의 바탕이 된 조언들이 얼마나 무의미한지 제대로 평가하려면, 평균적인 사람들보다 콜레스테롤에 대해 더 많이 알아야 한다. 하지만 그릇된 생각, 잘못된 개념, 노골적인 거짓말, 잘못된 길로 향하는 의료 행위를 비롯해 콜레스테롤에 관한 모든 내용을 읽고 이해하기란 결코 쉽지 않다. 이를 위해서는 상당한 지적 능력과 강한 동기, 인내심이 필요하다.

콜레스테롤에 관한 이야기는 의학, 연구 분야뿐만 아니라 정치, 경제, 심리학, 사회학과도 연계된다. 등장인물도 굉장히 불쾌하고 자기중심적인 유형부터 의도 자체는 선한 사람까지 매우 다양하다.

  어마어마한 규모의 돈과 논문의 정치성, 신뢰에 대한 사회학적 분석, 정부 기관의 자문위원회와 경찰처럼 행동하는 업계 사이에 존재하는 끊임없는 유착 관계와도 관련이 있다. 예를 들자면, 미국의 국가 콜레스테롤 교육 사업은 2004년 최적 콜레스테롤 수치를 하향 조정했다. 이 사업의 전문가 그룹에 참여한 9명의 전문가 중 8명은 제약업계와 재정적 연결고리가 있었다. 대부분 콜레스테롤 저하제를 만드는 업체들로, 하향 조정한다는 권고문이 나가면 즉각적인 이득을 거두어들일 수 있는 곳들이다.

그런데 콜레스테롤과 포화지방이 심장질환을 일으키는 양대 악당으로 낙인찍힌 이유는 정확히 무엇일까? 어쩌다가 그런 틀린 생각이 처음 생겨났을까?

이 의문을 해결하기 위해서는 1953년으로 되돌아가야 한다. 젊고 야망 있는 생물학자 안셀 키즈가 과도한 지방 섭취는 심장질환을 일으킨다는, 당시로선 아주 파격적인 이론을 내놓은 시기이다.

이 이론이 널리 퍼진 오늘날에는 왜 이것이 급진적인 이론으로 여겨졌는지 상상하기 어렵다. 그러나 당시에는 식생활과 심장질환은 거의 관련성이 없다는 생각이 지배적이었다.

이전에 러시아 과학자들이 토끼에게 콜레스테롤을 다량 먹인 후 해부하니 동맥에 콜레스테롤이 포함된 플라크가 가득했으며, 그 형태가 심장질환으로 사망한 사람들의 동맥에서 관찰되는 형태와 유사하다는 의혹을 제기한 연구 결과가 있었다. 여기서 토끼가 초식동물이라는 사실을 상기시킨다면 참으로 불편한 진실일 테니 일단 접어두기로 하자. 평상시에 토끼가 섭취하는 콜레스테롤은 제로에 가깝다. 그리고 쥐, 개코원숭이 같은 잡식성 동물은 고高 콜레스테롤 식단을 제공했을 때 토끼와 같은 반응이 나타나지 않았다. 안셀 키즈도 음식을 통한 콜레스테롤 섭취는 중요하지 않다는 사실을 알고 있었다. 1997년 그는 이렇게 밝혔다.

"음식에 포함된 콜레스테롤과 혈중 콜레스테롤 사이에는 아무런 연관성이 없다. 콜레스테롤 섭취는 닭이나 토끼가 아니라면 전혀 중요한 영향을 주지 않는다."

그런데도 오늘날 건강 분야의 주요 단체들은 '하루에 콜레스테롤을 300mg 이상 섭취하지 말아야 한다'고 계속해서 경고한다. 과학자들이 식생활과 심장 건강의 관계에 관한 가설은 터무니없는 내용이라고 인정하는데도 불구하고 말이다.

키즈가 발견한 사실은 혈액 중에 과도한 콜레스테롤이 존재하면 심장질환이 발생할 가능성이 높다는 것이다. 그러나 음식을 통한 지방 섭취와 혈중 콜레스테롤이 서로 관련이 있다는 생각이 확산됐고, 키즈는 지방 섭취와 심장질환의 연관성에 대해 연구를 시작했다. 세계 각국의 지방 섭취와 심장질환에 관한 자료를 분석하여 발표한 결과가 '7개국 연구Seven Countries Study'이다. 이 연구에 따르면 지방 섭취량은 심장질환 발생률과 분명한 관계가 있으며, 지방 섭취량이 가장 높은 국가는 심장질환 발생률도 가장 높았다. 지방 섭취의 해로움을 명쾌하게 보여준 결과가 아닌가.

이 연구에는 딱 하나 문제가 있었다. 실상은 전혀 그렇지 않다는 것이다. 키즈는 신뢰할 만한 수준의 식품 섭취 관련 자료를 총 22개 국가에서 획득했지만, 이 가운데 7개 국가의 자료만 활용하여 연구 결과를 발표했다. 이미 세워둔 가설에 꼭 맞는 국가를 직접 골랐기 때문에 지방 섭취와 심장질환의 직접적인 연관성을 확실한 사례를 들어 입증할 수 있었다.

키즈가 7개 국가만 선택하고 다른 15개 국가의 자료는 무시했다는 사실이 들키지 않고 잘 넘어간 건 아니었다. 많은 연구자가 키즈가 자신의 이론에 맞지 않는 자료를 일부러 누락했다며 비난했다. 또한 22개 국가의 자료 전체를 분석한 연구자들은 지방과 콜레스테롤, 심장질환 간의 연관성을 전혀 찾을 수 없었다고 밝혔다.

키즈의 연구에 의문을 제기한 연구자 중에 영국 런던대학교 소속 의사 존 유드킨이 있다. 그는 지방 섭취량이 거의 동일하지만 심혈관계질환 발생률은 크게 차이 나는 국가들이 있다는 사실을 확인했다. 예를 들어 키즈가 분석 국가로 선정한 핀란드는 1인당 지방 섭취량이 높고 심장질환 발생률도 높다. 그러나 유드킨은 독일 서쪽 지방 사람들의 지방 섭취량은 핀란드 사람들과 거의 비슷한데, 심장질환 발생률은 거의 3분의 1 수준이라는 사실을 발견했다. 네덜란드와 스위스도 마찬가지로, 이 모순된 결과가 한층 더 두드러지게 나타났다. 두 국가는 핀란드와 비교하면 심장질환 발생률이 3분의 1 수준이지만 지방 섭취량은 핀란드보다 훨씬 더 많았다.

유드킨은 키즈보다 훨씬 더 광범위한 식이요소에 대해 분석을 실시했다. 지방은 총 섭취 열량 중 차지하는 비율로 평가하고, 여러 종류의 지방 섭취량을 조사했다. 그리고 탄수화물과 단백질의 역할도 분석했다. 그 결과 유드킨이 조사한 이 포괄적인 자료에서는 식생활 관련 요인 중에 관상동맥 심장질환과 가장 관련성이 큰 단 한 가지가 드러났는데, 바로 '설탕(당)'이다.

7개국 연구[8]는 현재 콜레스테롤과 지방 섭취에 대한 최근의 식생활 관련 권장사항과 정부 정책의 초석이 되고 있으므로, 좀 더 상세히 살펴볼 만한 가치가 있다. 키즈는 7개국의 포화지방 섭취량을 조사했는데, 놀랍게도 심장질환, 콜레스테롤 수치, 포화지방 섭취량 사이에 직접적인 관계가 있다는 사실을 확인했다. 키즈 자신이 딱 원하던 결과였다.

7개국은 이탈리아, 그리스, 전前 유고슬라비아, 네덜란드, 핀란드, 미국, 일본이다. 키즈가 자신이 세운 가설에 꼭 맞는 국가만 선택했다는 점은 거의 확실하다. 만약 다른 조합의 국가들을 골랐다면 또 다른 가설도 얼마든지 완벽하게 입증할 수 있었을 것이다.

실제로 영국의 의학박사 말콤 켄드릭이 그 사실을 밝혀냈다. 켄드릭은 분석 대상으로 다른 국가들을 선정하면 '포화지방과 콜레스테롤을 더 많이 섭취할수록 심장질환 발생 위험은 더 낮아진다'라는 사실도 손쉽게 입증할 수 있다고 밝혔다.[9]

켄드릭은 키즈의 지질 가설을 옹호하는 사람들이 자신이 찾은 '증거'에 이의를 제기하리라 예상하고, 자신은 키즈가 했던 작업과 동일한 과정, 즉 이론을 입증할 수 있을 만한 자료를 직접 골라냈을 뿐이라고 지적했다.

"제 마음대로 국가를 고를 수 없다니, 대체 무슨 말입니까?"

켄드릭은 비꼬는 투로 되물었다.

"공평하지 않잖아요, 키즈는 그렇게 했으니까요!"[10]

키즈가 자신의 이론을 입증할 수 있는 국가만 골라낸 일은 7개국 연구의 수많은 문제점 가운데 한 가지에 불과하다. 선정된 국가로 한정해서 봐도 포화지방 섭취량은 동일한데 심장질환으로 인한 사망률에는 매우 큰 차이가 있었다. 가령 핀란드에서도 튀르쿠와 북 카렐리아 지역은 포화지방 섭취량이 동일했지만, 심장질환 사망률은 북 카렐리아가 3배나 더 높았다. 그리스의 경우도 마찬가지여서 크레타 섬과 코르푸 섬의 포화지방 섭취량은 동일했지만, 심장질환 사망률은 코르푸 섬이 7배나 더 높게 나타났다.[11]

키즈는 자신이 활용한 자료에 명백하게 드러난 이 오류를 어떻게 설명했을까? 그냥 무시했다. 뿐만 아니라 미국심장협회의 영양자문위원회 구성원이던 키즈는 자신의 이론을 1961년 미국심장협회 식생활지침에 공식적으로 포함시켰다.[12] 이 식생활지침은 이후 오랜 세월 심장질환, 지방 섭취, 콜레스테롤에 관한 미국 정부의 정책에 큰 영향력을 행사했다.

당시 지방과 콜레스테롤에 관한 키즈의 이론은 과학계 바깥으로는 그리 알려지지 않았다. '설탕' 가설을 지지하는 목소리와 '지방'

가설을 옹호하는 목소리 간의 이론적인 다툼은 상아탑 속에서 벌어졌을 뿐, 일반 대중의 귀에는 닿지 않았다. 그러나 상황이 바뀌었다. 상황 변화에 영향을 준 사람은 흥미롭게도 과학과는 거리가 먼 정치인 조지 맥거번이었다.

미국 정치 싸움의 희생양

미국 상원의 '영양과 인간의 필요에 관한 특별위원회' 위원장이던 맥거번은 영양에 관한 미국의 국가 정책을 사실상 바꿔놓은 인물이다. 또한 지방 섭취가 심장질환을 일으킨다는 주장을 견고한 정설로 바꾸는 데에도 직접적인 역할을 했다.

맥거번이 이끄는 특별위원회는 연방식품지원사업 등 획기적이고 놀라운 사업을 운영했지만, 1970년대 중반 즈음 영양결핍 사업이 단계적으로 축소되기 시작했다. 그러자 위원회 구성원들, 특히 변호사이기도 했던 법무자문위원 마셜 마츠와 부서장 앨런 스톤은 영양결핍의 반대편에 서기로 결심했다. 바로 영양과다 문제를 제기하기로 한 것이다.

"되는대로 던진 시도였습니다. 순진한 어린애들처럼 '쫄딱 망하기 전에 뭔가 해봐야 하지 않겠어'라는 심정으로 한 일이었죠."[13]

마츠의 설명이다.

때는 1976년, 위원회는 이틀간 전문가 증언을 청취한 뒤 닉 모턴이라는 젊은 작가를 영입하여 모든 내용을 글로 쓰도록 했다. 유일한 걸림돌은 모턴이 영양이나 건강에 대해 아무것도 모르는 데다 과학 분야의 글을 써본 적 없는 사람이었다는 사실이다. 그래서 모턴은 영리한 젊은 작가라면 누구나 할 법한 일을 했다. 그 분야 전문가에게 조언을 구한 것이다.

그런데 모턴은 '전문가들'을 찾아가는 대신 특정 전문가 한 사람의 도움만 받았다. 바로 하버드대학교의 영양학자 마크 헥스테드였다. 모턴은 글을 작성하면서 전문가 증언에서 언급된 내용에 대해 헥스테드가 내놓은 해석과 개인적인 권고 사항만을 참고했다. 헥스테드는 저지방 식단이 심장질환을 예방하고 지방과 콜레스테롤은 악마의 자식이라는 이론을 열렬히 신뢰하던 사람이었다.

헥스테드를 최종 검수자로 삼은 모턴은 특별위원회의 권고 사항을 써 내려갔다. 지방에서 섭취하는 열량은 30% 미만, 포화지방에서 섭취하는 열량은 10% 미만이 되어야 한다는 내용이다. 그리고 1977년에 위원회는 해체되었다. 얼마 지나지 않아, 미국 농무부 차관보로 새로 임명된 캐롤 터커 포먼은 권고를 마련했으니 농무부가 뭔가 그와 관련된 노력을 기울여야 할 의무가 있다고 밝혔다. 공식적인 정책으로 만든다든지 하는 그런 노력 말이다.

포먼이 과학자가 아니라는 사실은, 뭐 그렇다 치자. 포먼은 훌륭한 다른 누군가를 찾아 나섰다. 처음 만난 사람은 인체 대사 작용에 관한 전문가이자 미국국립과학원 원장인 필립 핸들러였다.

핸들러는 어떤 의견을 제시했을까?

모턴이 작성한, 지방 섭취 제한에 관한 권고가 완전히, 처음부터 끝까지, 말도 안 되는 소리라는 의견을 밝혔다.

정말 다행이다. 그런데 이 말을 들은 포먼은 자신이 원하는 조언을 얻지 못하자, 또 다른 사람을 찾아 나섰다. 찾아낸 사람은 헥스테드였다.

헥스테드는 저지방·저콜레스테롤 식단의 대변자이자 위원회의 권고 사항을 사실상 직접 작성한 당사자이다. 예상하겠지만, 헥스테드는 핸들러와 완전히 다른 의견을 내놓았다. 이렇게 헥스테드로부터 내용을 보장받은 농무부는 저지방·저콜레스테롤 식단을 기본으로 한 '미국인을 위한 식생활지침'을 발표했다.

그 이후에는 유치한 꼬마들 장난처럼 서로가 서로의 뒤통수를 치는 우스운 사태가 이어졌다.

농무부 지침이 마음에 들지 않았던 국립과학원 식품영양위원회는 '건강한 식생활을 위해'라는 제목으로 자체 지침을 따로 발표했다. 〈리더스 다이제스트〉는 이 새로운 지침을 한마디로 이렇게 요약했다.

"지방은 염려하지 마라."

이 새로운 지침은 총 섭취 열량 중 지방으로 섭취하는 열량은 30%, 포화지방에서 섭취하는 열량은 10%를 넘지 말아야 한다며 세부적인 지방 섭취량까지 권고한 농무부 지침과는 완전히 상반되는 내용이었다.

농무부는 이런 모욕을 가만히 앉아서 당하고 있지 않았다. 그리하여 농무부는 국립과학원의 식품영양위원회 위원장과 위원회 구성원 중 한 명이 식품업계와 재정적인 결탁 관계에 있다는 것을 언론에 흘렸다. 그런 결탁이 식품영양위원회가 지방 섭취를 피하라는 농무부 권고 사항을 지지하지 않은 이유를 충분히 설명해주는 근거라고 판단한 것 같다.

맥주업계와 낙농업계는 충격에 빠져, 농무부의 지침은 과학적 근거가 부족하다며 온 힘을 다해 로비를 벌였다. 그러나 주사위는 이미 던져진 상황이었다. 곡류업계는 그야말로 천국을 만난 기분이었을 것이다.

언론매체는 신이 나서 떠들어댔고, 국립과학원의 손을 들어주지 않았다. 〈뉴욕타임스〉에 수십 년간 식품과 영양에 관한 글을 기고해온 제인 브로디는 국립과학원 식품영양위원회 구성원들에 대해 이렇게 지적했다.

"업계로부터 돈을 거둬들이던 자들이 고통스러워하고 있다."[14]

또한 쇠고기업계와 곡류업계 간에 벌어진 논쟁은 양측 모두 어마어마한 비용을 쏟아붓게 만들었으니, 과학적으로 객관적인 타당성이 있는 이론인가를 두고 벌어진 좋은 논쟁의 모델로는 보기 힘들다. 오히려 이미지 쇄신과 대중을 상대로 한 홍보에 더 주력한 논쟁이었다. 배부른 자본가인 농장 운영자들은 고지방에 동맥을 막아버리는, 몸에 해로운 식품이나 팔러 다니는 부류로 묘사된 반면, 곡물을 재배하는 농민들은 그와 상반되는 좋은 사람들로, 건강, 몸에 좋은 식품, 미국인의 건강한 삶을 대변하는 사람들로 인식되었다. 탄수화물 함량이 높고 지방 함량은 낮은 곡류는 새로운 건강식품으로 대두되고 지방 함량이 높은 육류는 마치 독이 든 음식인 양 국민의 건강에는 관심도 없는 탐욕스러운 목장 경영주들이나 파는 음식으로 여겨졌다.

이렇듯 지방 섭취 반대 운동은 근본적으로 과학에서 비롯된 움직임이 전혀 아니었으며, '기득권층' 즉 거대 식품회사, 거대 제약업체, 거대 농장주에 대한 불신이 불을 지핀 민중의 목소리였다. 과도한 소비, 이 사건의 경우 크고 기름이 잘잘 흐르는 스테이크와 베이컨, 달걀로 대표되는 식품의 지나친 소비에 반대하는 세력들도 한몫했다.

대중의 지지를 목표로 한 이 전투에서 누가 승리를 거두었는지 우리는 잘 알고 있다.

비만과 당뇨병을 불러온 저지방·고탄수화물 식단

저지방이라는 말이 새로운 기도문처럼 확산되면서 '스낵웰 효과 Snackwell Phenomenon'로도 불리는 현상이 나타났다. 스낵웰 효과는 다이어트 중인 사람이 스낵웰(나비스코 사의 과자 브랜드로 저칼로리 쿠키)과 같은 저칼로리 과자를 일반 과자보다 오히려 더 많이 먹는 현상을 가리킨다.

식품업계는 우리가 상상할 수 있는 모든 식품에 대해 서둘러 저지방 버전을 만들어 출시했다. 하나같이 콜레스테롤 없는 '심장 건강에 좋은' 제품이라는 문구를 내걸었다. 제조업체들이 지방을 빼는 대신 어마어마한 양의 설탕과 가공된 탄수화물을 채워 넣었다는 사실은 누구도 눈치채지 못했다.

악마의 음식처럼 묘사되던 버터는 마가린으로 대체되었는데, 필자에게는 이 일이 영양학적 성분 교체 사례를 통틀어 가장 멍청한 일로 기억된다. 한참이 지나서야 마가린에 트랜스지방이 잔뜩 들어 있다는 사실을 깨달았으니 말이다. 진짜 몸에 해로운 지방인 트랜스지방은 스포이트처럼 생긴 도구로 액상(불포화) 지방에 수소 원자를 주입해서 만든다. 이렇게 하면 보다 단단한 형태가 되어 더 오래 보관할 수 있다. 트랜스지방은 버터 같은 무無첨가 식품에 함유된 포화지방과는 달리, 실제로 심장질환과 뇌졸중 위험을 높이는 위험한 식품이다.

미국인이 섭취하는 트랜스지방의 약 80%는 공장에서 생산된, 부분 경화된 식물유이다.[15] 그런데 당시에는 식물성 유지가 포화지방을 대체하는 몸에 이로운 식품이라며 공격적으로 홍보했다. 심지어 지금도 홍보 중이다. 식물성 유지는 대부분 고도로 가공된 제품이며 인체에 염증 반응을 일으킬 수 있다. 게다가 많은 음식점에서 한 번 사용한 식용유를 다시 가열해서 사용하는데, 식물성 유지는 반복해서 재가열하면 쉽게 파괴된다.

지방과 단백질 함량이 높은 식단을 저지방·고탄수화물 식단으로 대체하도록 권하기 시작한 바로 그 시점부터 비만과 당뇨병이 빠르게 확산되었다. 이것이 과연 우연일까? 우리는 결코 우연이 아니라고 본다.

하지만 지방, 더 나아가 콜레스테롤은 미국인의 식단에서 쫓아내야 할 악마 같은 존재가 되었고, 이 흐름에 맞서는 것은 낙농업계, 식육업계 등 직접적인 관계가 있는 사람들뿐이었다. 대중에게 저지방은 새로운 종교가 되었다. 과학계도 어서 이 흐름을 따라잡아야 할 형편이었다. 미국국립보건원은 1980년부터 1984년까지 저지방 식단이 수명을 연장한다는 설득력 있는 증거가 밝혀지길 기대하며 6건의 연구를 지원했다.

그런데 정말 저지방 식단이 수명을 연장할까?

천만에.

저지방 식단의 함정

6건의 연구 중 먼저 실시된 4건은 각기 다른 지역에서 심장질환 발생률과 식생활의 관계를 비교했다. 호놀룰루, 푸에르토리코, 시카고, 그리고 연구 결과로 인해 유명해진 매사추세츠 프레이밍햄이었다. 이 중에서 저지방 식단을 실천하면 고지방식을 섭취했을 때보다 수명이 연장되거나 심장발작 발생률이 낮아진다는 증거가 확인된 연구는 없었다.

다섯 번째 연구는 '엠알피트MRFIT 연구'로 명명되었는데, 250명의 연구자가 미국 28곳의 의료시설에서 1억 1,500만 달러를 들여 진행한 대규모 연구 사업이었다. 미국 18개 도시에서 35~57세 남성 36만 명을 1973년부터 1977년까지 1차로 선별한 후, 이 가운데 심장질환 발생률이 특히 높을 것으로 추정되는 중년의 건강한 남성 1만 3천 명을 다시 선별하여 두 그룹 중 하나에 무작위로 포함시켰다. 대조군으로 선정된 그룹은 식생활이나 생활방식에 대해 특별한 지시를 하지 않고 주치의에게 진료를 계속해서 받도록 했다. 다른 그룹은 치료 그룹으로 선정되어 지방 섭취를 피하고, 금연과 정기적인 운동을 실시하는 한편 혈압을 낮출 수 있도록 노력하게끔 독려했다.

7년간 추적 조사를 벌인 결과, 치료 그룹은 대조군에 비해 혈압과 콜레스테롤 수치가 약간 낮아졌다. 그러나 심혈관계질환으로 인한 사망률이나 총 사망률(모든 원인에 의한 사망률을 의미함)에는 아무런 차이가 없었다. 심혈관계질환 사망자 수는 치료 그룹의 경우 1천 명당 17.9명, 대조군에서는 19.3명이 발생했는데, 연구자들이 소위 통계학적 유의성이라고 말하는 차이가 아니었다. 즉 이 정도 차이는 우연히 일어날 수 있다는 의미이다.[16]

뿐만 아니라 원인과 상관없는 총 사망률에도 문제가 있었다. 대조군보다 치료군의 총 사망률이 오히려 더 높게 나타난 것이다. 우리가 심장질환을 피해야 하는 실질적인 이유는 더 오래 살기 위함이라는 점을 잊으면 안 된다. 심장질환을 피할 수 있어도 다른 질병으로 더 일찍 사망한다면, 진정한 승리라 할 수 없다.

연구를 실시한 연구진들도 '실망스러운' 결과라고 밝혔다. 대조군이든 치료 그룹이든 상관없이 총 사망률이 유일하게 감소한 사람은 흡연을 중단한 사람들이었다.[17]

심장질환과 콜레스테롤 수치의 상관관계를 밝힌
프레이밍햄 심장 연구

콜레스테롤 이론을 옹호하는 사람들이 가장 자주 언급하는 연구 중 하나가 바로 프레이밍햄 심장 연구이다. 이 연구는 매사추세츠 프레이밍햄 지역의 거주자 5천 명 이상을 대상으로 심장질환을 모니터링했다. 1948년에 시작되어 16년간 추적 조사를 실시했고, 심장질환과 콜레스테롤 수치에 직접적인 상관관계가 있다는 결론을 냈다.

나중에 밝혀진 사실이지만, 연구 대상자 중 심장질환이 실제로 발생한 사람들과 발생하지 않은 사람들의 콜레스테롤 수치는 비슷한 수준이었다. 다시 말해 심장질환이 발생한 주민들의 평균 콜레스테롤 수치는 심장질환을 앓지 않은 주민들보다 겨우 11% 더 높았다. 또한 콜레스테롤 수치가 150mg/dL 정도로 굉장히 낮은 주민들에서도 심혈관계질환이 발생했다. 연구진도 콜레스테롤 수치가 낮다고 해서 심장 건강을 보장하기는 힘들다고 밝혔다.

나중에 상황은 좀 나아졌다.(입장에 따라 더 나빠졌다고 볼 수도 있겠다) 연구가 시작된 시점으로부터 30년이 지난 뒤 프레이밍햄에서 도출된 자료를 조사한 결과, 45세가 지나면 콜레스테롤 수치의 차이가 심장질환 발생에 영향을 주지 않는다는 사실이 확인됐다.[18] 45세 이후에는 콜레스테롤 수치가 높은 사람의 수명도 수치가 낮은 사람과 유사하거나 심지어 더 오래 산 것으로 나타났기 때문이다. 45세가 되기 전에 심장발작이 발생한 병력이 있는 비교적 소수의 사람들에게만 콜레스테롤이 중요한 영향을 끼친다면 거기 속하지 않는 나머지 사람들까지 고지방 식품이나 콜레스테롤 수치를 염려하며 살아야 할 이유가 대체 무엇인가?

프레이밍햄 연구가 시작된 후 44년이 지난 1992년, 연구 책임자인 의학박사 윌리엄 카스텔리는 학술지 〈내과학 기록Archives of Internal Medicine〉 사설란에 다음과 같은 입장을 밝혔다.

"매사추세츠 프레이밍햄 연구에서 포화지방, 콜레스테롤, 열량 섭취량이 더 높은 사람일수록 혈청 중 콜레스테롤 수치는 더 낮은 것으로 나타났다 …… 우리 연구진은 콜레스테롤 섭취량, 포화지방 섭취량, 섭취 열량이 가장 높은 그룹 중에도 체중이 매우 낮고 신체 활동성 면에서 가장 활발한 경우가 있다는 사실을 확인했다."[19]

약물 연구를 맹신한 성급한 결론

미국국립보건원이 지원한 여섯 번째 연구는 1973년부터 실시된

'지질연구진료소 관상동맥질환 일차예방연구(LRC-CPPT)'이다. 이 연구는 아무런 근거가 없는 상태에서 연구진이 결과를 성급하게 신뢰했다는 흥미로운 특징이 있다. 이 성급한 결론이 오랫동안 미국의 지방 섭취 금지 정책의 초석이 되었다. 그 내용은 다음과 같다.

국립심장·폐·혈액연구소의 연구진은 중년 남성 약 33만 명을 대상으로 콜레스테롤 수치를 측정한 뒤, 수치가 매우 높은 사람 약 4천 명을 추려 연구 대상자로 선정했다. 이들 가운데 절반에게는 새로 개발된 콜레스테롤 저하제인 콜레스티라민cholestyramine을 제공하고, 나머지 절반에게는 위약(실험의 비교를 위해 사용하는 가짜 약으로 실험 대상 약물과 외관은 동일하나 아무런 작용을 하지 않는 물질)을 제공했다. 그러자 약물을 복용한 그룹은 연구 시작 시점에 비정상적으로 높았던 콜레스테롤 수치가 낮아지고, 심장질환 발생률도 연구 기간 동안 약간 감소했다. 7~8년의 추적 기간 중 확인된 심장발작 발생률은 콜레스티라민 복용 그룹의 경우 8.6%에서 7%로 감소했다. 그러나 심장발작으로 인한 사망률은 2%에서 1.6%로 감소하여, 그다지 놀라운 성과는 거두지 못했다.[20]

연구진은 콜레스테롤 수치가 낮아지면 심장질환이 감소했다는 이 결과를 바탕으로 콜레스테롤 수치를 낮추면 심장질환 발생 위험도 더 낮아진다는 결론을 내렸다. 그러나 잊지 말아야 할 사실은 이 연구가 식단이 아닌, 약물 연구라는 점이다. 연구진은 콜레스테롤 수치가 낮아지고 심장질환 위험률을 낮추는 등 그 결과가 '유익'하다면, 어떤 방법으로 콜레스테롤을 낮추었는지에 대해서는 크게 신경 쓸 필요가 없다고 맹신해버렸다. 식단 조절을 통해 콜레스테롤 수치를 낮춰도 똑같이 '유익한' 결과가 나온다고 생각한 것이다. 이 연구의 결과처럼 심장질환이 콜레스테롤 수치 감소와 상관이 있는지 없는지 불명확한 상황에서 아주 조금 감소한 것도 '유익한' 결과라고 친다면 말이다. 연구진은 저지방 식단도 콜레스테롤 저하제를 복용하는 것과 마찬가지로 혈중 콜레스테롤을 낮추므로, 반드시 저지방 식단을 권해야 한다고 믿어버렸다.

그러나 약물은 주된 개발 목적뿐만 아니라 인체에 다른 수많은 영향을 주는 경우가 많다. 이 연구에 사용된 콜레스테롤 저하제도 염증 반응을 줄이는 등 인체에 다른 유익한 영향을 줄지도 모른다. 콜레스테롤을 저지방 식단으로 낮추는 것과 약물 치료로 낮추는 것이 동일한 결과를 낳는다는 생각은 그야말로 맹신에 불과하다. 그러나 이 결론은 심장질환을 예방하기 위해서는 저지방 식단을 실천해야 한다는 수많은 권고들로 이어졌다.

미국국립보건원은 같은 해에 이 연구 결과 도출된 식생활 권고를 정당화하기 위하여 소위 '합의 회의'라 부르는 행사를 개최했다. 행사에 참석한 일부 전문가들이 연구의 중대한 문제점을 지적했고 연구의 정확성에도 의문을 제기했지만 묵살됐다.

의학 역사상 최대 사기극

밴더빌트대학 의대 부교수이자 프레이밍햄 심장 연구에 참여한 의학박사 조지 만도 의문을 제기한 사람들 중 한 명이었다. 그는 식단과 심장 건강이 관련 있다는 주장은 의학 역사상 '최대 사기극'이라고 말했다.

"연구자들이 불안정한 연구 결과를 가지고 뭔가 돌파구를 찾았다며 허풍을 떠는 기자회견을 계속해서 열고 있습니다. 그런 연구의 책임자들은 콜레스테롤 수치를 낮추면 관상동맥 질환 발생 빈도가 줄어든다고 주장하죠. 이들의 자료는 잘못된 결론에 도달하도록 조작됐습니다."[21]

만 박사는 국립보건원의 관리자들이 "실패한 연구를 매디슨 가에서나 활용할 법한 허위광고를 통해 무슨 화장품 팔듯이 광고합니다"라고 밝혔다.[22]

저명한 영국 심장전문의 마이클 올리버도 같은 의견을 전했다.

"미국 전체의 혈중 콜레스테롤 수치가 굉장히 높으니 낮추어야 한다는 의견을 제시할 만한, 그런 말을 하리라고 충분히 예상할 수 있는 …… 전문가들을 골라서 선정한 셈이었죠. 그리고 물론 선정된 사람들은 정확히 그런 의견을 제시했지요."[23]

이의를 제기한 사람들은 아무런 답변도 듣지 못했다. 회의를 개최한 위원회는 최종 보고서에서 확신에 가득 찬 거만한 어투로, 저지방 식단은 남성, 여성, 2세 이상 어린이의 관상동맥 심장질환을 크게 예방한다고 분명하게 밝혔다.

"증거를 통해 …… 지방으로 섭취하는 열량을 30%까지 줄이고 포화지방 섭취 열량을 10% 이하로 줄여야 한다고 …… 또한 콜레스테롤 섭취량이 매일 250~300mg을 넘지 않도록 해야 한다는 사실이 입증되었다."[24]

닥터 필(일반인들이 자신의 고민을 상담하는 형식의 미국 인기 토크쇼 '닥터 필'의 호스트)이라면 이렇게 묻지 않을까.

"어째 효과가 좀 있나요?"

이 궁금증에 답을 찾으려 노력한 연구가 하나 있었으니, 바로 '여성 건강 연구 Women's Health Initiative'이다. 폐경 이후 호르몬 치료를 실시하면 도움이 되기보다는 위험이 더 크다고 밝힌 것으로 유명한 이 연구는 미국국립보건원이 4억 1,500만 달러를 들여 실시했다. 대상자는 50세부터 79세 여성 약 4만 9천 명으로, 8년간 다음 질문에 대한 답을 찾기 위해 추적 조사가 진행되었다.

"저지방 식단을 실천하면 심장질환이나 암 발생 위험이 줄어드는가?"[25]

그리고 답을 얻었다. 〈뉴욕타임스〉가 2006년 보도한 내용에 따르면 이렇다.

"저지방 식단이 암이나 심장질환 발생 위험을 감소시키는지 확인하기 위해 실시한 사상 최대 규모의 연구 결과, 저지방 식단은 아무런 효과가 없는 것으로 나타났다."[26]

뉴욕에 위치한 록펠러대학교에서 의료 총괄 업무를 맡고 있는 명예교수이자 식단 전문가인 줄스 허시도 다음과 같이 말했다.

"모든 사람을 건강하게 만드는 데 필요한 정보를 우리가 전부 다 알고 있다고 생각하는 태도에 마침표를 찍어야 합니다."[27]

물론 이렇게 의혹을 제기하는 연구 결과 중 어느 것으로도 콜레스테롤을 줄이고 지방 섭취는 피해야 한다고 주장하는 거대 세력의 움직임을 막을 수는 없었다. 잘못된 생각을 가진 연구자들이라도 콜레스테롤 수치를 낮춰서 심장질환을 줄일 수 있다는 진심 어린 믿음이 그러한 생각의 동기가 되었다면, 그 점에 대해서는 칭찬해주어야 한다. 《심장병의 치료와 예방 The Cure for Heart Disease》을 쓴 의학박사 드와이트 런델은 씁쓸해하며 밝혔다.

"황소 뿔을 붙잡긴 했다. 문제는 틀린 소를 붙잡았다는 것이다."[28]

이 책을 쓰는 일로 필자 두 사람이 처음 회의를 하는 자리에 시나트라 박사는 전 세계에서 가장 존경받는 연구자로 꼽히는 의학박사 미셸 드 로게릴이 발표한 여러 편의 논문을 가지고 왔다. 그는 프랑스의 심장전문의로, 프랑스의 과학 연구 분야에서 가장 규모가 큰 공공 기관이자 명망 있는 기관인 국립과학연구센터 소속 연구자이기도 하다.

드 로게릴은 여러 학술지에 수십 편의 논문을 발표했으며, 리옹 식생활 심장 연구를 이끌었다. 그가 영어로 발표한 유일한 저서에서 한 말을 여러분에게도 전한다. 이번 장을 끝맺기에 이보다 더 완벽한 문장은 없는 것 같다.

"우리는 연구 결과를 한 문장으로 요약할 수 있습니다. 콜레스테롤은 해롭지 않아요!"[29]

이것만은 꼭 알아두자!

- 지방과 콜레스테롤이 심장질환을 일으킨다는 주장은 반대 증거가 다양하게 밝혀진 오늘날에도 널리 퍼져 있다. 반대 증거를 재검토하고, 이 문제를 다시금 논의해야 마땅하다.
- 미국의 많은 의사들은 콜레스테롤이 심장질환의 원인이라는 생각에 동의하지 않으며, 근거로 제시되는 과학적 자료들에도 의문을 제기한다.
- 콜레스테롤에 대한 잘못된 주장의 바탕이 된 연구들은 이후 문제가 많다는 사실이 확인되었다.
- 주요 단체와 미국 정부가 콜레스테롤에 대한 그릇된 주장을 채택하게 된 바탕에는 정치적 요소가 다분하다.

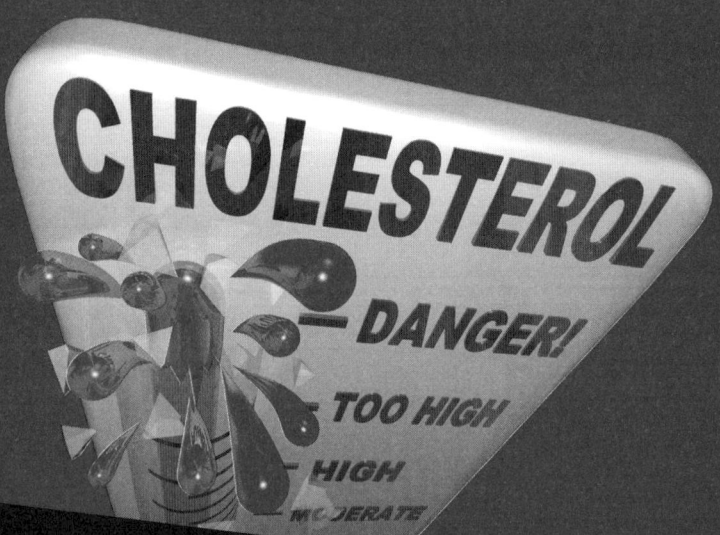

3장

심장질환은
염증에서
시작된다

심장질환의 진짜 원인, 염증

콜레스테롤이 심장질환의 원인이 아니라면, 무엇이 진짜 원인일까? 바로 답을 말해주겠다. 심장질환의 일차적인 원인, 시작은 바로 '염증'이다.

염증에 관해서는 이 책 전반에 걸쳐 쭉 다룰 것이다. 여러분은 염증에 대해 잘 안다고 생각할 것이다. 그런데 염증은 두 가지 종류가 있다. 그중 한 가지는 여러분도 잘 아는 것으로, 심장질환의 핵심은 오히려 덜 유명한 쪽이다. 이제부터 좀 더 자세히 알아보자.

먼저 급성 염증은 대부분의 사람이 경험하는 종류이다. 발가락을 찍히거나 무릎을 찧거나 손가락을 베이는 등 생활하다가 언제든지 일어날 수 있다. 등이 욱신거리거나 입가에 종기가 나거나 피부에 발진이 생기는 경우도 급성 염증이다. 눈으로 확인할 수 있고, 단순한 통증에 그치지 않고 불편한 느낌을 동반한다. 환부에 혈액이 급히 모이면서 피부가 붉어지는 증상도 나타난다. 또 포식세포(捕食細胞)와 림프구 등 특정 임무를 담당한 세포들이 면역계의 지시에 따라 손상된 부위를 수선하려고 모여들면서 피부가 부어오를 수 있다. 붓고 피부가 붉어지고 따가운 증상은 급성 염증 발생 후 치유되는 과정에서 자연스럽게 동반된다.

급성 염증이 무엇인지는 누구나 잘 알고 있을 것이다. 하지만 만성 염증은 그 특징이 급성과는 완전히 다르다.

심장질환 예측하는 방법

심장질환이 발생할 위험이 있는지 좀 더 정확하게 예측하고 싶다면, 혈액검사에서 꼭 챙겨봐야 할 결과가 두 가지 있다. 바로 트리글리세리드(중성지방)와 소위 '좋은' 콜레스테롤이라고 부르는 HDL 수치이다.

트리글리세리드와 HDL의 비율 계산은 그리 어렵지 않다.

예를 들어 트리글리세리드의 값이 150mg/dL이고 HDL 값이 50mg/dL라면, 비율은 3이다(150:50). 또 트리글리세리드의 값이 100mg/dL이고 HDL 값이 50mg/dL인 경우에는 비율이 2가 된다(100:50).

이 비율은 콜레스테롤보다 심장질환의 위험성을 훨씬 더 정확하게 예측할 수 있는 지표이다. 미국심장협회가 발행하는 학술지 〈순환Circulation〉에 하버드대학교 연구진이 발표한 연구에 따르면 트리글리세리드와 HDL 비율이 가장 높은 사람은 가장 낮은 사람에 비해 심장질환 발생 위험이 무려 16배나 더 높았다.[30]

비율이 2 정도로 나온 사람은, 콜레스테롤 수치와 전혀 상관없이 기뻐할 만하다. 반면 비율이 5라면 문제가 될 소지가 있다.

급성 염증은 아플 뿐이지만, 만성 염증은 목숨을 잃게 만든다.

뚜렷한 증상 없는 만성 염증

만성 염증은 고혈압처럼 뚜렷하게 나타나는 증상이 없다. 하지만 알츠하이머병, 당뇨병, 비만, 관절염, 암, 퇴행성 신경질환, 만성 기도질환, 독감, 폐렴, 만성 폐질환, 만성 신장질환을 비롯해 거의 대부분의 퇴행성 질환은 물론이고, 가장 중요한 심장질환에도 중대한 영향을 끼친다. 심혈관계에 만성 염증이 생긴 사실을 모른 채 지내다가는 심장에 큰 문제가 발생할 수 있다.

또한 염증은 국소적으로 나타나는 경우가 드물다. 가령 관절에 주로 영향을 주는 심각한 염증질환인 류머티즘 관절염을 앓고 있는 여성은 그렇지 않은 여성보다 심장발작이 발생할 위험이 두 배 정도 높다. 인체 어느 한 곳이 감염되어 문제가 발생한 경우, 다른 부위로 문제가 쉽게 확산되어 염증성 손상을 일으킬 수 있다. 예를 들어 잇몸에서 시작된 감염은 원인균이 혈류를 타고 이동해 약화된 동맥의 혈관벽을 비옥한 토양으로 삼아 염증의 불씨를 활활 키울 수 있다.

그렇다면 염증은 정확히 어떻게 발생할까? 그리고 우리는 어떻게 염증에 대처할 수 있을까?

염증을 일으키는 산화

필자(조니 보든)는 저서 《가장 효과적인 장수 비법The Most Effective Ways to Live Longer》에서 '노화를 유발하는 4대 기사'라는 개념을 도입했다. 〈요한계시록〉에서 인류의 4대 재앙(질병, 전쟁, 기근, 죽음)을 4가지 색의 말을 탄 기사騎士로 비유한 것에서 따온 용어이다. '노화를 유발하는 4대 기사'는 산화, 염증, 설탕, 스트레스이며, 모두 심장질환에 강력한 영향력을 행사한다. 이번 장에서는 이 가운데 '산화'와 '염증'에 대해 집중적으로 알아보자.

염증이 시작되는 주된 이유 중 하나가 바로 '산화 작용(산화적 손상)'이다. 철에 녹이 슨 것을 본 적이 있는 사람이라면 그 현상을 가리키는 기술적인 용어는 모를지언정 산화가 무엇인지는 알 것이다. 껍질을 깎은 사과가 공기 중에 노출된 채 말라 있는 것을 본 적이 있다면 그 역시 산화가 무엇인지 알고 있다. 아마 그 사과는 갈색으로 변해 있었을 것이다. 바로 그것이 산화적 손상이다.

고등학교 화학 시간에 배운 내용을 기억하기 힘든 독자들을 위해 설명하자면, 일반적으로 전자電子는 쌍을 이룬 채 원자 내의 궤도를 따라 움직인다. 그러다 짝이 되는 전자를 '잃어버리는' 일이 빈번히 발생하는데, 이때마다 대혼란이 벌어진다. 짝을 잃은 전자를 갖는 원자 혹은 분자, 즉 '자유 라디칼free radical'은 마치 목이 잘린 닭의 몸통이 목을 찾으려 뛰어다니듯 주변을 헤매기 시작한다. 그 모습이 첫 방학을 맞이한 대학 1학년생과도 닮아 있다. 기숙사 생활의 답답함에서 잠시 벗어나, 아무하고나 '짝짓기'를 하려는 상태 말이다. 자유 라디칼은 안정적으로 지내고 있는 전자쌍에 다가가 '수작'을 거는데, 그것도 하루에 수천 번씩 시도하면서 다시 짝을 이룰 전자 하나를 찾으려 한다. 그리고 이 과정에서 세포와 DNA에 어마어마한 손상을 입힌다.

특히 산소 원자에서 발생한 자유 라디칼인 '활성산소活性酸素'가 가장 지독하고 큰 손상을 입힌다. 요즘 자주 접하는 용어인 항산화 물질은 일부 비타민, 무기질을 비롯해 산화를 방지하는 물질을 통칭하는 말로, 자유 라디칼을 중화하는 역할을 한다. 즉 자유 라디칼을 스펀지처럼 빨아들여 인체에 가할 수 있는 손상을 막는다. 예를 들어, 사과 껍질을 깎은 후 레몬즙을 약간 뿌려두면 갈변이 다소 더디게 진행되는 것은 레몬즙에 강력한 항산화 물질인 비타민 C가 다량 함유되어 있기 때문이다.

1950년대 중반 의학박사 던햄 하먼이 제시한 노화와 자유 라디칼에 관한 이론은 오늘날까지도 널리 인용되고 있다.[3] 하먼 박사는 노화를 "내부에서부터 녹이 스는 현상"이라고 정의하고, 활성산소로 인한 손상이 큰 원인으로 작용한다고 밝혔다.

이 견해를 잘 기억해두었다가 나중에 다시 살펴보기로 하고, 지금은 동맥으로 눈을 돌려보자. 더 세부적으로는 손상이 시작되는 동맥의 혈관벽을 살펴보자.

손상이 시작되는 원점, 내피세포

동맥벽은 평활근平滑筋으로 구성되어 있어 작은 아코디언처럼 늘어나거나 수축할 수 있고, 심장의 리듬과 혈액의 맥박에 맞춰 반응한다. 동맥은 살아서 숨을 쉬는 아주 동적인 신체 기관이지만 단단하지도 견고하지도 않다. 동맥벽 가장 안쪽, 동맥 내부의 혈액과 그것을 감싸고 있는 동맥벽 사이의 접점. 바로 이 부분이 지금부터 하려는 이야기의 주인공이다.

내피세포內皮細胞라는 이 낯선 단어는 동맥에서 가장 중요한 부위이다. 동맥의 손상이 시작되는 지점이자 궁극적으로 심장발작까지 이어질 수 있는 장소이기 때문이다. 내피는 체내에서 유일하게 세

> **남자들은 꼭 알아두자!**
>
> 남성 독자들이 특히 유념해야 할 사항이 있다. 내피세포 기능장애endothelial dysfunction의 영문 약자, ED는 여러분이 잘 아는 다른 문제점의 약자와 동일하다. 바로 발기부전erectile dysfunction이다. 사실 이 두 가지는 어느 정도 서로 연관성이 있다. 고혈압연구소 소장이자 밴더빌트대학교 의대 부교수인 마크 휴스턴은 씁쓸한 표정으로 이런 조언을 해주었다.
> "ED(발기부전) 환자 중에 ED(내피세포 기능장애)가 없는 사람은 단 한 명도 본 적이 없습니다."

포가 두껍게 형성되는 곳이면서, 동시에 어마어마한 생화학적 활성이 진행되는 장소이기도 하다. '내피세포 기능장애endothelial dysfunction'는 가장 안쪽 세포층이 손상된 병리학적 상태를 가리키는 명칭이며, 심장질환이 발생하는 핵심 요인이다.

산화적 손상과 염증, 그리고 내피세포까지, 중요한 개념 두 가지와 구조 한 가지를 소개했다. 이제부터는 콜레스테롤에 대해 살펴보고, 인체의 전체적인 흐름에서 어떤 역할을 하는지 알아보자. 그런 다음 다시 산화, 염증, 동맥 내벽의 상호작용을 생각해보자.

'좋은' 콜레스테롤, '나쁜' 콜레스테롤은 낡은 생각

콜레스테롤에 관한 부정적인 인식과는 달리, 콜레스테롤이 없으면 인체는 아무런 기능도 할 수 없다. 콜레스테롤은 우리 몸의 모든 세포에 존재하며 체내에서 필수적인 역할을 하기 때문에 인체가 '스스로' 만들어내는 양이 가장 많다. 건강한 세포를 위해 반드시 필요한 이 지방 성분의 물질은 특히 간에서 많이 생성된다.

음식으로 섭취하는 콜레스테롤이 혈중 콜레스테롤 수치에 주는 영향은 미미하다. 그러니 콜레스테롤 섭취량을 줄여야 한다는 경고나 식품의 영양정보표에서 콜레스테롤 함량을 신경 쓰는 일은 그다지 의미가 없다. 콜레스테롤을 덜 먹으면 간은 그 부족분을 채우기 위해 콜레스테롤을 더 많이 만들어낸다. 반면 콜레스테롤을 많이 먹으면 간이 만들어내는 양이 줄어든다. 실제로 인체 다른 부위에서도 소량 콜레스테롤이 생성되지만, 간에서 만드는 콜레스테롤로 체내 필요량이 대부분 충족된다. 모든 면에서 콜레스테롤 '생산의 중심지'는 간이며, 콜레스테롤을 많이 먹으면 덜 만들어내고, 덜 먹으면 더 만들어내는 방식으로 시소를 타듯 대응한다. 프레이밍햄 심장 연구에서도 심혈관계질환이 발생한 사람과 그렇지 않은 사람의 일일 콜레스테롤 섭취량은 거의 차이가 나타나지 않았다. 콜레스테롤 수치가 걱정되어 달걀흰자만 들어간 오믈렛을 고집하는 독자들이라면, 주목할 만한 결과 아닌가.

앞에서 언급했듯 콜레스테롤은 인체가 비타민 D와 에스트로겐, 프로게스테론, 테스토스테론 등 성호르몬, 그리고 소화에 필요한 담즙산을 만드는 데 사용되는 기본적인 원재료이다. 콜레스테롤 수치를 최대한 낮추어야 한다고 강조하는 주장은 잘못된 생각일 뿐만 아니라 자칫 위험을 초래할 수 있다. 여러 연구를 통해 콜레스테롤 수치가 낮은 축에 속하는 사람은 무수히 많은 건강상의 문제를 안고 있으며 암, 자살, 사고 등 심장질환과는 상관없는 질병이나 상황으로 사망할 위험성이 상당히 높은 것으로 나타났다.

사고와 자살? 사실이다. 뇌세포가 생성되는 데에도 콜레스테롤이 필요하기 때문이다. 콜레스테롤 수치가 지나치게 낮으면(160mg/dL 정도) 실제로 우울증, 공격성, 뇌출혈을 일으킨다. (성욕과의 연관성에 대해서는 6장에서 살펴볼 예정인데, 아마 깜짝 놀랄 것이다!)

우리 몸의 세포막에는 콜레스테롤이 상당량 포함되어 있는데, 이들은 세포의 온전한 상태가 유지되도록 돕고 세포와 세포 사이의 연락도 용이하게 하는 역할을 한다. 세포막을 일정한 상태로 유지하는 일은 굉장히 어렵다. 온갖 잡동사니나 다름없는 분자들로부터 세포를 방어하면서, 동시에 꼭 필요한 분자는 내부로 들어올 수 있도록 유연하고 부드러운 상태를 유지해야 한다.

기억력을 위해서도 콜레스테롤이 필요하다. 콜레스테롤 수치가 너무 낮으면 신경 전달에도 영향을 미쳐 일과성 기억상실증global amnesia으로 쉽게 이어질 수 있다. 공군 의무관을 지낸 우주비행사이자 무중력 상태의 탈조건화 연구로 국제적인 명성을 얻은 의학박사 듀언 그래블린은 저서 《리피토 : 기억 도둑Lipitor : Thief of Memory》에서 스타틴계 약물을 복용한 후 직접 경험한 기억력 손실 문제를 밝혔다.

콜레스테롤은 인체가 감염과 맞서 싸우는 데 필요한 무기이기도 하다. 면역체계가 약해진 틈을 타 세균이 내장기관에서 혈류로 슬그머니 들어와서 독소를 만들면 이를 콜레스테롤이 중화한다. 감염이 발생하면 혈중 총 콜레스테롤 수치는 높아지지만 HDL 수치는 감소하는데, 감염과 싸우면서 소진되는 까닭이다. 염증으로 인해 손상된 동맥 부위에서 콜레스테롤이 발견되는 이유 중 하나는 콜레스테롤이 독소와 싸울 수 있기 때문이다. 그러므로 동맥의 손상을 콜레스테롤 탓으로 돌린다면, 이는 마치 화재가 소방관 때문에 발생했다고 주장하는 것이나 다를 바 없다.

콜레스테롤의 양을 혈류에서 직접 측정하는 일은 사실상 불가능하다. 콜레스테롤은 지방 성분이라 물이나 혈액에 용해되지 않는다. 그런데 어떻게 혈류에 존재할 수 있을까? 간에서 콜레스테롤을 '단백질 포장지'로 감싸고, 이를 트리글리세리드 같은 물질과 한 묶음으로 만든다. 이렇게 보호용 껍질로 포장된 뒤에야 비로소 순환계로 유입될 수 있다. 마치 돌을 부력이 있는 방수 용기에 담으면 가라앉지 않고 바다 위를 둥둥 떠다닐 수 있는 것과 같은 원리이다. 단백질 포장지는 해외로 여행할 때의 여권처럼 콜레스테롤이 혈류를 통해 이동할 수 있도록 해준다. 콜레스테롤 수치를 측정할 때 나오는 결과는 '지질단백질'로 알려진, 바로 이 묶음 단위이다.

이 콜레스테롤-단백질 결합체는 HDL(고밀도 지질단백질)이나 LDL(저밀도 지질단백질)로 알려져 있다. 둘 다 콜레스테롤과 트리글리세리드로 구성되지만, 각각 비율이 다르고 몸에서 수행하는 기능도 다르다. 이른바 '나쁜' 콜레스테롤로 알려진 LDL은 콜레스테롤을 필요로 하는 세포에 전달하고, 반대로 '좋은' 콜레스테롤로 불리는 HDL은 과도하게 존재하는 콜레스테롤을 집어다가 간으로 돌려보낸다.

그러나 '좋은' 콜레스테롤이니 '나쁜' 콜레스테롤이니 하는 개념은 전부 다 시대에 뒤처진 생각이다. HDL과 LDL 모두 각각 수많은 '하위 유형'이 존재하며 그 유형마다 하는 일도 제각각이라는 사실이 밝혀졌다. '나쁜' 콜레스테롤이라는 잘못된 이름이 붙은 LDL도 하위 유형이 몇 가지 존재하는데 전부 안 좋은 역할만 하는 건 아니다. 오히려 정반대이다.

LDL의 하위 유형 가운데 가장 중요한 것이 A형과 B형이다. 인체에 존재하는 LDL이 대부분 'A형'이면 '패턴 A 콜레스테롤'이라 할 수 있다. 또 LDL이 대부분 'B형'이라면 '패턴 B 콜레스테롤'이다. 간단하지 않은가?

A형 LDL은 크기가 크고 부피도 큰 분자로, 폭신한 목화송이와 비슷한 모양이고 인체에 아무런 해를 주지 않는다. 반면 B형 LDL은 크기가 작고 단단하며 밀도가 높아서 BB총에 사용하는 총알과 비슷하다. 이 B형이 산화되어 동맥 내벽에 달라붙으면서 손상이 시작된다.

따라서 진짜 악역은 이 B형 LDL이라고 할 수 있다. 나쁜 콜레스테롤 중에서도 '진짜 나쁜' 유형인 B형 LDL 입자는 아테롬(죽종)을 형성시키는 특징이 있다. 다시 말해 심장질환을 일으키는 데 커다란 영향을 준다는 뜻이다. 나쁜 콜레스테롤 중에서도 '좋은' 유형인 크고 푹신한 A형 LDL 입자는 인체에 거의 무해하다. 그러므로 혈액검사에서 LDL 수치가 높다는 결과가 나왔다 해도, 작고 밀도가 높은 유해한 유형이 얼마나 되는지, 또 크고 부피가 클 뿐 전혀 해롭지 않은 유형은 얼마나 되는지 알지 못한다면 그 정보는 쓸모가 없다. LDL 수치가 높더라도 크고 무해한 A형 콜레스테롤 분자가 대부분을 차지한다면 괜찮다. LDL 수치가 낮더라도 BB탄 모양의 B형 콜레스테롤 분자가 대부분을 차지하는 것보다는 그 편이 훨씬 더 낫다.

그러나 안타깝게도 의사들은 이 부분에 있어 다소 뒤처져 있다. LDL의 크기나 유형이 아닌 총 농도를 확인하고, 그 수치가 정해진 기준보다 조금만 높으면 즉각 처방전을 작성하기 때문이다. 제약회사들과 재정적 연결고리가 있는 의사들이 다수 포함된 자문위원회가 LDL 수치를 되도록 낮게 유지해야 한다는 권고를 내놓으니 제약회사들은 기뻐할 수밖에 없다. 콜레스테롤 저하제 시장이 점점 더 커진다는 것을 의미하니까. LDL 유형을 파악할 수 있는 손쉬운 검사가 마련되어 있고 의료보험이 적용되는 경우도 많지만, 유감스럽게도 대부분의 의사가 이 검사를 실시하지 않는다.

앞서 1장에서 우리는 콜레스테롤 수치를 낮춰야 한다는 주장들의 근원지이자 시발점이 프레이밍햄 심장 연구였다는 사실을 살펴보았다. 이 연구가 시작된 1948년에는 콜레스테롤 수치를 '총량'으로만 측정할 수 있었다. 콜레스테롤 검사 결과를 받으면 한 가지 숫자만 나와 있을 뿐이었다. 200mg/dL 혹은 220mg/dL 등으로 말이다. 1961년이 되어서도 '좋은' 콜레스테롤과 '나쁜' 콜레스테롤, 즉 HDL과 LDL을 구분할 수 있는 기술이 없었을 뿐만 아니라, 소위 '나쁜' 콜레스테롤을 다시 하위 유형별로 파악할 수 있는 신기술은 생각할 수도 없었다. 이제는 여러분도 이해하겠지만, '나쁜' 종류라고 해서 전부 나쁜 것도 아닌데 말이다.

마찬가지로 '좋은' 콜레스테롤로 불리는 HDL도 다 좋은 것만은 아니다. 2008년 12월 미국 실험생물학회에서 발행하는 학술지 〈FASEB 저널〉에 발표된 한 연구는 '건강을 지키려면 유익한 콜레스테롤(HDL) 수치를 높이고 유해한 콜레스테롤(LDL) 수치를 낮추려는 노력이 반드시 필요하다'는 통념에 이의를 제기했다. 연구진은 유익한 콜레스테롤이라도 품질 차이가 크며, 일부 HDL 콜레스테롤은 건강에 그리 좋은 영향을 주지 않는다고 밝혔다.

"오랫동안 HDL은 유익한 콜레스테롤로 알려졌고 혈액에 HDL이 많을수록 건강에 이롭다는, 잘못된 인식이 생겨났습니다."

시카고대학교의 의학박사 안젤로 스카누의 설명이다.[32]

"HDL 수치가 높은 피험자가 심장질환에서 반드시 자유로운 것은 아니며, 이제는 HDL의 유형이 좋은 쪽인지 나쁜 쪽인지 확인해야 합니다."

스카누 박사가 실시한 연구에서 류머티즘 관절염, 당뇨병 등 만성 질환을 앓고 있는 환자의 혈중 HDL 농도는 건강한 사람과 비슷하지만, 그 특징에는 차이가 있는 것으로 나타났다. 보통 HDL 콜레스테롤은 염증을 감소시키지만, 기능에 이상이 생긴 '나쁜' HDL은 그렇지 않았다.

"콜레스테롤 수치가 완벽히 정상인 사람에게도 심혈관계질환이 발생하는 이유를 밝히기 위한 연구가 아직 진행 중입니다."

좋은 놈, 나쁜 놈, 진짜 못된 놈!

2011년 5월, 영국심장협회의 지원으로 진행된 한 연구 결과가 발표되었다. 이 연구를 통해 LDL 콜레스테롤의 하위 유형 중에서도 특히 유해한 유형이 있다는 것이 밝혀졌다. 'MGmin 저밀도 지질단백질MGmin-low-density lipoprotein'로 명명된 종류로, 제2형 당뇨병을 앓는 환자와 노인들에게서 자주 발견된다. 일반적인 LDL보다 '부착력이 더욱 뛰어나서' 동맥 내벽에 붙어 있을 확률이 훨씬 더 높다.

'악성'으로 드러난 이 새로운 유형은 당화반응(glycation, 혈액 속에 떠다니는 당이나 포도당이 생체단백질 분자에 달라붙는 화학반응)이 일어나는 과정에서 생긴다. 앞에서 언급한 노화를 유발하는 4대 기사 중 당이 포함된 사실을 기억할 것이다. 당화반응은 혈류에 당이 과량 존재할 때 시작한다. 과도한 당분이 원래 있어야 할 곳이 아닌 곳에 끼어들기 시작하면서 모든 일을 엉망으로 만든다. 이 경우에는 LDL 분자도 그런 반응을 나타낸다.

당분이 심장질환에 끼치는 영향에 대해서는 4장에서 자세히 살펴볼 예정이다. 맛보기로 이야기하자면, 당분은 지방보다 훨씬 더 심각하게 심장 건강에 위협이 되는 요소이다.

〈FASEB 저널〉의 편집장 의학박사 제럴드 바이스만의 설명이다.

"좋은 콜레스테롤과 나쁜 콜레스테롤의 발견이 콜레스테롤 관리 방안을 모두 바꿔놓았듯이, 좋은 콜레스테롤 가운데 일부가 '나쁜' 영향을 준다는 사실로 또 다시 변화가 생길 겁니다."[33]

'나쁜' 콜레스테롤, 심지어 '악성' 콜레스테롤이 존재하는 건 사실이지만, 약을 통해 콜레스테롤 전체를 줄이려는 무차별적인 해결 방식은 아무런 성과도 거둘 수 없으며 오히려 원치 않는 부작용만 낳을 수 있다. 이 부분에 대해서는 6장에서 자세히 살펴볼 것이다.

산화, 염증, 콜레스테롤, 동맥 내벽까지, 이제 우리 이야기의 주인공이 모두 소개되었다. 이 4가지가 어떻게 상호작용하는지, 심장에 위험한 상황이 초래되는 과정에서 이 4가지가 어떤 작용을 하는지 알아보자.

심장질환의 원인 염증과 산화, 그 원인은 흡연

자, 여기서 수수께끼를 하나 내볼까 한다. '나쁜' 콜레스테롤, 즉 LDL 수치가 정상인 흡연자가 LDL 수치가 높은 비흡연자보다 심장질환이 발생할 위험성이 훨씬 더 높은데, 그 이유는 무엇일까?

물론 담배 연기가 폐를 손상시키고 흡연이 폐암 발생률을 높인다는 건 누구나 아는 사실이다. 하지만 흡연과 심장질환, 좀 더 자세히는 흡연과 LDL 콜레스테롤 사이에 정말 연관성이 있을까?

담배에 불을 붙이면 진한 담배 연기뿐 아니라 무수히 많은 독성 화학물질도 함께 빨아들이게 된다. 담배 속 화학물질과 독성물질은 혈관을 수축시키고 혈관벽에 유해한 영향을 준다. 특히 LDL을 산화시킨다. 담배 연기에 다량 함유된 자유 라디칼로 인해 손상이 일어나는 것이다. LDL을 산화시키는 주범이 담배 연기만은 아니다. 수은 같은 중금속이나 살충제, 방사선, 환경이나 공기, 식품에 들어 있는 독성물질도 마찬가지이다.

여기서 잘 알아두어야 할 사항이 있다. LDL은 산화되기 전까지는 인체에 아무런 문제도 일으키지 않는다. 산화된 LDL만이 혈관벽에 붙어서 플라크를 형성하고 염증을 진행시키고 손상을 유발한다. 산화되지 않은 LDL은 거의 무해하다. 아테롬성 동맥경화증으로 끝나는 그 모든 재난 과정의 시작점은 바로 '산화'이다.

그러므로 흡연자라면 LDL 수치 자체는 낮더라도 그 LDL 대부분이 산화로 손상된 상태이므로 심장질환이 발생할 위험이 훨씬 더 높은 것이다. 문제를 일으키는 원인은 LDL이 아니라, '손상된(산화된)' LDL이다.

LDL은 혈류를 따라 돌아다니면서 콜레스테롤을 필요로 하는 세포에 전달한다. 그 과정에서 산화되어 손상된 일부 LDL이 내피세포로 침투한다. 내피세포에 손상된 LDL이 들어오면, 본격적으로 염증 과정이 시작된다.

나쁜 콜레스테롤 중에서도 해롭지 않은 유형(A형 LDL 콜레스테롤)과 해로운 유형(B형 LDL 콜레스테롤)이 있다는 이야기를 기억하는가? BB탄과 비슷한 B형 분자가 유해한 것은 손상되고 산화될 가능성이 가장 높기 때문이다. 무엇보다도 이 분자는 크기가 작아서 혈관 벽에 침투해 들어가기 쉽다. 또한 입자 크기가 작을수록 염증이 발생할 확률도 높다. 산화된 LDL은 '화가 난' 상태라고 보면 되는데, 입자 크기가 작으면 작을수록 화가 더 많이 난 상태이다. 결국 이 작고 손상된, 성질 고약한 LDL 입자들이 내피세포에 찰싹 달라붙어서 염증 과정이 시작된다. 이 상태에서 산화적 손상이 발생하거나 혈당이 상승하면, LDL은 화학적 변화 과정을 겪고 면역체계는 이를 위험한 상태로 인지한다. 이 부분에 대해서는 4장에서 따로 다시 설명할 예정이다.

면역체계에서 손상된(산화된) LDL을 인지하면 강력한 포병대가 급파된다. 먼저 '단핵구^{monocyte}'로 알려진 세포가 사건 현장에 다급히 도착해 사이토카인^{cytokine}이라는 화학물질을 분비한다. 사이토카인은 면역체계 반응을 조절하는 중요한 전달물질이지만, 사이토카인 자체도 염증 반응을 크게 일으키는 경우가 많다. 사이토카인이 혈액 내에 존재하면 혈관 내벽(내피세포)에서 '접착분자^{adhesion}

molecules'라는 끈적끈적하고 작은 분자가 분비된다. 이 물질은 분자 수준에서 풀과 같은 역할을 하면서 사건 현장에 도착한 단핵구를 꼭 붙잡아 문제를 해결하도록 돕는다. 의학박사 드와이트 런델은 이를 '찍찍이 효과'라고 재치 있게 표현했다.

이제 단핵구는 우리가 '꼬마 팩맨Pac-Man'이라고 별명을 붙인 세포로 변환된다. 정식 명칭은 '대식세포大食細胞, macrophage'이다. 이 세포는 비디오게임에 등장하는 팩맨처럼 적들을 먹어치운다. 손상된 LDL 입자를 비롯해 문제를 일으키는 데 일조한 각종 분자가 먹잇감이다.

대식세포는 케이크 많이 먹기 대회에 출전한 설탕 중독자처럼 행동한다. 계속해서 먹어대고, 스스로 숨이 막혀 죽을 때까지 산화된 LDL을 삼킨다. 그러면서 플라크의 지질 핵으로 알려진 물질을 발생시킨다. 대식세포는 특정한 크기에 도달하면 형태가 꼭 거품처럼 보이는데, 병리학자들은 이 상태가 된 세포를 실제로 '거품세포'라 칭한다. 거품세포는 대식세포가 하던 일을 계속하면서 '침입자'가 사라질 때까지 싸우고 먹어댄다.

그런데 대식세포가 일을 시작하도록 만드는 요소가 외부 침입자만 있는 것은 아니다. 체내에서 평범하게 존재하던 LDL이 당분, 탄수화물, 혹은 산화 등으로 인해 화학적 변화를 겪고, 염증 과정이 시작되면서 혈관벽에 그야말로 걷잡을 수 없는 '불길'이 번지는 것이다. 앞서 언급한 것처럼 염증이 일어나지만 않는다면 콜레스테롤 수치는 그리 중요하지 않다.

염증 과정이 중단되지 않고 대식세포가 터지기 전까지 잔치를 계속 벌이면, 혈관벽에서 이제까지와는 또 다른 새로운 독소가 분비되기 시작한다.

"수술 과정에서 실제로 볼 수 있는데, 혈관벽 내부에 노란색 줄처럼 존재합니다."

심장 수술을 5천 건 이상 집도한 런델 박사는 이렇게 설명한다.

"이 줄을 '지방성 띠fatty streak'라고 하는데, 바로 이것이 심장질환이 시작되는 중대한 요소입니다."[34]

인체는 이 지방성 띠가 다른 곳으로 번지지 않도록 벽을 쌓아 그 속에 가둬두려고 노력한다. 흉터도 그 노력의 예이다. 하지만 면역체계가 전면 경계에 나서면서, 전방에 더 많은 군사를 보내고 이 벽(흉터 조직)을 용맹하게 부수는 과정이 반복된다. 흉터가 많이 생길수록 군사 수도 더 늘어난다. 어느 정도 시간이 지나고 면역체계의 방어가 충분한 효과를 거두고 나면, 혈관벽을 약하게 만든 뒤 벽을 갉아서 뚫는다. 파열된 벽에서는 더 많은 염증 반응이 일어나고, 파괴가 이어지는 대처 과정이 악순환된다.

이쯤 되면 상황이 그다지 좋은 방향으로 흘러가는 것 같지 않다. 이 과정이 중단되지 않으면 지방성 띠가 플라크로 알려진 부분까지 확대된다. 플라크는 기본적으로 거품세포가 모여 있는 커다란 결집

체인데 거품세포 중 일부는 사멸하고, 이 죽은 세포에서 축적된 지방 덩어리(지질)가 분비되면서 앞서 언급한 지질 핵을 형성한다. 부드럽고 노란색을 띠는 이 물질은 마치 녹인 버터처럼 보인다.

이 시점에서 염증 반응이 중단되면, 혈관은 섬유피막fibrous cap으로 알려진 물질을 형성하며 스스로 치유한다. 섬유피막은 섬유질로 구성된 흉터 조직으로 안정적인 상태를 유지한다. 만약에 새로운 염증이 또 생기면 앞서 살펴본 과정이 다시 반복되기 시작한다.

그러므로 염증이 오래 지속될수록 거품세포도 더 많이 축적된다. 이는 곧 대식세포가 많아진다는 의미이고, 그만큼 미끈미끈한 지질 핵도 더 많이 생긴다는 뜻이다. 지질 핵이 혈류로 들어가면, 혈액은 그 즉시 신호를 보낸다.

"젠장, 뭐야 이거? 이물질이다! 이물질!"

그러면서 이 부드럽고 끈적거리는 이물질이 체내에서 퍼져나가지 않게 붙잡아두려고 혈전이 형성된다.

혈전은 사실 보호기전에서 나온 결과물이다. 혈액이, 혹은 인체가 이런 의사를 밝힌 것과 같다.

"이 위협적인 물건이 퍼지지 않게 어서 붙들어라!"

이치에 맞는 전략으로 생각되지만, 대신 감수해야 할 커다란 단점이 있다. 혈전이 심장 근육과 이어지는 혈관을 막아 심장에 산소가 유입되지 못하게 할 수 있기 때문이다. 세포에 산소가 결핍되면, 그 조직은 괴사하기 시작한다. 괴사한 조직이 심장 근육이라면, 누구나 예상하듯이 심장발작이 발생할 수 있다.

종합해보면, LDL은 숲 속에 있는 나무에 비유할 수 있다. 수많은 나무가 자라고 비가 충분히 내리는 숲이라면 산불이 날 가능성은 적지만, 나무가 몇 그루 안 되고 메말라 있고 비도 거의 오지 않는 숲이라면 나무들은 언제든 불이 붙을 수 있는 불씨와 같다. 산불 예방이라는 목표를 위해서는 나무를 제거하는 것도 어느 정도 방법이 될 수 있다. 즉 콜레스테롤 저하제로 LDL의 무차별적인 감소를 기대하는 것도 이론적으로는 혈관벽에 발생할지 모를 '화재' 위험을 줄인다. 하지만 그 대가는? 그보다는 불이 나지 않는 상태로 만들어 화재 위험을 줄이는 편이 낫지 않을까? 그렇게 하면 나무가 주는 훌륭한 이점을 모두 누리면서, 생태계를 위협하는 벌목의 부작용은 겪지 않아도 된다.

지금까지의 설명으로 심장질환의 핵심은 염증이라는 사실을 여러분이 이해했기를 바란다. 우리가 염려해야 하는 대상은 염증이고 염증의 주된 시발점인 산화이지, 콜레스테롤이 아니다.

산화는 염증을 일으키는 중요한 요인이지만, 염증의 원인이 이것 하나만은 아니다. 매우 큰 영향을 주는 또 하나의 원인에 대해서는 따로 자세히 설명하려고 한다. 여러분이 매일 먹는 것 중 하나인 '이것'과 심장질환의 연관성에 대해서는 다음 장에서 살펴볼 예정이다.

다음 장을 다 읽고 나면 여러분도 필자들처럼 그 식품이 건강에 전반적으로 아주 위험한 요소로 작용하며, 특히 심장에는 지방보다 더 안 좋은 영향을 준다는 사실을 확신하게 될 것이다.

그 주인공은 바로 설탕(당)이다.

이것만은 꼭 알아두자!

- 콜레스테롤은 에스트로겐, 프로게스테론, 테스토스테론 등의 성호르몬과 비타민 D, 소화에 필요한 담즙산의 모체가 되는 분자이다.
- 콜레스테롤은 산화되는 경우에만 문제가 된다.
- 손상 혹은 산화된 LDL 콜레스테롤은 동맥 내벽에 달라붙는데, 여기에서부터 염증이 발생하는 과정이 시작된다.
- 심장질환의 진짜 원인은 염증이다.
- 염증은 자유 라디칼로 인한 손상에서 시작된다.
- 이제 '좋은 콜레스테롤 vs. 나쁜 콜레스테롤'은 낡은 개념이다.
- '나쁜' 콜레스테롤(LDL)과 '좋은' 콜레스테롤(HDL)은 각각 몇 가지 종류로 다시 나눠진다.
- 콜레스테롤을 LDL과 HDL로 나누는 것보다 LDL 콜레스테롤의 특성이 A형인지 B형인지 파악하는 것이 훨씬 중요하다.
- 콜레스테롤 수치가 160㎎/dL 미만으로 낮아지면 우울증, 공격성, 뇌출혈, 성욕 감퇴가 일어날 수 있다.

CHOLESTEROL
— DANGER!
— TOO HIGH
— HIGH
— MODERATE

4장

식생활 속 진정한 악마는 당이다

심장질환의 진짜 범인, 당!

바로 본론으로 들어갔으면 하는 독자들을 위해, 이번 장의 주제를 알려주겠다. 바로 '당'이다. 당분은 지방보다 심장 건강에 훨씬 더 위험하며, 그 위험한 수준이 지방에 뒤집어씌워진 죄명보다 훨씬 더 심각하다.

당이 심장 건강에 끼치는 영향은 잘 모르거나 무시되는 경우가 많다. 이번 장을 다 읽어갈 즈음이면 여러분은 심장 건강과 당뇨병, 비만, 고혈압 등 대부분의 사람이 딱히 관심을 두지 않는 질병들 간에도 공통점이 있다는 사실에 대해 의사들보다도 더 많은 내용을 알게 될 것이다.

현대 사회에서 발생하는 퇴행성 질환, 각종 성인병, 심장질환과 당의 관계를 이해하면 여러분도 우리와 같은 결론에 도달하게 된다. 건강 전문가들이 지금껏 엉뚱한 대상에 죄를 씌우려 애써왔으며, 지방은 무고했다고 말이다. 당이야말로 현대인의 식생활에 숨은 진정한 범인이다.

지방을 축적시키는 호르몬, 인슐린

우리 몸에서 벌어지는 거의 모든 대사 작용은 호르몬이 조절하며, 각자의 생활방식에 따라 일부 호르몬이 영향을 받는다. 스트레스 등 몇 가지 핵심적인 요소와 더불어 음식은 호르몬을 자극하게 되며, 자극을 받은 호르몬은 인체에 지방을 저장하거나 태우라고 직접 지시한다. 다른 대사 작용도 이와 마찬가지로 흘러간다.

"음식은 그 어떤 약보다 강력한 효능을 발휘합니다. 음식이 호르몬에 끼치는 영향은 약물의 수백 배에 이릅니다."

베리 시어스 박사의 설명이다. 호르몬은 마치 항공 관제사처럼 인체에 유입되는, 즉 식도를 타고 들어오는 모든 음식의 운명을 결정한다.

대부분의 영양사나 의사는 이 사실을 무시하고, 과체중에 심장 질환 발생 위험이 높은 사람들에게는 그저 열량과 포화지방의 섭취량을 줄이라는 조언만 반복한다. 그러나 어떤 음식은 지방 축적을 촉진하는 호르몬을 크게 늘리는 반면, 동일한 열량을 내지만 그런 작용을 하지 않는 음식도 있다. 그러므로 지방을 축적시키는 호르몬이 심장 건강에도 몇 가지 심각한 결과를 초래한다는 사실은 결코 우연은 아니다.

지방을 축적시키는 호르몬이라니, 대체 무엇일까? 바로 '인슐린insulin'이다.

1921년 처음 발견된 인슐린은 단백동화蛋白同化 호르몬으로, 물질을 축적시킨다. 즉 포도당(당과 아미노산) 같은 화합물을 세포 등 저장고 내부에 보관한다. 인슐린의 형제 격인 글루카곤glucagon은 반대로 물질을 분해하는 역할을 한다. 저장고 문을 열고 필요한 내용물을 방출시킨다. 한마디로 인슐린은 '저장', 글루카곤은 '소비'를 담당한다. 두 호르몬은 인체의 대사 기관이 원활하게 작동할 수 있도록 엄격하게 제어되는 범위 내에서 혈당을 유지하는 역할을 한다.

인슐린은 현대인이 겪는 수많은 질병의 핵심 요인이다. 인슐린을 관리하면 심장질환은 물론 고혈압, 당뇨병, 다낭성 난소증후군, 염증 질환, 심지어 암까지도 발생 위험을 줄일 수 있다.

인슐린과 글루카곤은 건강을 위해 반드시 필요하다. 인슐린이 없다면 혈당이 하늘 높이 치솟고 우리는 혼수상태에 빠져 사망에 이른다. 인슐린이 발견되기 전인 20세기 초반만 해도 제1형 당뇨병 환자 대부분이 그런 운명이었다. 반대로 글루카곤이 없다면 혈당이 곤두박질쳐서 뇌 기능장애, 혼수상태로 이어져 사망에 이른다.

생존을 위해서는 혈당이 너무 높이 치솟지 않도록 유지하려는 힘(인슐린)과 너무 낮아지지 않도록 방지하려는 힘(글루카곤) 두 가지가 반드시 필요하다. 혈당이 너무 높아지지 않게 방지하는 호르몬은 인슐린이 유일하지만, 혈당이 너무 낮아지지 않게 지키는 호르몬은 글루카곤 말고도 코르티솔, 아드레날린, 노르아드레날린, 인체성장호르몬 등 몇 가지가 있다. 그러니 이 다섯 가지 호르몬과 영향력 면에서 균형을 맞추고 있는 인슐린은 정말 강력한 호르몬이라 할 수 있다.

인슐린이 인체에서 어떤 작용을 하는지 이해하기 위해, 나쁜 식생활과 주로 앉아서 생활하는 습관이 오랫동안 쌓였지만 '아직 망가지지' 않은 인체에서 물질대사가 어떻게 진행되는지 살펴보자.

  시골의 농장에 사는 다섯 살배기 아이를 떠올려보자. 아이는 자연 식품만 먹고 깨끗한 공기를 마시며 매일매일 산과 들로 뛰어다니며 논다.(물론, 여러분 중 대부분이 그런 아이를 본 적도 없다는 걸 잘 안다. 그냥 그런 아이가 있다고 상상해보자)

  아이는 학교가 끝나면 집에 돌아와서 사과 하나를 먹는다. 혈당이 조금 올라간다. 췌장은 혈당이 약간 상승하자 이에 반응하여 인슐린을 조금 분비하고, 인슐린은 즉시 혈류에 남은 과도한 당을 모아서 근육 세포에 전달한다. 때마침 아이가 밖에 나가 뛰어놀고 자전거를 타기 시작한다. 혹은 농장에서 일을 돕거나 다른 신체 활동을 하므로 근육 세포는 연료를 사용한다.

여기까지는 순조롭다. 근육 세포는 추가로 제공된 당을 연료로 사용하므로 혈당은 정상 수준만큼 낮아진다. 근육이 서둘러 당을 소진해 혈당이 정상 수준보다 떨어지면 아이는 배가 고파져 집으로 돌아와 저녁을 먹는다. 만사가 다시 평온해진다.

그런데 이런 이상적인 물질대사가 여러분의 몸에서는 일어나지 않는다.

여러분의 현실은 다음에 가까우리라. 출근 시간이 다 되어 일어나면 스트레스 호르몬이 분비되기 시작한다. 스트레스 호르몬이 하는 일 중 하나가 연료가 긴급하게 필요하다는 메시지를 뇌에 보내는 일이다. 그래서 얼른 밖으로 나가 달달한 시럽을 넣은 라테와, 저지방이지만 열량이 어마어마한 머핀을 구입한다. 혈당이 우주 왕복선 챌린저호처럼 솟구친다. 췌장은 이런 생각을 하리라.

"이럴 수가, 이 녀석이 돌았나 봐, 몸속에 당이 이렇게나 넘치게 만들다니!"

그렇게 췌장은 인슐린을 한 가득 만들어내어 혈류에서 당을 방출시켜 재빨리 근육 세포로 보낸다.

근육 세포에 당이 없다면 그 계획대로 되었겠지만 근육 세포도 난감하다.

"이 당을 다 어디에 쓰란 말이야? 이 사람은 하루 종일 컴퓨터 앞에 앉아서 마우스나 움직이고, 집에 가면 소파에 드러누워서 리모컨만 누르는 게 고작인데."

4장 식생활 속 진정한 악마는 당이다

결국 근육 세포는 인슐린의 작용에 '저항'을 시작한다.

"여긴 당이 충분히 많습니다. 다른 곳으로 가보시라고요."

인슐린은 어쩔 수 없이 당을 다른 장소로 보내야 하는데, 거기가 어디일까?

바로 지방 세포이다. 지방 세포에 가져가면 기꺼이 환영하며 받아들인다.

처음에는 그렇다.

얼마간 췌장이 인슐린을 점점 더 많이 만들더라도 근육 세포는 당을 충분히 흡수하면서 여러분이 당뇨병 환자가 되지 않도록 노력한다. 그러나 음식으로 섭취한 당과 혈류에 존재하는 당 때문에 인슐린 생산량이 계속 늘어나면서 심각한 결과가 초래되고, 이는 곧 심장에 직접적인 영향을 준다.

이 일련의 현상을 이해하려면 무엇보다도 인슐린이 혈압에 어떤 작용을 하는지 알아야 한다.

염증 반응과 심혈관계질환을 촉진하는 인슐린 저항성

높아진 인슐린 수치는 몇 가지 경로를 통해 혈압을 높인다. 하나는 인슐린이 혈관벽을 좁힐 수 있다는 점이다. 혈관벽이 좁아지면 그

좁은 통로로 혈액을 전달하기 위해 심장이 더 힘차게 펌프질을 해야 하므로 혈압이 상승한다.

인슐린이 혈압을 더 은밀하게 상승시키는 또 다른 경로가 있다. 신장에 영향을 주는 것이다.

인슐린은 신장에 이런 메시지를 전달한다.

"염분을 보존하라."

신장이 그러고 싶은 생각이 별로 없더라도 인슐린은 이 말을 듣도록 만든다. 인체는 당과 마찬가지로 나트륨의 양도 좁은 범위 내에서 유지되도록 관리하므로, 신장은 이런 판단을 내리게 된다.

"그래, 이 염분을 전부 보존해야 한다면 물을 더 끌어와서 희석하는 편이 낫겠어."

보존되는 나트륨의 양이 늘어날수록 수분 보유량도 늘어난다. 수분이 더 필요하다는 것은 곧 혈액의 부피가 늘어나야 한다는 의미이고, 혈액의 부피가 늘어나면 혈압은 상승한다. 고혈압인 사람의 70%가량이 인슐린 저항성(insulin resistance, 인슐린의 기능이 떨어져 세포가 포도당을 효과적으로 연소하지 못하는 상태)을 나타내는 것도 이 때문이다.[35]

결코 이론으로만 끝나는 이야기가 아니다. 웨이크포레스트침례교의학센터에서 실시한 연구[36]에서는 인슐린 저항성이 고혈압과 '직접적인' 관련이 있는 것으로 나타났다.

"인슐린 저항성을 바탕으로, 고혈압 발생 위험이 높은 사람을 추정할 수 있다는 사실을 발견했습니다."

수석연구자인 데이비드 고프 주니어 교수의 설명이다.

"피험자 중 인슐린 저항성이 가장 높은 그룹에 속하는 3분의 1은 가장 낮은 3분의 1과 비교할 때 고혈압 발생률이 35%가량 더 높았습니다. 인체의 인슐린 저항성을 낮추면 고혈압과 심혈관계질환을 예방하는 데 도움이 된다는 사실을 보여주는 결과입니다."[37]

다시 우리가 하던 이야기로 돌아가 보자.

어느 정도 시간이 흘러 당 함량이 높고 탄수화물 함량도 어마어마한 음식을 섭취해 인체에 점점 더 많은 당과 인슐린의 폭격이 계속되면 지방 세포들마저 소리치기 시작한다.

"이제 됐어, 그만!"

그러고는 지방 세포마저 인슐린의 작용에 어느 정도 저항하기 시작한다. (당연한 소리이겠지만, 이 또한 '인슐린 저항성'으로 불린다)

체중 걱정을 하는 독자들을 위해 덧붙일 말이 있다. 인슐린은 세포에 존재하는 당을 늘릴 뿐만 아니라 몸을 뚱뚱하게 만들고 지방 세포의 문에 자물쇠를 채워버려 체중 감량을 아주 어렵게 만든다. 과체중이 되면 심장질환 발생 위험이 높아지는데, 지방 세포에 염증 반응을 유도할 가능성이 굉장히 높은 화학물질들이 가득 채워지기 때문이다.

결론이 조금씩 보이지 않는가?

"원래 인슐린은 염증을 방지하는 등 인체에 상당히 긍정적인 영향을 줍니다."

식생활과 건강 분야 연구자이자 공인영양사인 제프 볼렉 박사의 설명이다.[38]

"하지만 인슐린 저항성이 생기면 인슐린 농도가 만성적으로 높은 상태가 유지되면서 정반대 경향이 나타납니다. 오히려 염증 반응과 심혈관계질환을 촉진하죠. 전반적으로 이 부분에 대해서는 아직 제대로 된 연구가 이루어지지 않았습니다. 그러나 포도당 농도(혈당)가 높은 상태가 지속되면 건강에 문제가 발생한다는 것은 널리 인정되는 사실입니다."[39]

정리하자면, 인슐린에 정상적으로 반응하는 인체에서는 인슐린이 염증을 억제하는 역할을 하지만, 인슐린 저항성이 생긴 인체에서는 염증을 유발할 가능성이 높다. 게다가 인슐린 저항성은 심장질환도 발생시킬 수 있으니 엎친 데 덮친 격이다. 인슐린 저항성이 있으면 고혈압이 될 가능성이 높아지고, 당뇨병과 비만이 발생할 위험도 높아진다. 모두 심혈관계질환의 위험인자이다. 설상가상으로 과도한 인슐린은 체내 염증 반응도 증대시킨다. 앞서 살펴보았듯이 염증은 혈관의 플라크 형성에 주요한 영향을 주고, 심장질환에 있어서는 콜레스테롤보다 훨씬 더 중요한 위험인자로 작용한다.

인슐린 저항성의 영향을 크게 받는 질병들은 영어 명칭의 앞 글자를 따서 '카오스CHAOS'라고도 부른다. 각각의 알파벳은 관상동맥질환Coronary disease, 고혈압Hypertension, 성인 당뇨병Adult onset diabetes, 비만Obesity, 뇌졸중Stroke이다. 이 질병들은 서로 연관되어 있고, 인슐린 저항성이 생기면 발생한다는 공통점을 갖고 있다. 인슐린 저항성이 조금이라도 있는 사람이 관상동맥질환 발병률을 줄이려면 식습관을 통해 인슐린을 조절하는 전략이 가장 효과적이다. 별 상관도 없는 콜레스테롤을 낮추는 것보다는 분명 효과적이다.

"인슐린 농도가 만성적으로 높게 유지되는 상태 그 자체가 건강에 좋지 않은 영향을 주며, 그 영향을 받는 질환 중 하나가 심장질환입니다."

게리 토브스는 〈뉴욕타임스〉에 쓴 글에서 이렇게 밝혔다.[40]

인슐린 농도가 증가하면 트리글리세리드 농도가 높아지고, 혈압이 상승하면서 HDL 콜레스테롤 수치는 내려간다. 그 결과 인슐린 저항성은 한층 더 심각해지고, 심장질환 발생 위험은 더욱더 높아진다.

이쯤 되면 이런 궁금증을 가진 독자가 있을지도 모르겠다.

"내가 인슐린 저항성이 있는지 어떻게 알 수 있지?"

훌륭한 질문이다. 혈액을 통해 확인하는 방법도 있지만, 병원에 가지 않고 간단히 확인할 수 있는 좋은 방법이 있다. 벽을 바라보고 서서 벽을 향해 걸어가자. 인체 다른 부위보다 배가 먼저 벽에 닿는다면 인슐린 저항성이 있을 가능성이 매우 높다. 허리둘레가 40인치 이상인 남성, 35인치 이상인 여성은 인슐린 저항성이 있을 가능성이 높다. 젓가락처럼 마른 사람 중에도 인슐린 저항성이 나타나는 경우가 간혹 있지만, 대부분은 그렇지 않다.

인슐린 저항성은 회복할 수 있다. 그리 드물게 나타나는 문제도 아니다. 미국 임상내분비학회의 인슐린 저항성 증후군 특별위원회 공동 회장이자 캘리포니아 주 스크립스 위티어 당뇨병연구소의 총책임자인 대니얼 아인혼에 따르면, 지난 10년 동안에만 인슐린 저항성 환자는 61%라는 폭발적인 규모로 늘어났다.[4]

인슐린 저항성 발병률은 애초부터 과소평가된 것으로 보인다. 인슐린 저항성에 관한 최초 연구는 1980년대 스탠퍼드대학의 제럴드 리븐이 실시했는데, 이 연구에서는 인슐린 저항성이 나타난 사람의 수를 다음과 같은 방법으로 추정했다. 먼저 검사 대상을 당뇨병이 없는 건강한 성인으로 정하고, 총 네 그룹으로 나눠 당과 탄수화물 대사 기능을 검사했다. 검사 결과 대사 기능이 가장 우수한 상위 25%의 사람들은 당 대사가 정상적으로 일어났고, 하위 25%는 그렇지 않았다. 이 후자에 해당되는 사람들을 인슐린 저항성이 있다고 보았다. 이후 오랫동안 인슐린 저항성이 있는 사람은 네 명 중 한 명꼴(25%)이라고 알려졌다.

하지만 이런 결론에는 문제가 있다. 상·하위 25%에 속하지 않은 나머지 50%는 어땠을까? 상위 25%처럼 당 대사 수준이 굉장히 좋지도 않았고, 하위 25%처럼 인슐린 저항성이 명확하게 나타나지도 않았다. 당 대사에 아무런 문제가 없는 사람의 비율이 25%밖에 안 된다면 나머지, 즉 전체 인구 집단의 최대 75%는 인슐린 저항성이 어느 정도 있다는 결론을 쉽게 내릴 수 있다. 게다가 리븐은 당시 연구 대상자로 건강하고 나이가 어린 성인을 선정했으므로, 모든 인구 집단을 대표하는 표본이라고 보기는 힘들다. 실제로 나이가 들수록 인슐린에 대한 반응은 감소하며 인슐린 저항성은 증가하는 경향을 보인다.

핵심은, 인슐린 저항성이 결코 남의 일이 아니라는 데 있다. 미국 임상내분비학회는 미국인 세 명 중 한 명은 인슐린 저항성이 있다고 추정하며,[42] 실제 비율은 이보다 훨씬 더 높을 것으로 생각한다.

앞서 3장에서 우리는 트리글리세리드와 HDL 콜레스테롤의 상대적인 비율을 계산하면 콜레스테롤 수치보다 심장질환 발생 위험을 훨씬 더 정확하게 예측할 수 있다고 설명했다. (책을 다시 앞으로 넘길 필요는 없다. 혈액검사 결과표에서 트리글리세리드와 HDL 콜레스테롤 농도 두 가지 항목만 살펴보고 그 비율을 계산하면 된다. 예를 들어 트리글리세리드 농도가 150mg/dL이고 HDL 콜레스테롤 농도가 30mg/dL라면 비율은 150:30 혹은 5이다) 이 비율로 인슐린 저항성이 발생할 위험성도 훌륭하게 예측할 수 있다. 한 연구에 따르면 비율이 3 이상이면 인슐린 저항성이 있다고 추정할 수 있으며, 이러한 예측은 충분히 신뢰할 만하다.[43]

트리글리세리드와 HDL 콜레스테롤의 비율로 파악할 수 있는 정보가 또 한 가지 있다. 앞에서 언급했지만 BB탄처럼 생긴, 작고 밀도가 높은 LDL 분자가 인체에 손상을 일으키며, 나쁜 콜레스테롤 중에서도 '나쁜' 역할을 맡고 있다. LDL 콜레스테롤 중에서도 특히 '더 나쁜' 종류(BB탄 모양)의 비율은 얼마나 되는지, 또 나쁜 콜레스테롤 중에서도 '유익한' 종류인 목화송이 같은 분자는 얼마나 되는지 파악하기 위해 여러분의 담당 의사가 고려할 수 있는 검사에는 몇 가지가 있다. 잘 알려진 핵자기공명 검사(NMR 검사)를 비롯해 지질단백질 입자 크기 검사(LPP 검사), 버클리심장연구소에서 개발한 버클리 콜레스테롤 검사, 버티컬 오토 프로파일 검사(VAP 검사) 등이다.

그런데 이런 검사를 하지 않아도 트리글리세리드와 HDL 콜레스테롤 비율로 체내 LDL 콜레스테롤의 종류를 충분히 추정할 수 있다. 이 비율이 높으면 BB탄 모양의 LDL(아테롬을 발생시키는 종류)이 더 많다는 의미이고, 비율이 낮으면 목화송이 모양의 LDL 분자(무해한 종류)가 더 많다고 해석할 수 있다. 일반적으로 트리글리세리드 농도가 120mg/dL보다 높고 HDL 콜레스테롤 농도가 정상 범위 이하이면(남성은 40mg/dL, 여성은 50mg/dL 미만), 작고 밀도가 높으면서 아테롬을 발생시키는, 여러분이 원치 않는 LDL 입자가 많다고 볼 수 있다![44]

숫자 계산이 내키지 않는 독자라면, 혈액검사 결과표 중에 단 한 가지만으로도 몸속에 존재하는 LDL 콜레스테롤이 크고 폭신폭신하며 무해한 A형인지, 아니면 심술궂고 화가 잔뜩 난, 작고 밀도 높은 B형인지 알 수 있다. 트리글리세리드 농도만 보면 된다.

일반적으로 트리글리세리드 농도가 높으면 유해한 B형 LDL 입자의 농도와 상관관계가 있다. 다시 말해 트리글리세리드 농도가 높을수록 심장질환으로 이어질 가능성이 더 높은 LDL 콜레스테롤 입자의 농도도 더 높다. 트리글리세리드 농도가 높을수록 인슐린 저항성이 나타날 가능성도 높은데, 인슐린이 LDL 콜레스테롤의 손상을 맨 처음 유발하는 염증 반응에 상당한 영향을 준다고 해석할 수 있다. 그리고 이후 플라크가 만들어지는 과정이 시작된다. 결국 트리글리세리드 농도가 낮아지면(그리고 HDL 콜레스테롤의 농도가 높아지면) 심장질환 발생 위험도 줄어든다.

따라서 당 섭취량을 줄이는 것이 HDL 콜레스테롤 농도에는 영향을 주지 않지만 오래오래 건강한 삶을 영위할 수 있을지 예측할 수 있는 세 가지 지표 중 두 가지에는 중대한 영향을 준다. 바로 트리글리세리드 농도와 공복 시 인슐린 농도이다. 그리고 이것은 여러분이 먹고 마시는 당과 가공된 탄수화물의 양을 줄이면 분명히 감소한다.

콜레스테롤 수치를 낮추는 방법

인슐린은 콜레스테롤에도 상당한 영향력을 행사한다. 콜레스테롤을 생성하는 기관에 작용하여, 이 기관을 제어하는 효소의 활성을 강력히 촉진한다. 하이드록시메칠글리타릴-코엔자임 A 환원효소 Hmg-CoA reductase라는 긴 이름의 효소인데, 바로 콜레스테롤 저하제가 차단시키는 효소이다. 아직도 콜레스테롤 수치가 염려되고, 낮춰야 한다고 생각한다면, 인슐린 분비량이 줄어들게 하면 간단히 낮출 수 있다. 콜레스테롤 저하제로 인한 부작용을 전혀 겪지 않을 뿐만 아니라, 장수와 건강 개선이라는 부수적인 효과까지 따라온다.

장수와 건강 개선은 그저 농담 삼아 한 이야기가 아니다. 1992년 실시된 한 연구에서 100세가 넘은 건강한 사람들을 대상으로, 이례적으로 오래 산 사람들 사이에 어떤 공통점이 있는지 파악하기 위해 혈액을 조사했다. 그 결과 세 가지가 확인되었다. 트리글리세리드 농도는 낮고, HDL 콜레스테롤 수치는 높았으며, 무엇보다 공복 시 인슐린 농도가 낮았다.[45] 트리글리세리드와 공복 시 인슐린 농도는 음식물 섭취에 영향을 받으며, 당과 가공된 탄수화물을 적게 먹거나 아예 안 먹으면 순식간에 감소한다. 콜레스테롤 수치가 높은 것보다 트리글리세리드 농도가 높을 때 심장질환이 발생할 위험성이 훨씬 더 크다. 그러므로 당 섭취량을 줄여서 건강에 커다란 도움이 되는 부분 중 하나는 트리글리세리드 농도가 낮아지는 것이라 할 수 있다.

당을 반드시 줄여야 하는 이유

일반인을 무작위로 선별하여 식생활에서 심장 건강에 가장 위험한 요소가 무엇이라고 생각하는지 물어보면 아마 대부분의 사람은 이렇게 답할 것이다.

"지방이겠죠."

땡! 틀렸다.

심장 건강에 가장 큰 영향을 주는 식생활 요인은 바로 '당'이다.

당과 가공된 탄수화물을 줄인 식단은 염증 반응, 혈당, 인슐린, 인슐린 저항성, 트리글리세리드 농도를 낮춘다. 트리글리세리드 농도가 낮아지면 트리글리세리드와 HDL 콜레스테롤 비율 역시 낮아진다. 트리글리세리드 농도가 150mg/dL이고 HDL 콜레스테롤 농도는 50mg/dL이면 비율은 3이다. 그런데 트리글리세리드 농도가 100mg/dL로 감소하면, 이 비율은 100:50, 즉 2로 줄어든다.

3장에서 언급한 '노화의 4대 기사' 개념을 다시 떠올려보자. 이 가운데 산화와 염증, 두 가지에 대해서는 이미 살펴보았다. 플라크를 형성하고 궁극적으로는 심장질환을 일으키는 염증 반응이 어떤 과정을 거쳐 시작되는지도 설명했다. 지금부터는 노화의 세 번째 기사를 소개한다. 바로 '당糖'이다.

당은 인체에서 진행되는 가장 유해한 반응 중 하나인 당화반응에 직접적인 책임이 있다. (조니 박사는 노화의 4대 기사 중 하나를 당화반응으로 선정했다. 당화반응은 당이 없으면 일어날 수가 없고, 당은 다른 경로를 통해서도 심장질환에 영향을 준다. 이 책에서는 당이 심장 건강에 미치는 유해한 영향을 전반적으로 살펴보고 있으므로, 4대 기사에는 당이 선정되었다)

당은 어떤 방식으로 심장에 부정적인 영향을 줄까? 당화반응은 찐득찐득한 당 분자가 원래 있던 곳이 아닌 조직에 들러붙으면서 시작된다. 이것이 모든 일을 망치는 시작점이다.

솜사탕이나 시럽을 생각하면 알다시피 당은 점도가 높다. 반면 단백질은 매끄럽고 미끈미끈하다. 단백질은 이 특성 덕분에 세포 내부로 쉽게 미끄러져 들어가 맡은 기능을 효과적으로 수행한다. 그런데 체내에 과도한 당이 존재하면 당과 단백질이 접촉할 가능성이 높아지는데, 당은 단백질 분자가 움직이지 못하게 붙잡아버린다. 이런 상태가 된 단백질을 '당화되었다'고 한다. 당화된 단백질은 너무 크고 점도도 높아서 가느다란 혈관을 비롯해 신장, 눈, 발의 좁은 모세혈관을 지나갈 수 없다. 당뇨병 환자 다수가 신장 질환, 시력 문제를 겪거나 발가락, 발, 심지어 다리 전체를 절단해야 할 위험에 처하는 것이 바로 이 때문이다.

당으로 둘러싸인 단백질은 유독 물질이 되고, 이로 인해 세포 내 기관의 효율성도 감소한다. 이 독성 분자는 인체에 손상을 입히고 면역 기능을 소진시킨다. 과학자들은 이 점도 높은 단백질을 최종 당산화물advanced glycation end products, AGEs로 명명했다. 영문 약자가

AGE(노화)인 것처럼 이 단백질은 노화에도 영향을 준다.

그렇다면 당이 콜레스테롤이나 심장질환에는 얼마나 영향을 줄까? 전적으로 책임이 있다. 앞서 LDL 콜레스테롤은 손상되지만 않으면 문제를 일으킬 일이 전혀 없다고 설명했다. BB탄 모양의 B형 LDL 콜레스테롤이 손상되면 혈관 내벽에 달라붙고, 결국 염증을 일으켜 면역 반응을 촉진한다는 내용을 기억할 것이다. 또한 LDL 콜레스테롤을 손상시키는 주된 경로는 자유 라디칼로 인한 산화 스트레스라는 사실도 말했다. 그러면 자유 라디칼 외에 다른 손상 경로가 무엇일지 짐작이 되는가?

바로 당화반응이다.

심장질환과 관련이 있는 신체 부위에 가면 당이 문제를 일으킨 것을 볼 수 있다.

"혈당이 상승하면 혈관 내벽의 세포에 염증이 생기고 LDL 콜레스테롤이 변화되며 당이 각종 단백질과 결합하여 단백질의 정상적인 기능을 바꿔버린다."

드와이트 런델은 저서 《심장병의 치료와 예방》에서 이와 같이 밝혔다. 앞서 살펴본 것처럼 혈당이 높아지면 인슐린 농도는 하늘 높은 줄 모르고 치솟고, 대부분 인슐린 저항성으로 이어진다. 그리고 인슐린 저항성은 앞서 심장질환과 밀접한 관련이 있다고 설명한 모든 질병, 즉 당뇨병, 비만, 고혈압, 대사증후군을 유발하는 데 중

추적인 역할을 한다. 이런 지경인데도 당을 줄이는 일이 지방이나 콜레스테롤을 줄이는 일보다 훨씬 중요하다는 필자들의 주장이 말이 안 된다고 생각하는가?

이런 이야기를 맨 처음 꺼낸 것은 우리가 아니다.

심장질환과 설탕의 위험한 관계

1970년대까지는 안셀 키즈가 발표한 연구가 언론의 큰 주목을 받았다. 콜레스테롤의 감소와 제거라는 사명으로 똘똘 뭉친 사람들은 대중의 의식을 공략하기 위해 만반의 태세를 갖추었다. 1972년 로버트 앳킨스가 《다이어트 혁명 Diet Revolution》을 출간했다. 이 책은 20년 후에야 일어난 '저탄수화물 운동'의 기수 역할을 했다. 앳킨스는 이 책에서 지방과 콜레스테롤이 아닌, 인슐린과 탄수화물이 미국인의 식생활에 있어 문제 요소라고 지적했다.

고지방, 고단백, 저탄수화물로 대표되는 앳킨스의 식단은 오랜 세월 이어진 통념과 전혀 다른 내용이어서 앳킨스는 언론들로부터 인정사정없는 공격을 받았다. 주류 의학계는 그를 인정하지 않았고 마구 비난했다. 그런데 앳킨스가 저서를 발표한 바로 그해, 존 유드킨은 예의 바르고도 합리적인 목소리로, 황제 폐하와 다름없이 군림하던 의료계에 의문을 제기했다.

'콜레스테롤이 없는 저지방 식단이 정말 건강에 의미가 있을까?'
영국 런던대학 퀸엘리자베스 칼리지의 영양학 교수였던 유드킨은 널리 존경받는 과학자이자 영양학자로 〈랜싯〉, 〈영국의학협회지〉, 〈내과학 기록〉, 〈네이처〉 등 저명한 전문가 학술지에 여러 편의 논문을 발표했다.

유드킨이 설탕을 심장질환의 원인이라고 비난하자 반대편에서는 그를 무모한 광신도라고 비방했다. 1972년에 발표한 저서 《달콤하고 위험한Sweet and Dangerous》에서 유드킨은 지방이 심장질환을 일으킨다는 가설의 밑바탕이 된 과거 자료들에 상당한 문제점이 있다고 지적하고, 이를 재검토해야 하는 이유를 구체적으로 밝혔다.

유드킨은 1960년대에 일련의 동물실험과 인체실험을 실시했다. 닭, 토끼, 돼지 등 다양한 동물과 대학생들을 대상으로 설탕과 탄수화물을 섭취하도록 한 연구였는데, 실험동물과 피험자 모두 공통적으로 트리글리세리드 농도가 상승했다. 설탕은 인슐린 농도를 높였고, 이는 곧 설탕이 제2형 당뇨병과 관련이 있다는 설명이 된다. 심장질환과도 밀접한 연관이 있는 질병이다.⁴⁶

'지방 섭취량이 높을수록 심장질환 발생률도 높아진다'라는 키즈의 연구에 따른 가설이 실제로는 맞지 않는다는 점을 여러 학자들이 지적했다. 유드킨도 그중 한 사람이었다. 이 가설은 키즈가 자신의 연구를 위해 선정한 7개 국가에서만 명확하게 확인된 것이다. 그리고 유드킨은 설탕 섭취와 심장질환 사이에 더 분명하고 확실한 관련성이 있다고 밝히고 이렇게 설명했다.

"나를 비롯한 상당수의 전문가들은 지방 섭취로 인해 관상동맥질환이 발생할 가능성이 커진다는 의견에 동의하지 않는다."

그로부터 30년 뒤 프레이밍햄 심장 연구의 부책임자인 조지 만 박사가 동일한 결론에 도달했고 과학자, 의사로 연구진을 구성한 후 지방과 콜레스테롤이 심장질환을 일으킨다고 주장한 근거에 대해 조사했다. 이후 만 박사는 기존의 가설은 "건강에 관한 사상 초유의 사기극"이라고 밝혔다.[47]

비슷한 시기에 덴마크의 걸출한 학자인 우페 라븐스코프도 키즈가 발표한 원본 데이터를 재분석한 후 같은 결론을 내렸다. 라븐스코프가 밝힌 결과는 수백 회 인용되었으며, 저명한 학술지에 게재된 여러 편의 연구를 통해 사실로 확인되었다.

유드킨은 직접 저탄수화물 식단에 관한 책을 쓰지는 않았지만, 당이 지방보다 건강에 훨씬 더 많은 문제를 일으킨다는 사실을 알리는 데 상당한 공헌을 했다. 일부 국가에서는 심장질환과 설탕 섭취의 상관관계가 심장질환과 지방의 관계보다 더 큰 충격을 안겨주었고, 유드킨의 저서 역시 큰 주목을 받았다. 이와 함께 유드킨은 우유와 지방을 많이 먹는 사람들도 심장 건강에는 별다른 이상이 없다고 밝힌 여러 연구들, 특히 케냐와 탄자니아의 마사이족을 대상으로 실시한 연구에서 확인된 극적인 결과에 주목했다. 흥미롭게도 이와 같은 연구 대상자들은 당을 거의 섭취하지 않는 것으로 나타났다.[48]

인슐린 조절을 위해 등장한 저탄수화물 식단

분명하게 짚고 넘어가야 할 사항이 있다. 유드킨은 설탕이 현대 문명화된 사회에서 발생하는 질병을 '유발한다'고 직접적으로 이야기하지는 않았다. 그러나 당의 유해성이 충분히 조명되고 당에 관한 연구가 최소한 지방 섭취량에 관한 연구만큼은 진행되도록 하는 데 일조했다.

심장질환은 지방 섭취, 과체중, 흡연, 오래 앉아 있는 생활습관, 텔레비전 시청, 과도한 당 섭취 등 수많은 요인과 관련이 있다. 유드킨도 당 섭취와 관상동맥 심장질환에 관한 흥미로운 연구를 몇 건 진행했다. 한 연구에서 관상동맥질환을 앓는 환자의 당 섭취량 중앙값(가장 큰 값과 가장 작은 값의 평균값)은 147g으로, 관상동맥질환을 앓지 않는 두 그룹의 대조군과 비교할 때 두 배 수준이었다. 이 두 대조군의 섭취량 중앙값은 각각 67g, 74g이었다.[49]

"지방 섭취가 심장질환을 일으킨다는 주장에서 인용된 주요한 연구 결과 중 다수가 당 섭취에 관한 이론도 뒷받침한다."

토브스의 설명이다.

"한국전쟁 중 사망한 미군 병사들을 부검한 결과, 십대 청소년인 병사를 포함한 다수가 혈관에 플라크가 상당 수준 형성된 사실이 확인되었다. 반면 한국인 병사들은 그렇지 않았다. 미국인에게서 아테롬성 동맥경화를 일으킬 수 있는 플라크가 주로 발견된 것은, 한국인은 저지방 음식을 섭취하는 데 반해 미국인은 고지방 식품을 많이 먹는 데서 그 원인을 찾을 수 있다. 또한 미국인은 당분 함량이 높은 음식을 섭취하지만, 한국인은 그렇지 않다."

유드킨은 다음과 같이 설명했다.

"설탕을 포함한 여러 가지 요소가 대사에 궁극적인 영향을 줄 수 있으며, 관상동맥질환도 동일한 기전을 통해 발생할 수 있다."

이 동일한 기전이란 무엇일까? 의심스러운 눈초리로 죽 둘러보다 지목하는 대상은 바로 '과도한 인슐린'이다.

심장질환을 비롯해 건강에 부정적인 영향을 끼치고, 여러 신진대사 문제의 최초 원인으로 작용하는 공통된 범인이 바로 인슐린 과다이다. 인슐린 조절은 앳킨스 다이어트의 주된 목적이자 저탄수화물 식단이 등장하게 된 이유였다. 앳킨스 다이어트가 인슐린을 조절하는 유일한 방법은 아니지만, 심장전문의이기도 한 앳킨스는 이후 탄수화물과 인슐린이 당뇨병, 비만, 고혈압, 심장질환의 원인 요소로 확인되자 선견지명이 있었다면서 큰 찬사를 받았다.

저지방 식단이 불러온 부작용

하지만 유드킨과 앳킨스의 주장이 힘을 얻기 전까지 당을 향한 유드킨의 경고와 체중 감량을 위한 앳킨스의 저탄수화물 식단은 지방 섭취를 광적으로 반대하는 이들이 내지르는 포효에 비하면 조용히 파묻혀버린 속삭임일 뿐이었다. 1980년대 중반까지 지방은 악마로 묘사되었고, 지방에 대한 공포는 사방으로 번졌다. 남을 잘 믿는 대중들의 손에는 콜레스테롤이 들어 있지 않은 수백 가지 식품이 떠넘겨졌다.[50] 1985년 11월, 국립심장·폐·혈액연구소는 국가 콜레스테롤 교육 사업을 시작하면서 다음과 같은 목표를 내걸었다.

"미국 국민 중 혈중 콜레스테롤 수치가 높은 국민의 비율을 줄임으로써 관상동맥 심장질환과 그로 인한 사망자를 줄인다."[51]

네이슨 프리티킨은 1976년 캘리포니아 주 산타바바라에 프리티킨장수센터를 열고 이후 10년간 미국 국민을 대상으로 저지방 식단 이론을 대대적으로 설파했다. 프리티킨은 1985년 사망했으나 딘 오니시 박사가 재빨리 프리티킨의 자리를 이어받았다. 오니시의 명성과 저지방 식단에 대한 대중의 신뢰는 그가 5년간 진행한 연구를 통해 더욱 확고해졌다. '생활습관 심장 연구'로 명명된 이 연구에서는 생활습관을 크게 바꾸면 관상동맥 심장질환을 줄일 수 있다고 발표했다.

오니시 박사는 중년의 백인 남성 중 관상동맥 심장질환의 상태가 중간 정도에서 심각한 수준인 환자 48명을 선정한 후 두 그룹으로 나누었다. 한쪽은 일반적인 치료를 받도록 하고, 다른 한쪽은 특별히 고안된 생활습관으로 바꾸는 강도 높은 중재가 이루어졌는데, 다음과 같은 다섯 가지 요소로 구성되었다.

하나. 유산소 운동

둘. 스트레스 관리 훈련

셋. 금연

넷. 그룹 단위의 심리적 지원

다섯. 지방으로 섭취하는 열량이 10% 이내이고
식이섬유 섭취량이 높은 엄격한 채식

5년간 오니시의 연구 전략대로 전 과정을 완료한 스무 명의 남성들에게서 아테롬성 동맥경화증이 어느 정도 치유되고 심장 문제도 줄어든 결과가 확인되자 대중은 저지방 식단이 결과에 큰 영향을 주었다고 받아들였다. 그러나 오니시의 연구 결과는 근거를 전혀 찾을 수 없고 너무 멀리 간 결론이었다. 피험자들에게서 나타난 결과가 저지방 식단 때문인지, 식이섬유와 자연 식품을 많이 섭취하고 설탕은 섭취하지 않은 점 때문인지, 혹은 다른 요소의 개입이 이루어져서 나타난 결과인지 확인할 방법이 없다. 다른 조건은 동일하게 하고 단백질과 식이섬유 함량은 높으면서 설탕 함량은 적은 식단을 섭취했다면 동일한 결과가 나왔거나 더 나은 결과가 나왔을지도 모른다.

주류에 속하는 건강 관련 단체들은 여전히 저지방 식단을 옹호한다. 저지방 음식을 섭취하면 콜레스테롤이 줄어든다는 믿음과, 콜레스테롤을 줄이면 심장질환 위험이 줄어들고 수명이 연장된다는 믿음에서 비롯된 생각이다.

일부 연구에서 실제로 저지방식이 총 콜레스테롤 수치를 낮추는 것으로 나타났지만, 다른 수많은 연구에서는 이 같은 결과가 확인되지 않았다. 저지방 식단의 구성을 맞추려고 지방을 탄수화물로 대체한다면 결국 트리글리세리드 농도가 높아지고 HDL 콜레스테롤 농도는 낮아진다.

정말 나쁜 소식이 아닐 수 없다. 트리글리세리드 농도의 상승은 심장질환 발생을 높이는 개별적인 위험인자로 작용한다. 더불어 HDL 콜레스테롤이 낮아진다면 인체는 이중고를 겪게 된다. 심장이 건강해진다는 저지방 식단이 실제로는 심장에 위험한 '부작용'만 발생시키는 셈이다. 즉 심장질환의 중대한 위험인자(트리글리세리드)가 강화되고 동시에 심장 보호 장치(HDL 콜레스테롤)는 줄어드는 데다, 건강에 매우 중요한 지표인 트리글리세리드와 HDL 콜레스테롤 비율도 최악의 수준으로 악화된다. 앞에서 설명했지만 이 비율이 높아지길 바라는 사람은 아무도 없으리라. 그러나 저지방·고탄수화물 식단은 이 비율을 높인다.

1년에 2kg 설탕 봉지 35개 섭취하는 사람들

당은 자유의 몸이 되고, 반면 지방이 범인으로 몰리게 된 이유는 무엇일까? 지방을 위한 정치적인 로비는 없었지만, 설탕에는 아주 강력한 로비가 있었기 때문이다.

2003년 세계보건기구WHO에서 보수적이고 합리적인 보고서 하나를 발표했다.[52] '식생활, 영양과 만성질환 예방'이라는 제목의 이 보고서에서 WHO는 예상치 못한 입장을 밝혔다. 첨가당added sugar으로 섭취하는 열량이 하루 10%를 넘지 않도록 조절할 필요가 있다는 내용이었다. 당 섭취량을 줄이는 것만으로 비만, 당뇨병, 심장질환 발생 위험을 줄일 수 있다는 설명도 덧붙였다. 당시의 주된 견해이자, 논란의 여지도 없고 '특별할 것도 없는' 권고였다.

어느 누가 이 의견에 반대할 가능성이 있을까? 떠오르는 사람이 있는가? 일단 미국 설탕업계가 있다.

"보고서를 봉쇄하기 위해 …… 제당협회는 매년 의회가 WHO에 제공하는 4억 600만 달러의 지원금을 삭감해야 한다고 위협했다."[53]

〈워싱턴포스트〉에 실린 2003년 4월 14일 자 기사의 내용이다. 이 기사는 미국제당협회 대표 앤드류 브리스코가 WHO 사무총장에게 보낸 서신을 인용했다.

"'식생활, 영양과 만성질환 예방' 보고서의 미심쩍은 부분을 세상에 폭로하기 위해 우리는 모든 방안을 동원할 것입니다."

미국 상원의원 두 사람도 당시 보건복지부 장관이던 토미 G. 톰슨에게 서신을 보내 보고서를 묵살하라고 촉구했다. 얼마 지나지 않아 미국 보건복지부는 WHO 보고서에 관한 의견서를 제출했다. "탄산음료가 비만과 연관성이 있다는 근거는 명확하지 않다"라는 내용이었다.

사실일까? 담배업계가 흡연을 옹호하던 장면이 갑자기 떠오르는 건 왜일까.

미국 의학연구소가 발표한 2005년 보고서는 당 섭취가 심장질환과 당뇨병 발생 위험을 높일 수 있으며, 심지어 나쁜 유형의 LDL 콜레스테롤 농도도 높일 수 있다는 증거를 명백히 보여주었다. 문제는 이러한 연구 결과가 명확한 사실이라고 말할 수는 없었다는 사실이다.

"그들이 내린 결론은 애매모호한 부분이 많다. 설탕이 얼마나 함유되어야 하는지조차 상한 기준을 설정하지 못했다."

《굿 칼로리, 배드 칼로리》의 저자 게리 토브스는 이렇게 밝혔다.

여기에다 미국 식품의약국[FDA]이 1986년 밝힌 설탕에 관한 평가 내용도 아귀가 딱 들어맞는다.

"설탕을 현재와 같은 수준으로 섭취하면 국민의 건강에 위해하다고 판단할 만한 확실한 근거는 없다."

토브스는 이런 행태에 대해 "설탕을 비난하는 근거가 명확하지 않다는 것은 그 주장이 전혀 근거가 없다고 돌려 이야기하는 것과 다름없다"고 말했다. 당시 매년 섭취하는 '첨가당'의 양이 1인당 약 40lb(약 18kg)에 달한다는 점도 간과되었다. 첨가당은 과일과 채소를 통해 자연적으로 먹는 당 외에 추가로 먹는 당분으로, 이 정도 양이면 매일 설탕으로 섭취하는 열량이 약 200cal, 코카콜라 한 캔 반 정도에 해당한다.

썩 나쁜 상황이 아니라는 생각이 들지도 모르겠다. 실제로 우리가 섭취하는 당이 그 정도에 그친다면 아마 미국 영양학자 대다수는 굉장히 기뻐하리라. 문제는 매년 섭취하는 양이 40lb에 그치지 않는다는 사실이다. 1986년 농무부가 밝힌 섭취량은 매년 75lb, 약 34kg이었고, 2000년 초반에는 90lb, 약 40kg까지 늘어났다. 그리고 2011년 후반 이 수치는 무려 156lb, 약 70kg으로 증가했다. 미국에 사는 남성, 여성, 어린이 모두가 2kg짜리 설탕 봉지 35개에 해당되는 양을 매년 섭취한다는 뜻이다.[54]

음식 섭취량을 늘리는, 거부할 수 없는 설탕의 유혹

설탕이 심장에 끼치는 악영향은 인슐린 저항성과 직접적인 관련이 있다.

가정에서 사용하는 일반적인 설탕, 전문용어로는 수크로스^{sucrose}에는 포도당과 과당이 동량으로 들어 있다. 단당류인 이 두 성분은 인체에서 대사되는 방식이 전혀 다르다. 포도당은 인체 모든 세포가 사용할 수 있는 반면 과당은 물질대사에 있어서 독극물과 같다. 단맛이 가미된 모든 식품에 들어 있기 때문에 우리가 가장 두려워해야 하는 성분이다.

시중에 판매되는 거의 모든 가공식품에 함유된 첨가물은 고과당 옥수수시럽이니 여기에 모든 책임을 돌리고 싶겠지만, 그 전에 반드시 고려할 사항이 있다.

- 설탕(수크로스)은 포도당 50%, 과당 50%로 구성된다.
- 고과당 옥수수시럽은 과당 55%, 포도당 45%로 구성된다.
  설탕과 함량 차이가 그리 크지 않다.
- 그러므로 설탕과 고과당 옥수수시럽은 본질적으로 동일하다.

고과당 옥수수시럽은 언론에서 하도 비난의 화살을 쏘아댔기 때문인지 식품제조업체 중에는 자사 제품에는 옥수수시럽이 전혀 들어가지 않으며 대신 '천연' 설탕으로 단맛을 가미했다고 홍보하는 경우도 있다. 그 반대쪽에 선 옥수수정제협회는 고과당 옥수수시럽이 표적이 된 건 부당하며, '일반적인' 설탕보다 전혀 나쁠 것이 없다고 주장한다.

안타깝게도, 정제협회의 주장은 옳다. 과당은 설탕 중에서 유해한 부분이며, 일반 설탕에 들어 있든 고과당 옥수수시럽에 들어 있든 별 차이가 없다. 그렇다고 고과당 옥수수시럽이 무죄라는 의미는 아니다. 평범한 설탕이나 고과당 옥수수시럽이나 '똑같이 나쁘다'는 것뿐이다. 해로운 성분은 과당이기 때문이다.

좀 더 자세히 알아보자.

과당과 포도당은 체내에서 완전히 다른 방식으로 대사된다. 포도당은 곧장 혈류로 들어가서 세포로 전달되지만 과당은 간으로 이동한다. 연구를 통해 과당은 앞서 언급한, 혈관을 손상시키는 최종당화산물AGEs을 형성할 가능성이 일곱 배 더 높은 것으로 나타났다. 과당은 체내에서 지방과 같이 대사되어 거의 곧바로 트리글리세리드로 바뀐다.

"탄수화물을 섭취하지 않더라도 과당을 섭취하면 결국은 지방을 먹는 것과 같습니다."

UC 샌프란시스코 소아과 교수인 의학박사 로버트 러스틱의 설명이다.

과당은 간에 지방을 축적시켜 지방간을 일으키는 주 원인이다. 계속해서 등장하는 인슐린 저항성과 지방간 사이에도 직접적인 연관성이 있다.

인슐린 저항성 분야에서 가장 유명한 연구자인 예일대학교 의대의 바먼 새뮤얼은 〈뉴욕타임스〉와의 인터뷰에서, 간에 있는 지방(지방간)과 인슐린 저항성 사이에 놀라울 정도로 강력한 연결고리가 있다고 밝혔다.

"간에 지방이 저장되면서 인슐린 저항성이 생깁니다."[55]

자, 그럼 다 함께 답해보자.

간에 지방이 축적되게 만드는 것은?

과당!

동물실험을 통해 인슐린 저항성이 생기는 과정을 관찰하려면, 그냥 과당을 먹이기만 하면 된다. 과당을 충분히 먹이면 간에서 지방으로 변환하고 변환된 지방은 간에 축적된다. 그 뒤에는 인슐린 저항성이 나타난다. 실험동물에게 일주일 정도 과당을 충분히 먹이면 이와 같은 결과가 나타난다. 사람이 일반적으로 섭취하는 양으로 따져보면 몇 개월이 소요된다. 스위스의 의학박사 루크 태피가 실시한 연구에서는 탄산음료 8~10캔에 함유된 양과 동일한 양의 과당을 피험자들에게 매일 섭취하도록 하자, 단 며칠 만에 인슐린 저항성이 나타나고 트리글리세리드 농도가 증가했다.[56]

과당은 과일 같은 자연 식품에도 존재하지만 체내에서의 반응은 전혀 다르다. 자연 식품에는 과당이 그토록 과량 존재하지 않는다. 예를 들어 사과의 경우 식이섬유 함량이 매우 높아서 체내 탄수화물 흡수 속도를 늦추고 인슐린에 대한 반응성을 감소시킨다. 반면 과일에서 추출한 과당을 농축해서 만든 시럽은 슈퍼마켓에서 우리가 일상적으로 구입하는 빵이나 과자, 시리얼 등 거의 모든 식품에 들어가는데, 과일과는 조금도 비슷한 구석을 찾을 수 없다.

고과당 옥수수시럽은 1960년대에 일본에서 처음 개발된 뒤 1970년대 중반부터 미국의 식품 산업에 사용되었다. 식품제조업체의 입장에서는 일반 설탕보다 나은 점이 몇 가지 있었다. 우선 감미료이므로 이론적으로는 설탕보다 더 적은 양을 사용할 수 있다. 또한 설탕보다 값이 훨씬 저렴하다. 저지방 식품에 고과당 옥수수시럽을 넣으면 '감칠맛이 나도록' 만들 수 있었고, 얼마 지나지 않아 거의 모든 제품에 첨가하기 시작했다. (그럴 리가 없다고? 가까운 슈퍼마켓에 가서 식품성분표를 한번 읽어보기 바란다. 고과당 옥수수시럽이 안 들어간 제품이 얼마나 있는지 찾아보라)

그 결과 과당 섭취량이 치솟았다. 현재 청소년의 25%는 일일 총섭취열량의 15%를 과당으로 섭취한다. 로버트 러스틱 박사가 유명한 강연 '설탕, 그 쓸쓸한 진실 Sugar : The Bitter Truth'에서 밝혔듯이, 미국인이 지방 섭취로 얻는 열량은 과당 섭취량이 솟구치고 심장질환, 당뇨병, 비만, 고혈압도 함께 치솟은 그 시점에 감소했다. 우연일까? 러스틱은 그렇게 생각하지 않는다고 밝혔다. 필자들도 마찬가지이다.

대사증후군은 각종 증상의 총집합체라 할 수 있다. 트리글리세리드 농도가 높고, 복부비만, 고혈압, 인슐린 저항성이 발생하며 심장질환 발생 위험은 크게 증가한다. 설치류 실험에서 과당을 다량 섭취하도록 하자, 단기간에 대사증후군이 발생했다.[57] 사람 역시 과당을 많이 섭취하면 트리글리세리드 농도가 거의 즉각적으로 상승한다. 그리고 대사증후군과 연관된 나머지 증상은 쥐보다 다소 더디게 진행될 뿐 증상이 나타난다는 사실 자체는 동일하다.[58] 또한 과당은 혈류의 요산 농도를 증가시킨다. 과도한 요산은 통풍의 전형적인 특징으로 잘 알려져 있지만, 비만과 고혈압을 예견하는 지표이기도

하다.

존스홉킨스 의과대학 연구를 통해 과당과 포도당은 뇌에서도 매우 다르게 작용한다는 사실이 확인되었다. 포도당은 음식 섭취량을 감소시키는 데 반해 과당은 섭취량을 늘린다. 식욕이 늘어나면 더 많이 먹게 되고, 비만이 되고, 심장질환이 발생할 위험성도 훨씬 더 커진다.

"어린이를 맥도날드에 데려가서 코카콜라를 하나 줘보라. 아이는 음식을 더 적게 먹을까, 더 많이 먹을까?"

러스틱의 말이다.

존스홉킨스 의과대학의 M. 대니얼 레인 박사는 다음과 같이 설명한다.

"과당과 식욕에 관한 연구 결과는 특히 탄산음료를 비롯해 단맛이 가미된 식품에 고과당 감미료가 사용되고 사용량이 엄청나게 증가한 사실과 관련이 있다고 생각합니다. 미국인들의 감미료 섭취량은 한 해 145*lb*(약 65*kg*) 수준이며 탄산음료를 많이 마시는 청소년과 젊은 층의 섭취량은 이보다 훨씬 많을 것입니다."[59]

이쯤 되면, 과당 섭취가 심장질환이 발생하는 핵심 요인이니 섭취를 자제해야 한다는 주장이 지방 섭취를 반대하는 주장보다 훨씬 더 설득력 있게 들린다. 또한 과당이 심장질환에 미치는 여러 악영향과 달리 콜레스테롤의 수치 상승은 그 어느 것과도 관련이 없다는 사실도 분명하다.

당이 지방이나 콜레스테롤보다 심장 건강에 훨씬 더 유해하다는 사실이 밝혀졌는데도 식생활 관리를 담당하는 단체들은 지방과 콜레스테롤에 관한 생각을 고집스레 지키고 있으니, 참으로 우려스러운 일이다.

지방과 콜레스테롤에 관한 이야기는 유효기간이 한참 지났다. 지금까지 밝혀진 모든 근거에 귀를 닫고 고집을 버리지 않는다면, 수많은 사람이 건강을 잃게 될 것이다.

이것만은 꼭 알아두자!

- 고혈압, 트리글리세리드 농도 상승, 트리글리세리드와 HDL 콜레스테롤의 비율 상승, 이 세 가지는 심장질환 발생 가능성을 정확하게 예측하는 요소이다. 과당은 이 세 가지 요소를 전부 촉진한다.
- 지방은 LDL 콜레스테롤 농도를 높이지만 무해한 LDL 입자(A형)가 증가하고, 심장질환을 유발하는 LDL 입자(B형)는 감소한다. 당은 정반대로 나쁜 LDL 분자는 증가시키고, 무해한 입자의 농도는 낮춘다. 당과 인슐린 농도가 높아지면 작고 못된 LDL 입자가 손상되고, 그 결과 염증 반응이 시작될 가능성이 높아진다.
- 콜레스테롤이 아닌 염증이 심장질환의 핵심이다. 그리고 염증은 당의 대사 결과 생길 가능성이 높다.
- 식생활 중 심장질환에 가장 영향을 많이 주는 요소는 당이다.
- 당은 혈관벽의 염증 반응에 영향을 준다.
- 당뇨병, 비만과 심장질환 사이에 숨겨진 연결고리는 당이다.
- 과도한 당 섭취는 인슐린 분비를 높이고, 그 결과 혈압과 콜레스테롤 수치를 높인다.
- 당과 가공된 탄수화물은 심장질환을 일으키는 중요한 위험요소인 트리글리세리드 농도를 높인다.

CHOLESTEROL
– DANGER!
– TOO HIGH
– HIGH
– MODERATE

5장

지방은 해롭지 않다

지방에 대한 잘못된 오해

지방을 빼놓고는 콜레스테롤에 대해 이야기할 수 없으므로 이번 장에서는 그 이야기를 하려고 한다. 이번 장을 다 읽고 나면, 지방에 대해 완전히 다른 인식을 가지게 될 것이다.

일반적으로 지방과 콜레스테롤은 심장질환을 일으키는 쌍둥이 악마 취급을 받는다. 앞에서 우리는 콜레스테롤 수치를 낮추고 포화지방 섭취를 중단하려는 노력이 잘못되었다고 말했다. 이러한 노력이 수십 년간 미국의 식생활 관련 정책을 이끌었다. 즉 지방과 콜레스테롤을 계속 섭취하면 심장질환에 직접적이고 중대한 영향이 발생한다는 주장이다.

이번 장에서는 지방에 대한 몇 가지 오해를 살펴볼 것이다. 지방이 무엇이고, 어떤 작용을 하며 어떤 작용을 하지 않는지, 그리고 이런 이야기가 대체 왜 중요한지 말이다. 이 이야기가 끝나면 심장질환, 식품에 함유된 지방, 혈중 콜레스테롤의 관계를 완전히 새로운 시각으로 바라볼 수 있다.

지방은 더 작은 단위인 지방산까지 한꺼번에 지칭하는 용어이다. 지방과 지방산은 지폐와 동전 한 무더기에 비유할 수 있다. 지폐는 '지방', 동전은 '지방산'이다. 천 원짜리 지폐는 10원짜리 동전 100개, 50원짜리 동전 20개, 100원짜리 동전 10개, 500원짜리 동전 2개 등 다양한 종류의 동전과 바꿀 수 있듯이 지방은 다양하게 조합된 지방산으로 구성된다. 버터이든, 라드이든, 어유이든 지구 상에 존재하는 모든 지방은 지방산으로 구성된다. 올리브유에 들어 있는 지방과 라드에 들어 있는 지방에 차이가 있다면 지방산이 서로 다른 조합으로 구성되어 있다는 점이다. 마치 10원, 50원, 100원짜리 동전들처럼.

지방산에는 크게 세 종류가 있다. 포화지방산, 단일 불포화지방산, 다중 불포화지방산이다.(네 번째 지방산으로 '변형된 지방'인 트랜스지방이 있는데, 이는 나중에 다시 다루기로 한다) 이번 장에서는 우선 포화지방에 집중할 예정이지만, 다중 불포화지방산에 속하는 오메가3 지방산과 오메가6 지방산만은 명단에서 지우지 말기 바란다. 특별히 중요한 이 두 지방산에 대해서는 차차 이야기할 것이다.

필자들은 가족을 생각하며 이 책을 썼다. 평범한 사람들이 콜레스테롤을 둘러싼 논란을 파악하고 중요한 메시지를 명확하게 이해할 수 있도록 하자는 목적에서다. 이 책에서 말하는 내용은 의학 분야에 몸담고 있지 않은 사람도 쉽게 이해할 수 있도록 간단하게 설명했다. 그런데 지방은, 참 복잡하다.

따라서 이번 장은 지방의 생화학적 특징에 대한 단기 교육 과정이 될 가능성이 크다. 책을 쓰는 우리는 참 흥미로웠고 지면도 많이 할애했는데, 독자들에게는 끔찍하리만치 따분할지도 모르겠다. 하지만 걱정할 것 없다. 지방의 화학적 구조를 소개하려는 건 아니니까. 다만, 지방산이 어떻게 '포화'지방산 또는 '불포화'지방산으로 분류되는지 알려면 지방의 구조와 조성에 대해 복잡한 세부 내용을 이야기해야 한다.

그러므로 이 책에서는 포화지방, 다중 불포화지방, 단일 불포화지방에 대해 보다 큰 그림을 보여주려고 한다.

식생활의 악마로 누명 쓴 포화지방

포화지방은 육류, 치즈, 버터, 달걀 등 동물성 식품에 주로 존재하지만 야자유, 팜유 등 특정한 식물성 식품에도 존재한다. 버터를 보면 알 수 있듯, 포화지방은 실온에서는 단단하게 굳고 따뜻한 곳에서는 부드러워지는 특징이 있다.

포화지방에는 꼭 알아두어야 할 몇 가지 특징이 있다. 포화지방은 굉장히 안정적이다. 고열에 노출되어도 변형되거나 손상되지 않는다. 튀김이나 볶음 요리를 할 때 가공된 식물성 유지를 사용하는 것보다 포화지방산이 다량 농축된 돼지기름인 라드를 사용하는 편이 나은 이유 중 하나가 바로 이런 특징 때문이다. 그러나 포화지방보다 식물성 유지가 몸에 좋다는 인식이 확산되면서 음식점에서도 라드 대신 식물성 유지를 사용하게 되었다.

식물성 유지의 문제점은 포화지방에 비해 쉽게 손상된다는 점이다. 거의 모든 음식점에서 그렇겠지만 사용한 식용유를 가열하고 재가열하면 온갖 유해 물질이 만들어진다. 여기에는 발암 물질도 포함된다. 식용유에 함유된 불포화지방산은 포화지방보다 고온에서 훨씬 더 쉽게 손상되고 산화 작용에도 더 취약해 자유 라디칼이 쉽게 생성된다.

질문을 하나 던질 테니 정직하게 대답해주기 바란다. 앞에서 우리가 요리에 라드를 사용하는 것이 더 낫다고 언급했을 때, 혹시 몸서리치지 않았나? 이런 생각을 했을지도 모르겠다.

"카놀라유보다 라드로 요리하는 편이 더 낫다고? 정신 나간 소리 아냐?"

여러분이 움찔 놀라지 않았다면 오히려 필자들이 더 놀랄 것이다. 대부분 그런 반응을 보인다. 수많은 사람이 포화지방이 지구 상에서 가장 나쁜 물질이라는 생각을 완전히 믿고 있다.

포화지방 함량이 높은 라드가 오메가6 지방산이 많은 식물성 유지보다 더 나은 이유는 널리 알려진 지방 이론, 즉 포화지방과 콜레스테롤이 모든 심장질환의 근원이라는 깊은 믿음과는 반대편에 있다. 포화지방, 콜레스테롤, 심장질환의 관계에 관한 믿음은 수십 년간 확고한 정설로 자리를 잡았다. 정부 기관과 미국심장협회 등 주류 보건단체가 추진하는 식생활 정책, 심장질환 관련 공공 정책도 바로 이 믿음이 이끌었다.

그런데 문제가 하나 있다.

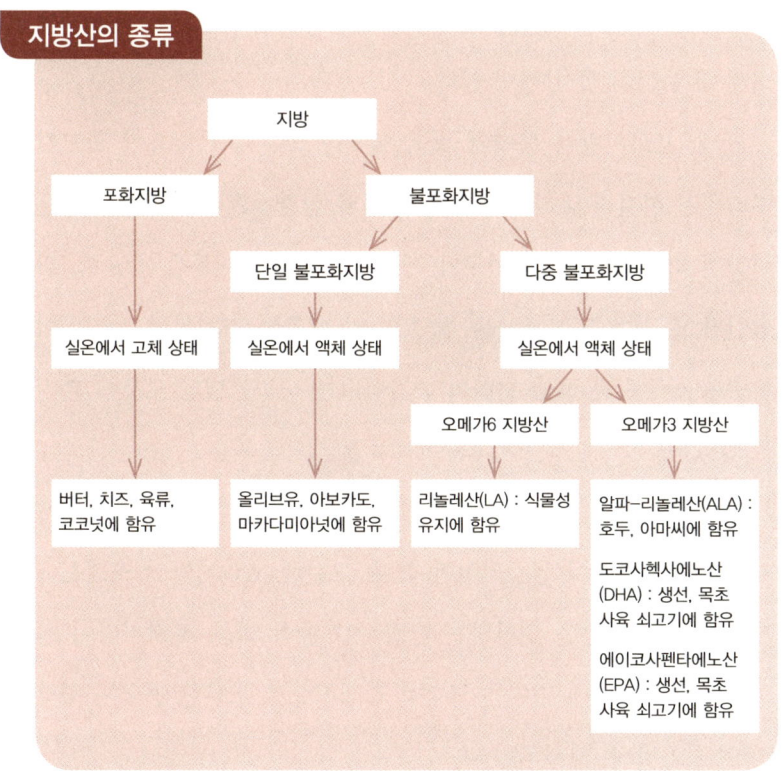

그 믿음은 사실이 아니다.

포화지방은 끔찍한 명성에도 불구하고, 식생활의 악마가 아니다. 의료보건 전문가, 연구자, 과학자, 의사, 영양학자들이 포화지방이 나쁘다는 주장을 재검토하기 시작했고, 그러한 비난에는 탄탄한 근거가 거의 없다는 사실을 확인했다.

심장질환에 영향을 미치지 않는 포화지방

포화지방 섭취량이 늘어나면 심혈관계질환이 발생할 위험도 높아진다고 밝힌 연구 결과는 넘치도록 많다. 그런데 이러한 연구들에 대해 꼭 알아야 할 사항이 있다.

첫째, 포화지방이 동맥에 쌓여 혈관을 막는다는 믿음이 확고히 뿌리내린 현실과 달리, 포화지방 섭취와 심장질환 증가의 연관성은 굉장히 약하다. 수많은 연구가 애초부터 콜레스테롤을 주요한 '위험인자'로 정해놓고 조사를 벌였고, 이 때문에 포화지방 섭취량이 늘수록 심장질환 발생 위험이 증가한다는 순환논법의 오류에 빠지고 말았다.

이런 결론을 내리려면 콜레스테롤 수치가 곧 심장질환 위험성을 가리킨다는 사실이 입증되어야 한다. 그런데 포화지방이 콜레스테롤에 끼치는 영향을 조사하는 간접적인 방법 대신, 포화지방이 심장질환과 사망률에 끼치는 영향을 직접적으로 조사한 연구는 굉장히 드물고 몇 건 되지 않는다.

둘째, 포화지방 섭취와 혈중 콜레스테롤의 관계를 과학계가 자세히 들여다볼수록 그 둘 사이의 관계가 뚜렷하지 않다는 점이다. 포화지방이 전반적인 콜레스테롤 수치를 높이는 것은 사실이지만, LDL보다 HDL 농도를 높게 만든다는 점에서 오히려 건강에 긍정적인 영향을 준다. 포화지방은 LDL과 HDL의 입자 크기에도 긍정적인 영향을 준다. 크고 밀도가 낮은, 착한 입자는 더 많아지고 작고 밀도가 낮은, 염증 반응을 일으키는 입자는 줄어든다. 이를 LDL 입자의 '분포 변화'라고 한다.

앞서 몇 차례 언급한 바와 같이 콜레스테롤 분자의 입자 크기가 콜레스테롤 전체의 양보다 훨씬 더 중요하다. 지방 이론의 두 가지 원칙에 대해 이야기하게 될 텐데, 그 부분에서 여러분은 왜 입자 크기가 총 숫자보다 중요한지, 우리가 집중적으로 관심을 가져야 할 대상이 왜 입자 크기인지 정확히 알 수 있을 것이다.

지방 이론을 토대로 제기된 주장 가운데 하나는 포화지방이 심장질환 위험을 높인다는 것이다. 과학계 각종 문헌에서는 이 주장이 인정되지 않고 있다. 오클랜드아동병원 연구소의 패티 시리 타리노 박사와 하버드대학의 의학박사 프랭크 B. 휴는 최근 연구된 결과에 대해 메타분석을 실시하기로 결정했다. 그들은 포화지방과 관상동맥 심장질환, 뇌졸중, 심혈관계질환과의 연관성을 파악하기 위해 이전에 실시된 연구를 조사하였다. 포화지방이 건강에 끼치는

'직접적인 영향'을 조사한 연구는 드물다. 연구진은 포화지방이 '콜레스테롤'에 끼치는 영향에만 관심을 두는 대신, 포화지방이 '심장질환'에 끼치는 영향을 파악하고자 했다.

메타분석에 포함된 연구는 연구 설계와 신뢰도에 관한 기준을 충족시킨 총 21건이었다. 이 21건의 연구는 총 34만 7,747명의 피험자를 대상으로 5년에서 23년의 기간 동안 추적 조사를 실시했다. 이 기간 중 1만 1,006명의 피험자에게서 관상동맥 심장질환이나 뇌졸중이 발생했다.

분석 결과는 어떻게 나왔을까?

포화지방 섭취량과 심혈관계질환 발생 위험의 예측 가능성은 아무런 관련성이 없었다. 연구진의 말을 빌리자면, "포화지방 섭취량은 관상동맥 심장질환이나 뇌졸중 위험의 증가와 관련이 없었으며, 심혈관계질환의 증가와도 연관성이 없었다." 포화지방 섭취량이 가장 높은 피험자들과 가장 적은 피험자들의 관상동맥 심장질환, 뇌졸중, 심혈관계질환 발생 확률이 통계학적으로 동일하게 나타났다. 심지어 피험자의 연령, 성별, 연구 품질을 고려해도 결과는 변함없었다. 의미가 있다고 생각할 만한 수준으로 질병 위험을 높이지도, 낮추지도 않았다. 포화지방은 아무런 영향도 주지 않았다.

"포화지방 섭취가 관상동맥 심장질환이나 심혈관계질환 위험성과 관련이 있다고 결론을 내릴 만한, 의미 있는 근거는 없었다."[60]

연구진의 결론이다.

위의 결론은 포화지방이 콜레스테롤 수치를 높인다는 증거가 없다는 말이 아니다. 그런 근거는 있고, 이 책에서도 더 자세히 살펴볼 예정이다. 그러나 위의 메타분석은 콜레스테롤 수치만을 보는 대신 사람들이 진정으로 관심을 갖는 부분, 즉 심장질환과 사망률을 주제로 삼았다. 정말 우리가 알아야 하는 것은 포화지방을 먹으면 심장발작이 일어날 가능성이 정말 높아지는가, 하는 점이다. 메타분석을 통해 연구진은 실제 우리 삶에서 포화지방 섭취가 정확히 어떤 영향을 주는지 파악하고자 중요한 평가 항목을 적용하여 검토하였고, 포화지방은 사실상 아무런 영향을 주지 않는다는 결론을 냈다.

포화지방은 심혈관계질환과는 어떠한 직접적인 관계도 없고 무고하다는 사실이 확인된 연구가 이 메타분석만 있는 것은 아니다. 2011년 가을 〈네덜란드 의학회지Netherlands Journal of Medicine〉에 게재된 '포화지방, 탄수화물 및 심혈관 질환'이라는 제목의 연구 결과는 위에서 살펴본 메타분석처럼 포화지방을 둘러싼 논란, 포화지방이 심혈관계질환에 어떠한 기전으로 영향을 주는지를 연구했다.

연구진은 다음과 같이 밝혔다.

"포화지방 섭취와 혈중 총 콜레스테롤 수치의 증가 사이에는 일정 수준 연관성이 있었지만, 포화지방 섭취와 심혈관계질환 사이에는 연관성이 없었다."[61]

이 책에서 계속 강조한 점이지만, 콜레스테롤은 지표에 불과하다. 심장질환이 발생할 가능성이 있는 사람과 없는 사람을 예측할 수 있는 지표로 콜레스테롤을 선택한다면 부정확한 결과만 얻게 된다. 콜레스테롤 수치로 심장질환을 정말 예측할 수 있다면(잘못된 믿음 하나), 그리고 포화지방이 콜레스테롤에 실제로 나쁜 영향을 준다면(잘못된 믿음 둘), 이 두 가지가 진정 사실이라면, 포화지방을 식생활에서 빼버려야 할 것이다. 그러나 이 두 가지 모두 사실이 아닌 것으로 드러났다.

다음은 지방 이론의 튼튼한 기반이 된 두 가지 전제를 살펴보자.

상식을 뒤집은 지방 이론의 오류

첫 번째 전제는 콜레스테롤로 심장질환을 정확하게 예측할 수 있다는 믿음이다. 이 내용을 일본의 연구진이 메타분석으로 조사했다. 연구진은 콜레스테롤과 사망률의 관계에 관한 모든 연구를 검토했는데, 1995년 이전에 실시되었거나 피험자 수가 5천 명 미만인 연구는 모두 배제했다. 분석 조건에 맞는 연구는 9건이었는데, 그중 4건은 데이터가 불완전하여 다시 배제되었다. 그리하여 남은 5건의 연구에 대한 메타분석이 실시되었다. 총 피험자 수는 15만 명으로 5년 이상 추적 조사가 실시된 연구들이었다.

연구진은 전체 피험자를 콜레스테롤 수치가 160mg/dL 미만인 사람, 160~199㎎/dL인 사람, 200~239㎎/dL인 사람, 240㎎/dL 이상인 사람으로 분류하여 총 네 그룹으로 만들었다. 이 기준은 미국 심장협회의 지침을 그대로 반영한 것이다. 협회 측은 콜레스테롤 수치가 200㎎/dL보다 낮은 경우를 '적절한 수준'으로, 200~239㎎/dL인 경우를 '약간 높음'으로, 240㎎/dL 이상인 경우는 '주의 요망'으로 분류한다.

가장 안 좋은 결과가 나타난 그룹은 어느 쪽이었을까?

콜레스테롤을 내쫓는 일에 열성적인 사람들에게서 들을 수 있는 정보대로라면 답은 간단하다. 콜레스테롤 수치가 가장 높은 그룹(240㎎/dL 이상)과 '약간 높음' 수준으로 분류되는 그룹(200~239㎎/dL)이 콜레스테롤 수치가 160~199㎎/dL 미만인 그룹보다 사망률이 더 높게 나타났으리라 예상할 것이다.

하지만 결과는 이 예상을 빗나갔다.

실제로는 콜레스테롤 수치가 '가장 낮은' 그룹에서 사망률이 가장 높았다.

과학적인 관점에서, 모든 원인으로 인한 사망(총 사망률) 위험은 콜레스테롤 수치가 낮은 그룹에서 가장 높게 나타났다. 대조군(콜레스테롤 수치 160~199㎎/dL)과 비교할 때, 콜레스테롤 수치가 200~239㎎/dL인 '약간 높음' 그룹의 총 사망률은 훨씬 더 낮았으며 수치가 높은(240㎎/dL 이상) 그룹은 그보다도 더 낮았다. 반면 모든 원인으로 인한 사망 위험은 콜레스테롤 수치가 160㎎/dL 미만인 그룹에서

가장 높게 나타났다.[62]

콜레스테롤이 높으면 도리어 사망 위험이 감소한다는 말인데? 여러분이 예상한 결과와는 거리가 멀겠지만, 이 연구에서 확인된 사실은 그러한 결과를 도출했다.

일본 아테롬성 동맥경화증협회는 총 콜레스테롤이 평가 척도와 거의 무관하다고 판단하여, 2007년 발표한 지침에서 진단이나 치료 시 총 콜레스테롤 수치를 활용하지 말아야 한다고 명시했다.[63] 그렇다고 해서 협회가 콜레스테롤 이론을 완전히 폐기한 것은 아니다. 다만 현재 '고 콜레스테롤' 환자로 분류할 때 LDL 수치에만 전적으로 의존하는데, 이때 총 콜레스테롤 수치가 높더라도 HDL 수치가 높다면 이를 나쁜 징조로 해석할 수 없다. 미국의 보수적인 의사들도 중요한 것은 LDL의 숫자가 아니라 LDL의 유형이라는 개념을 완전히 수용하지는 않을지언정 LDL의 숫자가 중요하다는 사실 자체에는 동의하리라 생각한다.

그런데 LDL 수치가 총 콜레스테롤 수치보다 심장질환이나 사망률 예측 능력이 뛰어난 것이 사실일까?

일본의 한 연구진은 이 궁금증에 대한 답을 찾기 위해 '이세하라 연구'로 이름 붙인 연구를 실시했다.[64] 일본 가나가와 현 중심부의 총 인구 10만 명인 이세하라 시에서 시민들이 받은 정기검진 데이터를 토대로 한 연구였다. 남성 8,340명(평균 연령 64세)과 여성 1만 3,591명(평균 연령 61세)의 콜레스테롤 수치 자료를 검토한 후 이들 총 2만 1,931명을 LDL 콜레스테롤 수치 80mg/dL 미만, 80~99mg/dL, 100~119mg/dL, 120~139mg/dL(대조군), 140~159mg/dL, 160~179mg/dL, 180mg/dL 이상인 경우로 분류하여 총 일곱 그룹으로 나누었다.

분석 결과 남성과 여성 모두 총 사망률이 LDL 콜레스테롤 수치가 가장 낮은 그룹(80mg/dL 미만)에서 상당히 높게 나타났다.

심장질환으로 인한 사망률은 LDL 수치가 가장 높은 그룹(180mg/dL 이상, 이 정도면 굉장히 높은 수준이다)에서 가장 높았으나, 남성에서만 이러한 결과가 나타났다. 여성은 상반되는 결과가 나왔다. LDL 수치가 가장 높은 그룹에서 심장질환으로 사망한 사람은 거의 없었다. 또한 남성의 경우 다른 원인으로 인한 사망률이 LDL 수치가 높은 그룹의 심장질환 사망률 증가를 상쇄하지 못했다.

이 같은 정보가 콜레스테롤이 심장질환의 중대한 지표 혹은 예측 인자라는 생각에 의구심을 갖는 계기가 되었으면 한다. 하지만 여러분이나 담당 의사가 그동안 믿어온 콜레스테롤 이론 자체를 내던져버리기는 쉽지 않을 것이다. 그래도 괜찮다. 필자들도 그랬듯이, 여러분도 콜레스테롤 수치를 상승시키는 것이라면 무엇이 됐든 나쁘다는 생각에 세뇌당했고, 이를 없던 일로 해버리기는 어려운 일이니까.

지방 이론의 바탕이 된 두 번째 전제는 포화지방이 콜레스테롤 수치에 악영향을 끼친다는 믿음이다.

콜레스테롤을 구시대적인 방식대로 총 콜레스테롤, 좋은 콜레스테롤, 나쁜 콜레스테롤 등으로 평가하는 방식은 언뜻 보면 이치에 맞는 것처럼 보인다. 수많은 연구를 통해 포화지방이 실제로 총 콜레스테롤과 LDL 콜레스테롤 수치를 높이는 것으로 확인됐으니 말이다. 또한 콜레스테롤이 심장질환을 일으키는 주요한 요인이라고 믿는 사람이라면, 버터를 기피할 충분한 근거가 될 것이다. 그러나 포화지방은 LDL 콜레스테롤보다는 HDL 콜레스테롤을 더 많이 증가시키며, 총 콜레스테롤 중 HDL 콜레스테롤의 비율을 높인다. 이 비율은 대부분의 사람이 심장질환을 예측하는 지표로 생각하며, 이 생각은 변하지 않고 오히려 점차 강화되고 있다.

 포화지방을 적게 먹고 그로 인해 콜레스테롤 수치가 내려가면 담당의는 아주 잘된 일이라 생각하고 다른 방안은 찾지 않는다. 그러나 LDL 숫자만을 보고 거기서 멈출 수는 없다. 포화지방 섭취량을 줄이면 LDL이 줄어들 수 있고, LDL이 줄었다는 결과를 들은 사람은 누구나 기뻐하며 '건강'을 되찾았다고 생각한다. 여기에는 커다란 대가가 따른다. LDL 가운데 '훌륭한 시민'이라 할 수 있는, 크고 밀도가 낮은 LDL 입자가 크게 감소하는 것이다.[65] 부피가 큰 입자의 숫자가 감소하면 아테롬성 동맥경화를 일으키는 BB탄 모양의 LDL 입자가 차지하는 비율이 높아지고 '다수결 원칙'에 따라 더 많은 영향력을 행사할 수 있게 된다. 따라서 LDL 수치가 낮아지면 의사가 기뻐할지는 모르지만 심장질환 발생 위험은 오히려 더 높아진다.

포화지방 섭취량이 늘고 탄수화물 섭취량이 줄면 상반되는 결과가 나타난다. 크고 부피가 큰, 무해한 LDL 입자가 많아지고 작고 밀도가 높은, 신경질적인 입자는 줄어드는 큰 변화가 일어난다. 부피가 크고 무해한 입자가 다수를 차지하면 심장 건강 측면에서는 훨씬 더 이로운 상태가 된다. LDL 수치는 다소 상승할 수 있지만 실제 결과는 LDL 인구 중 '훌륭한 시민'이 늘어나고 '나쁜 시민'은 줄어든 것이다.

좋은 콜레스테롤 수치를 높이는 포화지방

오랜 세월 의료보건 전문가 대부분은 포화지방 섭취량을 줄이고 대신 탄수화물을 섭취하면 건강에 굉장히 유익하다고 주장해왔다. 대부분의 사람이 그 말을 그대로 따른다. 포화지방은 나쁘고 '복합' 탄수화물은 유익하다고 보는 생각이 널리 확산되었다.

닥터 필이라면 이렇게 물을지도 모른다.

"어째 효과 좀 보셨나요?"

이런 대답이 적절하리라.

"썩 그렇진 않네요."

하버드대학 의대 연구진이 '포화지방 대신 탄수화물로' 대체하라는 생각을 검증하는 연구를 했다. '지방, 탄수화물 섭취와 폐경기 이후 여성의 관상동맥 아테롬성 동맥경화증 발달'이라는 제목의 이

연구는 다리시 모자파리안이 이끄는 연구진이 실시했다.[66]

모자파리안은 포화지방, 다중 불포화지방, 단일 불포화지방 등 여러 종류의 지방이 지방을 비교적 적게 섭취하는 폐경기 이후 여

유익한 탄수화물, 해로운 탄수화물

식생활에 관해 이야기할 기회가 있을 때마다 나는 대부분의 사람에게 탄수화물 비중이 너무 높은 식생활은 문제가 될 수 있다고 말한다. 그리고 조심스레 경고를 덧붙인다.

"과일이나 채소를 줄이라는 말이 아닙니다!"

그래서 이참에 건강에 진짜 '유익한' 탄수화물과 '해로운' 탄수화물을 정리해서 소개한다.

유익한 탄수화물의 종류는 아래와 같다.

- 과일
- 채소
- 콩류

해로운 탄수화물에는 바코드가 들어간 봉지나 상자에 포장된 탄수화물이 거의 다 포함된다.

- 시리얼
- 백미
- 파스타
- 빵
- 쿠키
- 패스트리
- 스낵류
- 탄산음료
- 주스류
- 크래커

간혹 시리얼과 빵 중에 해롭지 않은 제품도 있지만, 매우 드물다. 오트밀이 바로 그런 예이다(인스턴트 제품은 빼고). 해롭지 않은 제품을 찾는 것이 가능하다면 먹어도 괜찮지만, 그것이 어렵다면 되도록 자제하자. 위의 해로운 탄수화물 목록에 해당되는 제품을 멀리하고 최대한 적게 섭취한다면, 훨씬 건강한 삶을 누릴 수 있다.

성의 심장질환에 어떤 영향을 주는지 조사했다. 연구진은 식습관에 관한 일반적인 권고에 포화지방을 적게 먹어야 한다는 내용이 반드시 포함된다는 사실에 주목하고, 이토록 끔찍하게 여기는 포화지방을 다른 성분으로 대체하면 정확히 어떤 결과가 나타나는지 파악하고자 했다. 이런 권고를 따라 포화지방을 유익한 성분(탄수화물이나 식물성 유지와 같은 '좋은 지방' 등)으로 대체하면 분명 심장 건강의 위험성이 낮아져야 옳다.

하지만 그런 결과는 나타나지 않았다.

"포화지방 섭취량이 증가하면 관상동맥 아테롬성 동맥경화증의 진행이 더뎌진 반면, 탄수화물 섭취는 질병의 진행을 더 빠르게 만들었다."

또한 포화지방을 많이 섭취할수록 HDL 수치와 HDL-2 콜레스테롤의 수치가 높아지고 트리글리세리드 수치는 낮아졌으며, 총 콜레스테롤과 HDL 콜레스테롤의 비율도 개선되었다. 포화지방은 적어도 이 연구에서는, 기존에 알려진 것처럼 식생활의 악마 같은 존재가 아니었다.

그렇다면 관상동맥 아테롬성 동맥경화증의 발달을 촉진한 주인공은 누구일까?

바로 '탄수화물'이다.

특히 혈당지수가 높고 가공된 탄수화물, 즉 '복합' 탄수화물이라 불리는 빵, 파스타, 쌀, 시리얼 등이 원인이다.

"탄수화물 섭취로 인해 아테롬성 동맥경화증의 진행이 빨라질 수 있으며, 특히 정제된 탄수화물을 포화지방이나 단일 불포화지방 대신 섭취할 경우 그런 결과가 나타날 수 있다."

연구진은 이와 같이 밝혔다.

여러분은 이렇게 묻고 싶으리라.

"동물성 지방 대신 혈당지수가 높은 탄수화물을 먹으면, 심장질환 위험이 더 높아진다는 뜻입니까?"

그렇다.

모자파리안 연구진이 콜레스테롤에만 주목한 건 아니었다. 심장발작, 사망 등 모든 심혈관계질환이 얼마나 발생했는지 임상학적 결과도 조사하였다. 관상동맥 재생술, 불안정 협심증 등 의사들이나 신경 쓸 만한 척도에 대해서도 함께 조사했다. 그 결과, 포화지방 섭취량이 많은 경우 어느 것도 위험성이 증가하지 않았다.

위험인자는 포화지방이 아닌 탄수화물

모자파리안 연구진은 포화지방을 식물성 유지 등 다중 불포화지방으로 대체하면 어떤 결과가 나타나는지에 대해서도 살펴보았다. 보건 분야의 주요 단체는 그와 같은 대체 섭취를 권고한다. 당 함량이 높은 탄수화물이 우리 몸에 안 좋은 영향을 줄 수도 있다고 치자. 그렇다면 의사들이 늘 '몸에 이로운 지방'이 들어 있다고 이야기하는 식물성 유지는 과연 어떨까?

연구진은 포화지방을 다중 불포화지방으로 대체할 때 발생하는 영향에 대해 조사했다. 더불어 탄수화물을 다중 불포화지방으로 대체하면 어떤 결과가 나오는지도 함께 조사했다.

탄수화물을 다중 불포화지방으로 대체하자 아테롬성 동맥경화증 발생에는 아무런 변화가 나타나지 않았다. 심장질환 발생 위험성에서 어떠한 영향도 주지 않았다. 그러나 포화지방을 다중 불포화지방으로 대체하자 큰 변화가 나타났다. 관상동맥 아테롬성 동맥경화증의 진행이 빨라진 것이다![67]

학술지 〈미국 임상영양학회지〉는 사설란 전체를 할애하여 '포화지방이 관상동맥질환을 예방한다? 역설적인 상황'이라는 제목의 글을 발표했다.[68] 그러나 이것은 포화지방을 섭취하면 심장질환 위험성이 높아진다는 지방 이론을 굳게 신봉하던 사람에게만 역설로 여겨질 법하다. 연구 결과는 그 믿음이 사실이 아님을 보여주기 때문이다.

필자들은 무슨 수를 써서라도 포화지방 섭취를 줄여야 한다고 근거 없이 권하는 다수의 목소리가 굉장히 우려된다. 그러한 권고는 포화지방을 가공된 탄수화물로 대체하라고 한결같이 이야기하기 때문이다. 권고를 따른다면 HDL은 줄어들고 트리글리세리드는 늘어나며, 결국 심장질환을 예방하고자 하는 노력은 크게 실패할 것이다.[69] 예를 들어 간호사 건강 연구에서는 정제된 탄수화물과 높은 혈당지수가 관상동맥 심장질환 발생 위험의 증가와 각각 연관성

이 있는 것으로 나타났다.[70]

혈당지수는 특정한 분량의 식품이 혈액의 당 농도를 얼마나 빨리 상승시키는지(그리고 상승된 상태로 유지되도록 하는지) 나타내는 지표이다. 혈당 부하는 이를 상대적으로(또한 더 정확하게) 나타낸 지표이다. 흰색 빵, 백미, 시리얼 등 혈당지수가 높은 음식을 섭취하면 혈액 내 당 농도가 롤러코스터처럼 급속히 상승한다.

포화지방을 양배추나 케일처럼 당 함량이 낮고 식이섬유 함량은 높으며 영양소가 풍부한 탄수화물로 대체하여 섭취하는 것은 좋다. 포화지방을 채소 등 혈당지수가 낮은 탄수화물로 대체하여 섭취하면 심장발작 위험이 전혀 높아지지 않지만, 이를 혈당지수가 높은 식품으로 대체한다면 그 위험성은 높아진다. 그것도 상당히 높아진다. 〈미국 임상영양학회지〉에 발표된 한 연구에서는 포화지방을 혈당지수가 높은 탄수화물로 대체하여 섭취하자 심장발작 위험이 33% 증가한 것으로 나타났다.[71] 대부분의 사람이 포화지방을 바로 이러한 유형의 가공된, 혈당지수가 높은 탄수화물, 즉 빵, 시리얼, 파스타 등으로 대체한다. 그러므로 포화지방 섭취를 줄이고 탄수화물을 대신 섭취하라는 일반적인 통념은 말도 안 되는 소리나 다름없다. 포화지방은 완벽하진 않지만 인체에 유익한 면이 많다. 다짜고짜 최악에 속하는 탄수화물로 대체해야 한다는 주장은 병보다 더 해로운 약이라는 사실이 확인되고 있다.[72]

네덜란드 연구진이 최근 실시한 연구도 포화지방 대신 혈당지수가 높은 탄수화물을 섭취하면 심혈관계질환 위험성이 높아진다는 사실을 보여준다.[73] 그러나 네덜란드 연구진은 포화지방이 인체에 축적되는 것 역시 바람직하지 않다는 입장을 밝혔다. 탄수화물을 과량 섭취하면 인체가 포화지방을 보유하려고 하는데, 이 상황에서 포화지방을 계속 섭취하면 에너지로 소진되지 않고 체내에 저장되고 보존된다. 과량 섭취한 포화지방은 간에서 포화지방산으로 변환되므로, 체내 포화지방의 양은 더욱 늘어난다. 결국 포화지방이 심각한 수준으로 넘쳐나는 상황에 처한다. 포화지방의 양이 너무 많으면 염증을 방지하는 HDL 콜레스테롤의 작용이 약화될 수 있으므로,[74] 결코 좋은 상황이라고 볼 수는 없다.

그러나 네덜란드 연구진은 식생활에서 포화지방을 배제하는 것이 체내 포화지방산 축적을 막는 가장 효과적인 방안은 아니라고 지적했다. 탄수화물 섭취량을 줄이는 편이 훨씬 더 효과적이라고 밝혔다. 그래야 인체가 만들어내는 포화지방의 양이 줄어들고, 섭취한 포화지방을 보존하려는 경향도 줄어들기 때문이다.

"초점을 포화지방 섭취로 인한 유해한 영향에 두지 말고 포화지방산이 (몸속에) 축적되지 않도록 방지하는 쪽에 두어야 한다. 탄수화물, 특히 혈당지수가 높은 탄수화물 섭취량을 줄이는 편이 포화지방 섭취량을 줄이는 것보다 훨씬 중요하다."[75]

탄수화물은 앞서 살펴보았듯이 콜레스테롤 입자의 크기에 악영향을 준다. 입자의 크기는 총 콜레스테롤, LDL, 심지어 HDL보다 훨씬 더 중요하다. 오클랜드아동병원 연구소의 아테롬성 동맥경화증 연구부 소속 연구진이 탄수화물 섭취가 LDL 및 HDL 콜레스테롤의 크기와 밀도에 어떤 영향을 주는지에 관한 연구를 실시한 적이 있다. 그 결과 탄수화물, 특히 혈당지수가 높은 단당류와 녹말 식품을 더 많이 섭취한 사람은 LDL 중에서도 밀도가 높고 아테롬성 동맥경화증을 유발하는, 사악한 B형 LDL의 농도가 훨씬 더 높았다. HDL 입자 중에서도 크기가 작고 밀도가 높은 입자의 농도가 가장 높게 나타났다.[76]

염증을 막는 오메가3와
염증을 유발하는 오메가6

지방의 다른 종류 두 가지를 소개한다. 바로 단일 불포화지방과 다중 불포화지방이다. 모든 지방산은 세 가지 분류 중 하나에 속한다. 트랜스지방은 따로 분류된다.

단일 불포화지방은 올리브유를 비롯한 견과류와 견과류로 만든 유지의 주성분이다. 단일 불포화지방이 건강에 유익하다는 사실은 이미 널리 밝혀져 있고 논란의 여지도 없다. 지중해식 식단에서 주로 섭취하는 지방도 단일 불포화지방이며, 일반적으로 건강에 유익한 지방으로 알려져 있다. 그러니 이 책에서는 여기까지만 이야기하도록 하자.

주목해야 할 대상은 다중 불포화지방이다. 식물성 유지의 주성분인 다중 불포화지방은 되도록 많이 섭취하라고 강력히 권장되어 왔다. 20세기 초반 라드가 엄청난 비난을 받고 물러나던 당시, 건강 분야의 소위 지식인들은 식물성 유지에 찬사를 보내기 시작했다. 이 캠페인을 통해 식물성 유지는 '건강에 유익한' 지방과 동의어가 되었고, 그 혜택을 가장 먼저 누린 대상은 식물성 쇼트닝 제품인 크리스코^{Crisco}였다. 지금까지도 대부분의 사람은 식물성 유지가 몸에 이롭다고 믿는다.

사실일까?

다중 불포화지방은 두 가지 하위 분류로 나뉜다. 오메가3 지방산과 오메가6 지방산이다. '오메가' 어쩌고 하는 명칭은 지방산 내부의 특정한 화학적 구조 중에서 이중결합의 위치를 나타내는 것이다. 오메가3는 지방산 사슬에서 세 번째 탄소 분자에 이중결합이 최초로 나타난다는 의미이다. 중요한 건 아니니까 지방산에는 오메가3와 오메가6가 존재한다는 사실과, 이 두 가지가 인체에서 어떤 작용을 하는지에 주목하면 된다.

오메가6는 앞서 이야기한 바와 같이 식물성 유지와 일부 식물성 식품에 함유되어 있다. 오메가3는 연어와 같은 등 푸른 생선, 목초를 먹여 키운 쇠고기 등 특정 동물성 식품, 아마씨유 같은 일부 식물성 식품에 존재한다. 여기까진 그리 어렵지 않다.

이제부터 설명하려는 내용은 좀 까다롭다.

아이코사노이드eicosanoid로 알려진 호르몬이 있다. 염증을 유발하

아주 끔찍한 기름, 카놀라유

1997년, 나는 학술지 〈코네티컷 저널Connecticut Medicine〉에 산화된 LDL과 자유 라디칼에 관한 논문을 제출한 적이 있다. 당시 나는 카놀라유를 열렬히 지지하는 입장이고 카놀라유 섭취를 권장했다.

그런데 내가 쓴 논문이 거절을 당했다.

전문가 검토위원회의 구성원이던 예일대학교 의대의 한 생화학 교수가 내 논문을 검토하고 퇴짜를 놓은 것이다. 그러면서 카놀라유에 관한 논문 몇 편을 보내주는 친절을 베풀었다.

나는 그 논문들을 읽어보았다.

"대체 지금까지 내가 뭘 먹은 거지?"

이게 내 반응이었다.

카놀라유가 거둔 상업적인 성공과 몸에 좋은 식용유라는 명성은 마케팅의 승리이다. 카놀라유는 아주 끔찍한 기름이다. 일반적인 생산과정을 살펴보면 헥산 등 석유 용매를 이용하여 고온에서 유지를 추출하고 정제한 다음, 더 많은 화학물질을 사용하여 정제하고, 불순물을 걸러내고, 표백하고, 지독한 향을 없애기 위한 탈취 공정을 거친다. 그나마 먹어도 괜찮은 카놀라유는 냉♣ 압착된 유기농, 비非 정제 카놀라유 정도이다.

카놀라유의 이면을 더 많이 들여다보고 싶다면, 지질 생화학자 메리 에니그와 웨스턴 A. 프라이스 재단의 대표인 샐리 펄롱이 쓴 논문을 꼭 읽어보기 바란다. '카놀라유 사기극'을 밝힌 자료로 유명하다.

나는 논문에서 카놀라유 사용을 권하는 내용을 없애고 수정했다. 그 논문은 게재 승인을 받아 발표되었다.

기도 하고 방지하기도 하는 호르몬으로, 인체에서 다중 불포화지방을 재료로 만들어진다. 상처를 입거나 인체가 손상되면 치유되는 과정에서 아주 중요한 역할을 담당한다.

오메가6는 인체 염증 반응을 일으키는 물질의 전구체前驅體로 작용한다. 즉 염증 유발 호르몬(특히 프로스타글란딘 PGE2)을 만드는 구성 요소이다. 오메가3의 기능은 그와 정반대로, 인체는 오메가3를 이용해 항염증 물질(프로스타글란딘 PGE1, 프로스타글란딘 PGE3)을 만든다.

수많은 연구를 통해 오메가6와 오메가3의 이상적인 섭취 비율은 1:1에서 4:1 정도가 적합한 것으로 확인되었다. 염증 반응을 억제하면서 모든 기능이 원활하게 돌아가도록 유지하는 데 최적의 비율로 여겨진다. 수렵 생활을 하는 사람들과 원시 부족 사람들은 심장질환이 매우 드문데, 이들의 식생활을 조사하면 두 지방산을 이와 같은 비율로 섭취한 것을 알 수 있다.[77]

오늘날 서구 사회의 오메가6와 오메가3 섭취 비율은 15:1 수준이며, 심지어 20:1의 비율인 경우도 많다.[78] 염증 유발 호르몬과 염증을 방지하는 호르몬이 균형을 유지해야 하는데, 염증을 유발하는 호르몬이 1,500~2,000% 더 많다는 의미이다.

오메가6 과량 섭취는 위험!

식물성 유지를 과도하게 섭취하다가 의도치 않게 심혈관계 건강에 심각한 영향을 미칠 수 있다. 이를 이해하기 위해 오메가3 지방산의 이야기로 잠깐 빠져보자.

오메가3 지방산은 세 가지 종류가 있다.(ALA 알파리놀레산, EPA 아이코사펜타에노산, DHA 도코사헥사에노산) 이 세 가지 중 '반드시' 섭취해야 하는 쪽은 ALA이다. 녹색 채소, 아마씨, 치아시드, 들깨, 호두에 함유된 오메가3 지방산이다. EPA와 DHA가 중요하지 않다는 의미는 아니다. 인체 건강에 끼치는 영향은 오히려 이 두 가지가 더 중요하다. 그런데도 EPA와 DHA를 '필수'로 여기지 않는 것은 인체에서 EPA와 DHA를 만들어낼 수 있기 때문이다. 인체가 스스로 만들어낼 수 없으므로 음식을 통해 반드시 섭취해야 하는 물질인 ALA는 '필수' 오메가3 지방으로 본다.

인체는 ALA를 활용하여 EPA와 DHA를 만들 수 있지만 그 과정이 쉽지는 않다. 음식으로 섭취한 ALA는 효소를 통해 '신장elongation'과 '불포화 반응desaturation'으로 알려진 복잡한 일련의 과정을 거치는데 이때 음식으로 섭취한 오메가6를 비롯한 여러 가지 요소가 영향을 준다. 최상의 조건에서도 극히 소량의 ALA만이 EPA와 DHA로 성공적으로 변환된다.

오메가6와 오메가3 지방산은 동일한 효소를 두고 서로 경쟁을 벌인다. 따라서 오메가6 지방산을 과량 섭취하면 ALA가 EPA와 DHA로 전환되는 양이 줄어들기 때문에 심장질환 발생률이 높아지는 또 하나의 이유가 된다.[79] 오메가6 지방산은 그 자체가 염증 유발

가능성이 있는 데다 염증을 막는 데 가장 뛰어난 능력을 가진 두 물질, EPA와 DHA를 인체가 만들어내는 능력까지 감소시킨다.

오메가6는 탄수화물을 많이 먹고 지방은 적게 먹는 식생활을 옹호하는 사람들 사이에서 큰 인기를 누렸으며, 식물성 유지와도 늘 함께 존재해왔다. 식물성 유지는 볶고 튀긴 식품과 슈퍼마켓에서 구입할 수 있는 가공식품 거의 전체에 사용되어 우리 식생활에서 넘쳐날 지경이며, 음식점에서는 식물성 유지를 사용하면서 몸에 좋다고 홍보한다. 식물성 유지는 예전에 사용하던 포화지방만큼, 혹은 그보다 더 건강에 해롭다.

예를 들어 주요 오메가6 지방산인 리놀레산은 LDL 콜레스테롤의 산화를 증가시켜 관상동맥 아테롬성 동맥경화증을 더 악화시키는 것으로 나타났다.[80] 한 연구에서는 리놀레산이 과량 포함된 식습관은 크기가 작고 고약한 LDL 입자의 산화를 촉진한다는 사실이 확인되었다. 가장 위험하고 혈관의 플라크 형성에 가장 큰 영향을 주는 바로 그 콜레스테롤 입자 말이다.[81] 심지어 오메가6는 생선이나 어유 보충제로 섭취한 EPA를 세포막에 보존시키는 인체 기능을 저해한다. EPA가 심장에 가장 커다란 영향을 주는 물질임을 감안하면, 이는 매우 심각한 문제가 될 수 있다.[82]

오메가6 섭취량별 영향을 추적한 연구 문헌을 보면, 전 세계 모든 인구 집단에서 관상동맥 심장질환으로 인한 사망률이 증가하는 것을 알 수 있다.[83] MRFIT 연구에서는 오메가6와 오메가3의 비율이

가장 낮은 피험자의 사망률이 가장 낮았다.[84]

저지방 식단이 좋다는 착각

이 시점에서 여러분은 저지방·고탄수화물 식단이 효과를 발휘한 경우를 떠올리며 의문을 가질지도 모르겠다. 포화지방이 우리 생각처럼 그렇게 나쁜 물질이 아니고 탄수화물이 늘 몸에 좋기만 한 물질이 아니라면 어째서 저지방·고탄수화물 식단이 때로는 효과를 나타낼까?

좋은 질문이다. 그 점을 설명할 수 있는 이론이 있다.

지방을 극도로 적게 섭취하는 식단이 효과적이라고 믿는 사람들은 포화지방 섭취량이 줄어들기 때문이라 생각하는데, 필자들은 그 효과가 오메가6 지방산 섭취가 줄면서 나타난 결과일 가능성이 있다고 본다. 우리는 평소에 아주 많은 오메가6를 섭취하고 있다. 초저지방 식단을 따르면 오메가6 섭취량도 줄고, 자연스레 염증 유발물질과 항염증 물질의 비율도 낮아진다. 포화지방 감소는 부수적인 결과일 뿐이다.

게다가 저지방·고탄수화물 식단에는 당 함량이 굉장히 낮다. 식단에 포함된 탄수화물은 채소, 과일, 콩류와 아주 적은 양의 현미 등이다. 가공된 탄수화물이나 포장식품처럼 과당이 엄청나게 함유되어 있지는 않다. 따라서 저지방·고탄수화물 식단이 효과를 발휘하는 경우는, 혈당지수가 높은 탄수화물을 적게 먹고 과당이나 당분을 훨씬 적게 섭취해 얻은 결과이다. 또한 이 성과는 당, 가공 탄수화물, 트랜스지방, 오메가6의 섭취를 줄이고 오메가3 섭취량을 늘리면 똑같이 얻을 수 있다. 그러나 포화지방과 콜레스테롤 섭취량을 줄이는 것은 아무 영향도 주지 않는다.

포화지방은 어떤 기전을 통해 심장질환을 일으킬까? 2008년 저명한 생화학자인 빌 랜즈는 이 질문과 일반적인 식생활 지침에 관한 의문에 답을 얻고자 면밀한 검토를 실시하고 과학 분야 학술지 〈지질 연구 발달 Progress in Lipid Research〉에 그 결과를 발표했다.

포화지방과 심장질환에 대하여 랜즈는 다음과 같이 설명했다.

"나는 포화지방이 어떠한 기전으로 '해로운' 작용을 하고 불포화지방은 어떻게 '유익한' 작용을 하는지 알고 싶었다 …… 그로부터 50년이 지난 지금도 나는 여전히 포화지방이 생명을 앗아간다는 주장을 뒷받침할 명확한 기전이나 중간 매개 물질을 알지 못한다 …… 국민들에게 현재 제시되는 권고라면 반드시 논리적인 인과관계가 있는 기전과 매개 물질이 있어야 하며, 그래야 어떤 식품을 피해야 할지 논리적으로 생각할 수 있다."[85]

포화지방이 생명을 앗아간다는 이론과 관련하여 랜즈는 동료 연구자들에게 반드시 '입증'해 보이라고 했다. 하지만 동료들은 현재까지도 그러지 못하고 있다.

이것만은 꼭 알아두자!

- 포화지방이 해롭다는 상식은 잘못됐다.
- 포화지방은 '좋은' 콜레스테롤(HDL)을 증가시킨다.
- 포화지방은 인체의 '나쁜' 콜레스테롤(LDL)을 건강에 유익한 A형(크기가 크고 부피도 큰 입자)으로 바꾼다.
- 포화지방은 심장질환을 일으키는 위험 요소와 관련이 없다. 하버드대학에서 실시한 연구에서 "포화지방을 많이 섭취할수록 관상동맥의 아테롬성 동맥경화증(관상동맥 죽상경화증) 발생 빈도가 줄어든다. 반면 탄수화물 섭취는 발생 빈도의 증가와 관련이 있다"라고 결론을 내렸다.
- '간호사 건강 연구'에서 정제된 탄수화물은 관상동맥 심장질환 발생 위험 증가와 연관성이 있는 것으로 나타났다.
- 식물성 유지 등 오메가6 지방은 염증 반응을 유도한다.
- 오메가6 지방과 오메가3 지방의 균형을 유지하는 것이 포화지방 섭취량을 조절하는 것보다 훨씬 중요하다.
- 저지방 식단이 효과를 보는 것은 포화지방 감소가 아니라 오메가6 지방 섭취를 줄이기 때문이다.

CHOLESTEROL
— DANGER!
— TOO HIGH
— HIGH
— MODERATE

6장

스타틴
사기극을
아십니까?

드러나지 않았던 스타틴의 부작용

스테파니 세네프는 어릴 때부터 생물학자가 되고 싶었다. 개구리는 어떻게 폴짝폴짝 뛰는지, 메뚜기는 어떻게 숨을 쉬는지, 세포는 어떻게 서로 의사소통을 하는지, 심장은 뇌와 어떻게 대화를 하는지 모든 것이 궁금했기 때문이다. 세네프는 인체를 가장 매력적인 체계라고 생각했다. 그녀는 MIT에서 생물학을 전공했다.

세네프는 MIT에서 박사과정을 시작해 나중에 노벨상 수상자가 된 데이비드 볼티모어가 이끄는 연구소에서 하비 로디쉬 교수의 제자로 연구를 시작했다. 그러나 세네프는 곧 연구자의 고독한 삶이 맞지 않는 것을 깨달았고 가족을 꾸리고 싶어서 박사과정을 그만두었다.

하지만 MIT에서 아예 나온 건 아니었다. 세네프는 생물학과 컴퓨터 대화 시스템을 완벽하게 접목한 분야에 정착했다. MIT에서 전

기공학박사를 취득한 세네프는 170편이 넘는 논문을 발표하고 생물학적 체계를 컴퓨터 정보 시스템과 결합한 분야에서 세계 최고 전문가가 되었다. 그녀의 업적은 아이폰의 '시리(SIRI)'로 대표되는 음성 인식 프로그램이다.

그런데 일이 벌어졌다. 세네프의 남편이 심장질환 진단을 받은 것이다. 담당 의사는 스타틴계 약물을 일반적 복용량의 네 배나 처방하고, 꾸준히 복용해야 한다고 말했다.

"복용을 중단하거나 복용량을 줄이면 저는 의사로서 더 이상 해드릴 일이 없습니다."

복용을 시작하자마자 곧바로 부작용이 나타나기 시작했다. 어깨에 근육통이 생기고 근력이 쇠약해져 서랍이나 병뚜껑조차 열지 못했다. 인지장애와 함께 기억에도 문제가 생겼다. 이전에 한 번도 겪지 않았던 우울증까지 나타났다.

어떤 질병에 대한 진단을 맨 처음 받거나 낯선 약물을 처방받은 경우, 혹은 몸에 설명할 수 없는 온갖 증상이나 부작용이 나타나는 경우 누구나 같은 행동을 하게 된다. 바로 인터넷을 뒤지며 조사하는 일이다. 세네프도 그 방법을 택했다.

세네프는 평범한 누리꾼이 아니었다. 연구자 특유의 정밀한 기술을 활용하여 콜레스테롤, 심장질환, 스타틴계 약물에 대해서라면 무엇이든 조사하기 시작했다. 남편이 건강을 되찾도록 도와야겠다는 생각 밖에 없었다.

조사를 시작하기 전에 긍정적인 방향이든 부정적인 방향이든 머릿속에 고착된 생각이 없었다. 세네프는 남편의 건강이 나아지도록 도와야겠다는 마음 외에는 없었다.

필자들은 이 책을 쓰면서 세네프에게 연락을 했는데, 스타틴계 약물에 대해 이런 의견을 밝혔다.

"스타틴은 독성이 있어요. 시간이 흐르면서 서서히 중독되는 비소와 같다고 생각합니다."

당연하게도 세네프의 남편은 스타틴 치료를 중단했다. 이후 모든 증상이 사라졌다고 한다.

스타틴계 약물에 대한 부정적인 평가를 뚜렷하게 밝히고 있는 세네프를 비롯한 여러 연구자들에 비하면 필자들은 중립에 가까운 입장이다. 우리 두 사람은 스타틴이 무조건 나쁘다고만 생각하지는 않는다. 스티브는 특별한 경우, 즉 심장발작을 경험한 적이 있는 중년 남성이고 발작 재발 가능성이 매우 높은 환자에게는 스타틴을 처방한다. 저서 《리피토 : 기억 도둑》을 통해 스타틴을 거리낌 없이 비판한 의학박사 듀언 그래블린조차도 '고위험' 환자에게는 스타틴을 저용량으로 사용할 수 있다고 말한다.

스타틴계 약물도 특정 상황에서는 분명 도움이 된다. 하지만 효과가 나타날 수 있는 상황이 매우 제한적이며, 그 약간의 효과조차도 콜레스테롤 수치 감소와는 아무런 관련이 없다. 스타틴은 항염증 작용을 한다. C-반응성 단백질(혈액에 존재하는 단백질로, 전신 염증 여부를 파악할 수 있는 적절한 지표가 됨)을 감소시키고 혈액의 점도를 낮춰서 혈류가 보다 쉽게 흐르도록 한다. 스타틴의 효과는 분명 이 두 가지 기능과 관련이 있다. 이번 장을 읽고 나면, 스타틴계 약물로 콜레스테롤을 낮추지 않는 편이 건강에 더 좋다고 생각하는 의료 보건 전문가들이 점차 늘어나고 있다는 사실을 알게 될 것이다.

스타틴계 약물이 콜레스테롤을 낮추는 효능은 별로 중요하지 않다는 설명이 아직도 의심스럽다면, 다음 사항에 대해 고민해보기 바란다.

1990년대 스타틴이 도입되기 이전에(당시 스타틴계 약물인 메바코가 1987년에 도입되었으나, 1990년대 전까지는 인기를 얻지 못함) 콜레스테롤을 효과적으로 낮출 수 있는 다른 약물에 대한 수많은 연구가 있었다. 1990년대 이전에는 피브레이트fibrates 계열의 약물이 주목을 받았다. 피브레이트는 실제로 콜레스테롤을 낮추는 효과가 굉장히 뛰어났다. 콜레스테롤 수치가 낮아져서 심장발작이나 뇌졸중이 예방되는 것이 사실이라면 심장발작과 뇌졸중이 크게 줄어드는 결과가 나와야 마땅하다.

그러나 스타틴계 약물이 주류를 이루기 전에 실시한 콜레스테롤 저하 연구 결과는 이런 예측과는 거리가 멀다. 러셀 스미스 덕분에 그 모든 증거가 분류되고, 수집되고, 종합될 수 있었다.

콜레스테롤 수치만 낮추는 스타틴

심리학, 수학, 공학 분야의 자질을 충분히 갖춘 미국의 실험심리학자 러셀 스미스는 1980년대 후반, 식생활과 심장 건강에 관한 포괄적이고 비판적인 검토 논문을 쓰기로 결심했다. 600장이 넘는 그의 논문 〈식생활, 혈중 콜레스테롤, 관상동맥 심장질환 : 비판적 문헌 검토〉에는 3천 편의 참고 문헌이 활용되었다.

1991년, 스미스는 〈미국 의학협회지〉의 공동 편집장을 지낸 의학박사 에드워드 핑크니와 함께 이 방대한 연구 결과를 요약하여 《콜레스테롤 음모 The Cholesterol Conspiracy》라는 책으로 펴냈다.

두 사람은 특히 1991년 이전에 실시된 콜레스테롤 저하 관련 연구들에 주목했다. 약물을 이용하면 콜레스테롤 수치가 상당히 효과적으로 감소한다는 점이 확인된 연구들이었다. 문제는 그것 외에는 딱히 유익한 결과가 없다는 사실이었다. 낮아진 콜레스테롤 수치가 심장질환과 사망을 예방하는 진정한 성배라면, 콜레스테롤을 크게 줄이는 데 성공한 연구에서는 심장발작, 뇌졸중, 사망률도 감소했어야 한다.

스미스와 핑크니의 의견을 들어보자.

"12건의 실험과 연구에서 혈중 콜레스테롤 농도를 낮추려는 목적으로 약물을 사용했다. 이 가운데 8건의 연구는 무작위 맹검 연구(무작위 이중 맹검 연구는 이러한 형태의 연구에서 일종의 '황금 기준'으로 여겨지며, 무작위가 아니거나 맹검으로 진행되지 않은 연구보다 결과의 신뢰도가 훨씬 더 높다고 평가됨)로 진행되었다. 이 8건 중 6건에서는 치료군과 대조군의 총 사망률이 동일하거나 오히려 치료군에서 더 높게 나타났다. 또한 나머지 4건의, 무작위가 아니거나 맹검으로 진행되지 않은 연구에서도 치료군과 대조군 사이에 사망률의 차이가 나타나지 않았다."

정리하면, 검토된 연구 대부분에서 콜레스테롤 농도가 감소한 피험자 그룹과 감소하지 않은 피험자 그룹 사이에 사망률의 차이는 나타나지 않았다는 것이다. 심지어 콜레스테롤 수치가 낮아진 그룹에서 더 많은 사망자가 발생했다. 그러니까 12건의 연구 중 10건에서 상당히 비관적인 결과가 나온 셈이다.

다른 결과가 나온 2건의 연구에서는 콜레스테롤 저하제로 치료를 받은 그룹에서 대조군보다 사망자가 더 적게 발생했다. 2건은 전체 12건 중 여섯 번째 순서로 진행되었고, 약물을 이용한 다른 연구에서는 이런 효과가 나타나지 않았음에도 불구하고, 콜레스테롤 찬양자들은 바로 이 2건의 연구를 콜레스테롤과 심장질환의 연관성을 보여주는 '증거'로 포착했다.

"이 연구들 중 하나는 제약회사가 자사의 콜레스테롤 저하제를 평가한 연구이다.[86] 또한 나머지 연구는 에스트로겐 약물에 관한 연구로, 다른 연구 3건에서의 효과보다 유해성이 더 큰 것으로 밝혀졌다.[87] 그러므로 이 두 연구 모두 의문스럽다."

스미스와 핑크니는 이렇게 설명했다.

총점을 내보니, 콜레스테롤 저하를 위해 약물을 사용한 12건의 연구 중 10건은 아무런 효과가 나타나지 않았고, 2건의 결과는 수상쩍었다.

긍정적인 결과가 나온 연구 한두 건을 고른 다음 그런 결과가 나오지 않은 연구를 묻어버리는 일은 제약업계에서 흔히 활용되는 수법이다. 검은 바둑돌이 가득 들어 있는 통에서 흰색 돌 한두 개를 집어 들고는, 통에 든 돌이 전부 흰색임을 보여주는 증거라며 주장하는 것과 다를 바 없다.

스미스와 핑크니는 이번에는 약물과 식생활이 콜레스테롤 감소에 끼치는 복합적인 영향을 조사한 무작위 맹검 연구 16건에 주목했다.

"이 가운데 14건의 연구는 치료군과 대조군에서 모든 원인으로 인한 사망률이 통계학적으로 동일하거나 오히려 치료군이 더 높은 것으로 나타났다."

두 사람이 밝힌 결론이다.

"또한 15건의 연구에서는 치료군에서 확인된 관상동맥 심장질환 사망자 수가 대조군과 동일하거나 더 많았다. 마찬가지로 15건에서는 사망으로 이어지지 않은 관상동맥 심장질환 발생 건수가 대조군과 동일했다."

도대체 무슨 소리인지 모르겠다고? 사망으로 이어지지 않은 심장발작의 발생 건수가 줄어드는 것을 약물의 '효과'라고 정의한다면, 16건의 연구 중 15건이나 되는 연구에서 콜레스테롤 감소로 인한 효과가 전혀 없는 것으로 나타났다는 말이다.

이 방대한 문헌 검토를 진행한 두 학자는 결과를 다음과 같이 정리했다.

"콜레스테롤 감소는 관상동맥 심장질환으로 인한 사망이나 생명과 무관한 관상동맥 심혈관계질환의 발생, 혹은 모든 원인으로 인한 사망 중 어느 쪽에도 효과가 없다는 사실을 압도적으로 보여준다."

스타틴계 약물이 도입되기 전부터 콜레스테롤을 줄이는 것이 사망률을 낮추는 데 거의 효과가 없으며, 관상동맥 심장질환의 예방에도 전혀 영향을 주지 않는다는 사실이 분명하게 밝혀졌다. 그러므로 콜레스테롤 저하제가 건강에 조금이라도 긍정적인 영향을 주고 그 결과가 의미가 있다 하더라도, 그것이 콜레스테롤이 낮아져서 얻은 결과로는 보기 힘들다.

스미스와 핑크니가 입증한 결정적인 내용이 하나 있으니, 1990년 이전에 완료된 30건의 연구에서 콜레스테롤 농도가 낮아졌음에도 불구하고 수명은 단 하루도 늘어나지 않는다는 사실이 확인된 것이다. 하버드 의대 교수이자 《미국의 약물 남용 Overdosed America》의 저자인 의학박사 존 에이브람슨은 최근 〈랜싯〉에 이 문제를 완벽하게 요약하여 발표했다.

"약으로 콜레스테롤을 낮출 수는 있지만, 건강에 어떠한 도움도

되지 않는다. 콜레스테롤이 정상 수치가 되긴 했는데 결국 사망한다면, 성공적인 결과라고 보기 힘들다."

스타틴 복용 전에 알아야 할 것

1990년 이전에 실시된 연구를 검토한 결과 콜레스테롤이 낮아져도 건강에 아무런 영향이 없는 것으로 나타났다. 스타틴계 약물로 얻은 효과가 조금이라도 있다면 콜레스테롤 수치 감소와는 상관없는 데서 비롯된 결과이다.

어찌 됐든 유익한 결과를 얻을 수 있다면 스타틴계 약물을 계속 복용해도 되지 않을까?

좋은 질문이다. 하지만 답변하기 전에 알아야 할 것이 있다. 첫째, 스타틴계 약물로 얻을 수 있는 혜택이 얼마나 될까? 둘째, 스타틴계 약물을 복용했을 때 어떤 부작용이 발생할 수 있을까? 스타틴계 약물은 얼마나 위험하고, 또 얼마나 도움이 될까?

이 의문부터 해결해야 스타틴계 약물 혹은 같은 목적으로 만든 다른 약물을 계속 복용할지 여부를 현명하게 판단할 수 있다. 예를 들어 어떤 약물을 복용하면 100분의 1 정도의 확률로 경미한 복통이 발생하고 대신 암 발생 위험이 25% 감소한다면, 더 생각해볼 것도 없이 그 약을 먹는 것이 좋다. 반면 어떤 약을 복용하면 탈모가 발생할 확률이 40%이고 감기로 고생하는 기간을 몇 시간 줄일 수 있다고 하면, 약으로 얻는 효과가 대머리가 될 가능성까지 덮어버리기에는 너무 미약하다고 생각할 것이다.

이 차이를 유념하면서 아마 그동안 접해보지 못했을, 스타틴계 약물의 본모습을 알아보자.

스타틴의 감춰진 무서운 진실

스타틴계 약물은 알려진 것과 달리 터무니없을 만큼 효과가 없을 뿐만 아니라, 최악의 경우 사망에 이르게도 하는 수많은 부작용이 있다. 근육통, 쇠약, 피로, 기억과 인지 문제 등이 이러한 부작용에 포함되며, 성기능 면에서도 아주 심각한 부작용이 나타난다.

스타틴계 약물의 효능은 한마디로 '인체 콜레스테롤 생산량을 줄이는 것'이라 할 수 있다. 이 효능을 얻는 과정에서 어째서 여러 부작용이 심각하게 나타나는지 이해하려면, 스타틴계 약물이 어떤 방식으로 인체 콜레스테롤 생산량을 줄이는지부터 알아야 한다. 그 과정을 이해하면 스타틴계 약물이 작용하는 방식은 나무뿌리에 영양분을 고갈시켜 맨 꼭대기 가지의 성장을 멈추려 하는 것과 비슷하다는 것을 알게 된다. 이처럼 뿌리의 영양분을 고갈시키면 나무 전체가 파괴되는 '부작용'이 나타난다. 역설적인 사실은, 애당초 그 꼭대기 가지를 없앨 필요가 전혀 없었다는 점이다.

인지 능력과 기억력 저하

콜레스테롤은 간에서 하이드록시메칠글리타릴-코엔자임 A 환원효소 경로HMG-CoA reductase pathway로도 불리는 메발로네이트 경로를 통해 합성된다. 어려운 명칭은 개의치 말고, 이 경로가 무엇인지부터 들여다보자. HMG-CoA 환원효소는 콜레스테롤 합성이 시작되도록 작용하는 효소이며, 스타틴계 약물이 교란시키는 바로 그 표적 효소이기도 하다.(스타틴계 약물은 전문 용어로는 'HMG-CoA 환원효소 저해제'로 알려져 있다)

나뭇가지는 뿌리의 양분이 있어야 자라난다. 메발로네이트 경로에서는 콜레스테롤이라는 가지 말고도 다른 수많은 가지가 자라난다. 메발로네이트 경로를 통해 콜레스테롤뿐 아니라 심장에 반드시 필요한 영양소인 코엔자임 Q_{10}이 만들어진다. 따라서 이 경로의 뿌리를 잘라내면 핵 전사인자 카파 B nuclear factor kappa B의 수가 줄어들고, 타우 단백질tau proteins, 돌리콜dolichols, 셀레늄 의존 효소 단백질selenoprotein의 생산을 조절하는 경로도 영향을 받는다.

가지 하나하나를 들여다보면서 어떤 일이 벌어지는지 다 설명하지는 않을 테니 걱정할 것 없다. 모두 우리 몸에 꼭 필요한 물질을 만들어내는 중요한 경로이며, 이처럼 복잡한 체계를 엉망으로 만든다면 장기적으로 예측할 수 없는 결과가 나온다. 콜레스테롤 저하제는 4가지 작용을 하는데 그 작용으로 나타나는 영향은 안타깝게도 대부분 심각한 부작용이다.

첫 번째 작용, 스타틴계 약물은 콜레스테롤 수치를 낮춘다. 효과가 너무 좋아서 탈이다. 뇌에 콜레스테롤이 줄어들어 생기는 결과를 봤을 때 말이다.

뇌 기능이 최적으로 발휘되려면 반드시 콜레스테롤이 필요하다. 뇌가 몸 전체 무게에서 차지하는 비중은 2% 정도이지만, 체내 콜레스테롤의 25%가 뇌에 존재한다. 콜레스테롤은 뇌의 세포막의 필수 성분이며, 신경전달물질의 전달 과정에서도 중추적인 역할을 한다. 콜레스테롤이 없으면 뇌세포가 서로 효과적인 '대화'를 나눌 수 없고 세포 간 의사소통에 문제가 생기며 결국 인지 기능과 기억에 상당한 영향이 발생한다.

인지 기능과 기억 문제는 스타틴계 약물로 인해 가장 빈번하게 발생하는 끔찍한 부작용이다. 2009년 아이오와주립대학 생화학, 생물물리학, 분자생물학부의 생물물리학 교수인 신연균 박사가 실시한 연구에서 뇌세포 내 신경전달물질의 전체적인 전달 과정을 새로운 방법으로 확인했다. 신경전달물질은 데이터 처리와 기억에 영향을 준다. 신 박사는 세포에서 콜레스테롤을 제거하면 인체가 신경전달물질을 어떻게 방출하는지 조사하고, 콜레스테롤이 다시 제공되면 인체가 어떻게 기능하는지 비교했다. 그 결과 콜레스테롤은 단백질 기능을 5배 증가시키는 것으로 나타났다.

"우리 연구에서 콜레스테롤과 신경전달물질의 방출 사이에 직접적인 연관성이 있다는 사실이 확인되었다."

신 박사의 설명이다.

"콜레스테롤은 단백질의 형태를 변화시켜 사고와 기억을 촉진한다."[88] 다시 말해서, 콜레스테롤은 우리가 얼마나 영민하게 생각할 수 있는지, 무언가를 얼마나 잘 기억할 수 있는지에 영향을 준다는 뜻이다.[89]

부모들에게 당부할 말이 있다. 사람의 뇌는 25세가 될 때까지는 발달이 끝나지 않는다. 위의 내용을 이해했다면, 일부 의사가 어린

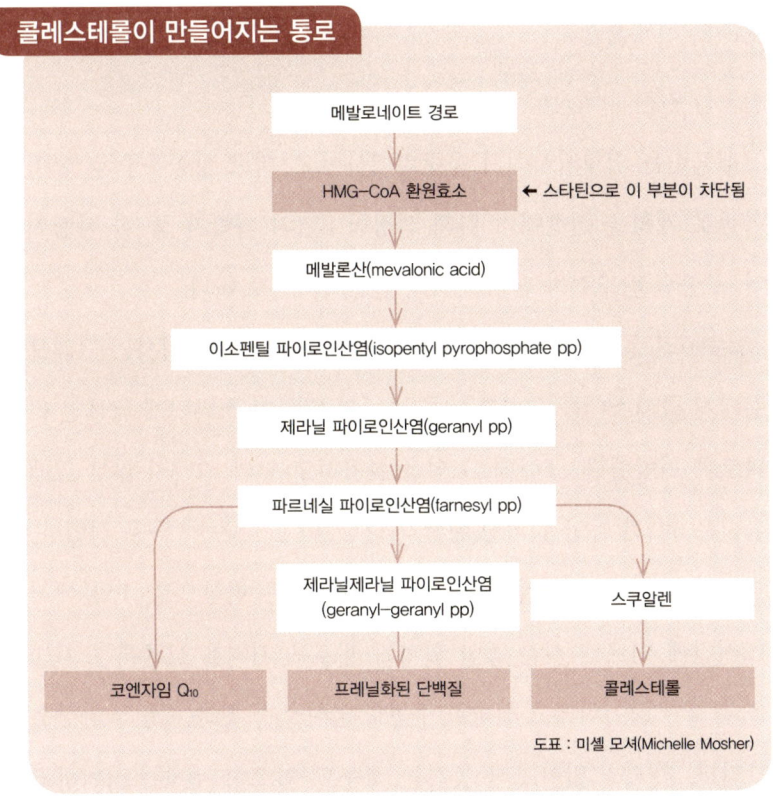

도표: 미셸 모셔(Michelle Mosher)

이에게 스타틴계 약물을 권하고 있다는 사실을 들으면, 소름 끼치도록 놀라야 정상이다.

성인도 결코 안심할 수는 없다. 뇌 연구와 루게릭병 연구비 모금을 위해 활동하는 비영리단체 '프로젝트 A. L. S'가 개최한 2008년 오찬회의에서 뉴욕 프레노 장로교 병원의 의료부문 부대표인 의학박사 올리 아인진은 세계 최다 판매량을 기록한 스타틴계 약물, 리피토Lipitor에 대해 다음과 같이 언급했다.

"이 약은 여성들을 멍청하게 만듭니다."[90]

일과성 완전 기억상실 발생

그래블린은 의학박사이자 우주비행사이고, 미국 항공우주국NASA이 아폴로 계획을 실행하기 위해 선정한 6명의 과학자 중 한 사람이다. 무중력 탈조건화 연구 분야의 전문가이기도 하다.

1999년 우주비행사들을 위한 신체검사에서 담당 의사는 그래블린에게 콜레스테롤 수치가 너무 높다고 말하며 스타틴계 약물인 리피토를 처방했다. 그런데 그 약을 복용하고 얼마 지나지 않아 그래블린은 6시간 동안 일과성 완전 기억상실transient global amnesia을 겪었다.

일과성 완전 기억상실은 드물게 발생하는 현상으로, 15분에서 12시간에 이르는 시간 동안 환자가 새로운 기억을 보존하는 기능을 갑자기 잃어버리고 친숙한 주변도 알아보지 못하는 등의 양상을 보인다. 가족을 알아보지 못하는 경우도 있으며, 혼란스러워하고 방향감각을 잃는 일도 빈번하다. 일과성 완전 기억상실이 발생한 사람은 퇴행을 하는데 몇 시간, 며칠, 몇 주, 심지어 몇 년이 될 수도 있다. 증상이 나타나는 동안에는 퇴행한 시점 이후에 생긴 일을 전혀 기억하지 못한다.

그래블린은 이 일을 겪은 후 리피토 복용을 중단했다. 그런데 이듬해 신체검사에서 의사는 양을 절반으로 줄여 다시 스타틴계 약물을 복용하라고 권유했다. 의사의 조언대로 두 달 정도 약물을 복용한 어느 날, 또다시 일과성 완전 기억상실이 찾아왔다. 이번에는 12시간이나 지속됐다. 그래블린의 의식은 56년 전, 자신이 13세이던 때로 거슬러 올라갔다. 같은 학급 친구들이나 선생님의 이름은 기억에 남았지만, 그 이후 삶에서 생긴 일은 전혀 기억하지 못했다. 수십 년의 기억이 마치 아무 일도 없었던 것처럼 다 지워졌다.

다행히 기억상실 증상이 사라지자 기억도 다시 정상으로 돌아왔다. 그래블린은 약 복용을 두 번째로 중단하고, 두 번 다시 복용하지 않았다. 이후 그래블린은 스타틴계 약물에 대해 직접 조사에 나섰다. 그가 알아낸 사실은 단순히 놀랍다고 말할 수 있는 수준이 아니었다.

그래블린은 스타틴계 약물을 복용하는 수백 명의 다른 환자들에게도 일과성 완전 기억상실이 발생했다는 사실을 알아냈다. 또한 스타틴계 약물로 인해 간 효소 증가, 근육 쇠약, 성기능 부전, 피로감 등 심각한 부작용이 발생할 뿐만 아니라 부작용에 대해 제대로 알려지지 않은 경우가 대부분이라는 사실도 발견했다. 그는 스타틴계 약물과 심장질환에 관한 정보를 좀 더 깊이 조사하기 시작했다. 그러자 콜레스테롤에 관한 일반적인 생각 중 몇 가지에 의혹이 생겼다. 한때는 자기 자신도 아무 의심 없이 받아들였던 내용이었다. 콜레스테롤이 심장질환을 일으킨다는 점, 심장을 보호하려면 콜레스테롤 수치를 낮추려는 노력이 가장 중요하다는 점 등이 바로 의구심이 드는 내용이었다.

"콜레스테롤은 이전까지 유도된 생각과는 달리, 극악무도한 적이 아니라는 사실을 깨달았다."

그는 이렇게 밝혔다.

"오히려 콜레스테롤은 인체에 가장 중요한 물질이며, 이 물질이 없으면 우리의 삶은 더 이상 존재할 수 없다는 사실을 알았다. 근본적으로 건강에 중요한 이 물질을 물리치기 위해 수십 억 달러가 사용되고 있다는 것은 우리 시대 과학계에서 일어난 일 중 가장 우스꽝스러운 일임에 의심의 여지도 없다."[9]

심장에 좋은 영양소 코엔자임 Q_{10} 생산 차질

반박의 여지가 없는 사실이 하나 있다. 스타틴계 약물이 우리 몸에 저장된 코엔자임 Q_{10}(CoQ_{10})을 상당량 고갈시킨다는 점이다.

인체에 코엔자임 Q_{10}이 얼마나 중요한지 안다면, 스타틴계 약물로 코엔자임 Q_{10}이 고갈되는 것이 아주 심각한 문제라는 사실을 곧

바로 깨닫게 된다. 스타틴계 약물의 유해한 영향 중 코엔자임 Q_{10} 결핍은 가장 심각한 문제이다. 뿐만 아니라 근육통, 쇠약, 무기력증 등에도 상당한 영향을 준다.

코엔자임 Q_{10}은 비타민과 유사한 물질로 인체 거의 모든 세포에 존재하며, 모든 세포에서 에너지를 만드는 대사경로에 사용된다. 강력한 항산화 물질이기도 해서 자유 라디칼로 인한 산화적 손상에 맞서 싸우며 세포막과 단백질, DNA를 보호한다. 시나트라 박사는 이전 저서에서 코엔자임 Q_{10}을 '삶의 발화 장치'라 칭했고, 조니 박사도 저서 《지구상에서 가장 효과적인 자연 치유법Most Effective Natural Cures on Earth》에서 코엔자임 Q_{10}을 설명하는 데 긴 지면을 할애했다.

코엔자임 Q_{10} 없이는 우리 몸이 생존할 수 없다. 코엔자임 Q_{10}은 앞서 언급한 메발로네이트 경로를 통해 생산되는데, 스타틴계 약물은 이 경로에서 가지 한쪽을 잘라내는 작용을 한다. 이렇게 콜레스테롤 생산이 교란되면 자연히 코엔자임 Q_{10}의 생산에도 차질이 생긴다. 스타틴계 약물로 인해 코엔자임 Q_{10}의 양이 크게 줄어들면 심장은 물론이고, 에너지 생산을 위해 코엔자임 Q_{10}에 의존하는 골격근도 손상된다. 심장질환을 예방하려고 복용한 약이 그런 효능은 기대하기 힘들고 지극히 제한된 조건에서만 겨우 효능을 발휘할 뿐만 아니라 원래 보호하려던 인체 기관을 크게 약화시킨다니, 모순이지 않은가!

스타틴계 약물이 코엔자임 Q_{10}의 양을 감소시킨다는 사실은 아주 오래전부터 알려졌다. 가장 많이 팔린 스타틴계 약물의 하나인 조코^{Zocor}의 제조사인 머크는 1990년경 스타틴-코엔자임 Q_{10} 복합 약물에 관한 특허를 취득하고도 그 약물을 한 번도 제조하지 않았다. 정확한 이유는 아무도 모르지만, 머크 사가 앞으로도 이 약을 만들지 않으리라 생각한다.

나이가 들면 코엔자임 Q_{10}도 줄어든다. 스타틴계 약물이 가장 많이 처방되는 연령대인 중년기나 노년기에 코엔자임 Q_{10}의 체내 보유량을 유지하는 일이 중요하다. 코엔자임 Q_{10}이 줄어들면 심장과 근육에서 생산되는 에너지도 줄어든다. 스테파니 세네프는 MIT 동료들과 함께 다양한 약물을 복용한 환자들이 제공한 보고를 다량 수집했다. 먼저 스타틴계 약물을 복용한 환자들로부터 총 8,400건이 넘는 온라인 의견을 수집했다. 그리고 다른 약물 복용자들 중 연령대가 동일한 사람들을 무작위로 선정하고, 이들이 밝힌 부작용 관련 의견과 비교했다.

스타틴계 약물과 기타 약물을 복용한 뒤 발생했다고 보고한 부작용을 오른쪽에 표로 비교하여 정리해두었다.

현재도 많은 의사가 코엔자임 Q_{10}의 중요성을 충분히 인지하지 못한다. 조니 박사는 80세의 친구 마티와 수년째 테니스를 치고 있다. 여전히 건장한 체격을 지닌 마티는 늘 숨이 차고 호흡을 겨우 가다듬는다. 근육통과 피로감을 느끼는 일도 많은데, 그저 '나이가 들어서' 그런 거라고 생각했다. 하지만 주치의가 스타틴계 약물을 처방한 것으로 드러났다. 마티가 보인 증상은 전형적인 코엔자임 Q_{10} 부족 증상이었다.

마티의 주치의는 코엔자임 Q_{10}에 대해 거의 아는 것이 없었고 그

스타틴계 약물에 대한 부작용 보고

부작용	스타틴 사용자 중 부작용 보고자 수	기타 약물 사용자 중 부작용 보고자 수	관련 p값•
근육 경련	678	193	0.00005
전신 쇠약	687	210	0.00006
근육 쇠약	302	45	0.00023
보행 문제	419	128	0.00044
근육량 감소	54	5	0.01323
저림	293	166	0.01552
근육 연축	136	57	0.01849

출처 : 스테파니 세네프, '스타틴의 작용 방식을 보면 왜 아무런 도움도 안 되는지 알 수 있다(http://people.csail.mit.edu/seneff/why_statins_dont_really_work.html.)'

• p값(확률값)은 어떤 결과가 우연히 발생했을 가능성을 나타낸다. 통계학에서 확률이 0.05 이하면 그 결과가 우연히 발생했을 가능성이 100분의 5(혹은 그 이하)라는 의미로 해석한다. 통계학자들은 이 정도 수준이면 이것이 우연히 일어난 결과가 아니라고 간주한다. 위 표의 결과는 모두 이 기준을 충족한다. 즉 통계학적으로 의미가 있는 결과로 볼 수 있다.

중요성에 대해서도 인지하지 못했으며 스타틴계 약물의 중대한 부작용에 대해서도 모르고 있었다. 노년층에게는 콜레스테롤이 신체 보호 작용을 하기 때문에 콜레스테롤 수치가 다소 높더라도 마티는 스타틴을 복용할 필요가 없었다.

여러분이 스타틴계 약물을 복용 중이고 계속 복용할 계획이라면, 코엔자임 Q_{10} 보충제도 함께 복용해야 한다. 코엔자임 Q_{10}은 최소 100mg씩 하루 2회 복용하고 유비퀴놀이나 생체 이용률이 높은 유비퀴논의 형태로 복용할 것을 권한다.

콜레스테롤이 줄면 면역력 약화

스타틴계 약물의 장점이 하나 있다면 바로 항염증 작용이다. 이 약을 복용한 뒤 조금이라도 효과가 나타나는 경우가 있다면 이 특성이 큰 역할을 했다고 볼 수 있다. 앞서 3장에서 보았듯이 염증 반응은 심장질환을 일으키는 주요 원인 중 하나이다.

항염증 작용을 인체의 무기라고 한다면, 가능한 한 강력한 상태로 유지할 필요가 있다. 염증 반응은 모든 퇴행성질환에 중요한 영향을 주기 때문이다. 항염증 작용을 하는 식품, 식이보충제, 의약품? 뭐든 좋다. 그러므로 스타틴계 약물이 가진 항염증 효능은 분명 장점이다. 하지만 그 효능을 얻으려면 문제가 동반된다.

메발로네이트 경로에서 '핵 전사인자 카파 B'가 만들어진다. NF-κB로도 불리는 이 물질은 면역계에서 중요한 역할을 맡고 있지만 쉽게 염증을 일으키는 물질이기도 하다. 스타틴계 약물이 항염증 작용을 하는 것은 NF-κB의 생산량을 감소시키기 때문이다. 스타틴계 약물이 메발로네이트 경로에서 또 다른 '가지'에 속하는 코엔자임 Q_{10}의 생산 단계를 차단하여 코엔자임 Q_{10} 생산량을 줄이는 것과 같은 원리이다.

염증 반응을 강력하게 일으키는 NF-κB를 줄인다면 스타틴으로 얻을 수 있는 긍정적인 결과가 아니냐며 의아해할지도 모르겠다. 문제는 NF-κB가 유익하지도 않고 해롭지도 않은 물질이라는 데 있다. 대장균, 살모넬라 같은 일부 감염성 세균은 스타틴계 약물처럼 인체의 NF-κB를 저해하며 인체를 감염시킨다. 그러나 성병인 클라미디아를 일으키는 미생물 등 오히려 NF-κB를 강화하는 미생물도 있다. 엡스타인-바$^{Epstein-Barr}$ 바이러스는 생애 주기 중 어느 시점에서는 NF-κB를 저해하고 다른 시점에서는 강화하기도 한다.

다시 말해, 스타틴계 약물의 작용으로 메발로네이트 경로의 일부를 차단하여 NF-κB의 생산을 지속적으로 억제하면 장기적으로 어떤 결과가 나타날지 아무도 모른다는 점이다. 특정 증상을 가진 일부 사람에서는 긍정적인 결과가 나올 수 있다. 하지만 또 다른 사람에게서는 재앙이 될 수도 있다. 그렇지 않아도 심각한 부작용이 발생할 가능성이 매우 높다고 밝혀진 약물을 이용하여 NF-κB를 장기적으로 억제하면 어떤 결과가 초래될지 알 수 없다. 이런 약물을 이용하는 것보다 훨씬 더 수월하고, 안전하고, 자연스럽게 염증 반응을 줄일 수 있는 다른 방법도 많다.

그런데 콜레스테롤 저하가 면역체계에 끼치는 영향은 그저 NF-κB에만 그치지 않는다. 소위 '해로운' 콜레스테롤로 불리는 LDL은 세균이 만들어내는 가장 유해하고 독성이 강한 물질의 90% 이상을 불활성화할 수 있는 것으로 나타났다.[92]

스타틴은 반드시 코엔자임 Q_{10}과 함께 복용

시나트라 박사는 아주 가끔, 특정한 특징을 지닌 환자에게만 스타틴계 약물을 처방한다. 중년 남성 중 심장발작이 발생한 적이 있거나 관상동맥질환에 관한 기록이 있는 환자다. 필자 두 사람 모두 그 외의 환자는 스타틴계 약물로 얻을 수 있는 이점이 없다고 생각한다. 대부분의 여성, 심장발작이 발생한 적 없는 사람에게는 처방하지 말아야 하며, 어린이에게는 절대로, 단연코 처방해서는 안 된다.

제약업계가 벌이는 거대한 로비 활동에 대응하는 데 조금이나마 도움이 되었으면 하는 바람에서 다시 한 번 이 점을 강조한다. 지금 이 순간에도 제약업계는 스타틴계 약물의 판매 대상을 어린이까지 확대하기 위해 노력 중이지만, 이는 역사상 최악의 계획임에 틀림없다. 의학박사 데이비드 아구스는 저서 《질병의 종말 The End of Illness》에서 미국인 누구나 스타틴계 약물을 복용하도록 권고했다. 좋은 뜻에서 한 말이지만, 완전히 틀린 생각이다. 만약 그의 말대로 한다면 의학계에 또 다른 재난이 찾아오고야 말 것이다.

심장발작이 한 번 발생한 적이 있는 중년 남성은 스타틴계 약물이 필요하고, 코엔자임 Q_{10}과 어유를 함께 복용하면서 치료 계획을 잘 따라야 한다. 그러나 그 외 다른 사람들은 스타틴을 복용할 필요가 없다.

콜레스테롤이 줄어들면 감염 위험이 높아진다는 연구 결과도 여러 차례 발표되었다. 사망 사례 6만 8천 건 이상이 포함된 대규모 연구 19건의 검토 결과, 콜레스테롤 수치가 낮으면 호흡기질환과 위·장관질환으로 사망할 위험이 높아질 것으로 예측되었다.[93] 모두 감염으로 발병하는 경우가 많은 질환들이다. 샌프란시스코에서 건강한 사람 10만 명 이상을 15년간 추적 조사한 결과, 연구 시작 시점에 콜레스테롤 수치가 낮은 사람은 감염성 질환으로 병원에 입원하는 경우가 훨씬 더 많은 것으로 나타났다.[94] MRFIT 연구에서도 흥미로운 결과가 나왔는데, 콜레스테롤 수치를 최초 측정하고 16년이 경과한 뒤 다시 피험자들을 조사하자 최초 측정한 콜레스테롤 수치가 160 미만이던 남성들은 240 이상이던 남성들에 비해 에이즈로 사망한 비율이 4배나 더 높았다.[95]

남자는 발기부전, 여자는 성욕 감퇴

지금부터는 어느 누구도 하지 않으려는 이야기를 해볼 참이다. 스타틴계 약물이 감추고 싶은 비밀이랄까.

스타틴계 약물은 여러분의 성생활을 완전히 끝장내버릴 수도 있다. 농담이 아니다. 성기능 장애는 콜레스테롤이 줄어들 때 발생하는 일반적인 부작용이지만, 거의 알려지지 않은 사실이다. 더 나쁜 점은 성기능 장애를 겪는 남성들은 이 문제가 콜레스테롤을 낮추려고 먹은 약과 관련이 있으리라고는 꿈에도 생각하지 못한다는 사실이다.

40세부터 70세까지의 남성의 절반 이상이 발기부전을 겪는다.[96] 앞서 우리는 콜레스테롤이 감소하면 기억, 사고, 감정에 얼마나 심각한 결과가 나타나는지 살펴보았다. 뇌에서 신경전달물질이 적절히 기능하려면 콜레스테롤이 필요하듯이, 생식샘에서 원만한 성생활이 유지되도록 연료 역할을 하는 호르몬이 만들어지려면 콜레스테롤이 있어야 한다. 테스토스테론, 프로게스테론, 에스트로겐 등 주요 성호르몬은 모두 콜레스테롤로 만들어진다. 콜레스테롤을 줄이는 것은 인체 내 성호르몬 생산 공장 규모를 축소하는 것이나 마찬가지다. 체내 콜레스테롤이 감소하는데 성기능에 심각한 영향이 미치지 않을 수 없다.

당연히 영향을 준다. 몇 건의 연구를 통해 스타틴계 약물이 성호르몬을 감소시킨다는 사실이 매우 명확하게 확인되었고, 특히 남성호르몬인 테스토스테론이 현저한 영향을 받았다.[97] 대단히 심각한 결과이다.

테스토스테론 감소는 남성만의 문제가 아니다. 여성도 테스토스테론을 만들며, 테스토스테론은 여성의 성적 욕구에 지대한 영향을 끼친다.(노화 방지를 전문으로 하는 의료기관 대부분이 폐경 이후 여성의 침체된 성욕 문제를 해결하고 전반적인 건강 개선을 목적으로 테스토스테론을 생리학적인 용량으로 소량 처방하는 일이 일상화되었다. 테스토스테론은 남녀 모두에게 반드시 필요한 호르몬이다)

다낭성 난소증후군polycystic ovary syndrome, PCOS을 앓고 있는 여성들을 대상으로 실시된 여러 연구를 통해 콜레스테롤 감소와 테스토스테론 감소의 연관성이 확실히 확인되었다. 다낭성 난소증후군을 앓는 여성들은 테스토스테론이 비정상적인 수준으로 증가하는데, 콜레스테롤을 낮추면 테스토스테론의 양도 급격히 감소한다. 스타틴계 약물의 항호르몬 작용을 명확히 보여주는 결과이다.[98] 남성에게 끼치는 영향은 기록하기가 비교적 쉬운 편이라 많은 연구가 진행되었는데, 한 연구에서는 스타틴계 약물 중 하나인 크레스토Crestor가 발기부전이 발생할 위험성을 최소 2배에서 많게는 7배까지 높이는 것으로 확인되었다.[99]

테스토스테론 감소로 성욕과 성적인 부분에만 악영향이 발생한다 해도 심각한데, 전반적인 건강에도 영향을 미친다. 수명 감소, 심혈관계질환으로 인한 사망률 증가와도 관련이 있기 때문이다.[100] 원래 테스토스테론의 양이 기준치 이하였던 사람이라면 그 위험은 2배가 된다.

성욕을 촉진하는 호르몬이 테스토스테론만 있는 것은 아니다. '사랑의 호르몬'이라고 알려진 옥시토신도 중요하다.

옥시토신은 뇌에서 만들어지며 아이를 낳고 기르는 동안 매우 많은 양이 분비된다. 옥시토신의 기능 중 하나가 엄마와 아이의 유대감 형성을 돕는 것이다. 섹스를 끝낸 뒤 서로 껴안고 있는 동안에도 옥시토신이 대량 분비된다. 초원들쥐prairie vole는 수컷과 암컷의 옥시토신 생성량에 있어서 드물게 예외가 적용되는 동물이라 연구 대상으로 인기가 높다. 초원들쥐 수컷은 다른 생물의 수컷과 달리 옥시토신을 다량 만들어낸다. 또한 동물의 왕국에서는 이례적이게도 일부일처제로 생활하며, '부부의 유대감'이 꾸준히 지속된다. 그 핵심이 바로 옥시토신이다. 이 호르몬은 기분을 좋게 하고 다른 사람과 끈끈한 정을 느끼게 하며 성적 욕구, 표현, 만족감에 중요한 역할을 한다.

그런데 옥시토신은 콜레스테롤과 어떤 관계가 있을까?

테스토스테론과 달리 옥시토신은 콜레스테롤로 만들어지지는 않는다. 옥시토신은 세포 수용체를 통해 작용할 신체 기관에 도달하는데, 이 세포 수용체가 콜레스테롤이 풍부한 세포막의 영향을 받는다. 세포막 중에서도 '지질 뗏목'으로 알려진 부위는 콜레스테롤이 없으면 제대로 작동하지 않는다. 결국 콜레스테롤이 줄어들면 옥시토신이 신체 기관에 도달하여 마법을 부리는 것이 어려워진다. 앞서 살펴보았지만 뇌의 신경전달물질도 세포 간 의사소통 과정에서 콜레스테롤이 다량 존재하는 세포막에 의존한다.

마지막으로, 스타틴계 약물은 뇌 세로토닌 수용체의 기능도 방해한다.

세로토닌은 기분에 관여하는 중요한 신경전달물질이다. 폭발적 판매고를 기록한 의약품인 프로작Prozac, 졸로프트Zoloft, 렉사프로Lexapro 등 항우울제는 세로토닌이 뇌에 보다 오랜 시간 머무를 수 있도록 하기 때문에 '선택적 세로토닌 재흡수 억제제'로도 알려져 있다. 세로토닌은 편안한 기분, 행복감, 만족감에 커다란 영향을 준다.

그렇다면 스타틴계 약물은 세로토닌의 생리학적 특성에 어떤 영향을 줄까?

옥시토신과 마찬가지로 세로토닌도 세포 내로 진입할 때 세포 수용체에 의존한다. 세로토닌 수용체 역시 세포막에서 콜레스테롤이 다량 존재하는 '지질 뗏목'에 고정되어 있다. 그러므로 콜레스테롤이 줄어들면 세로토닌이 세포 내부로 들어가기 힘들어진다. 실제로 연구를 통해 스타틴계 약물로 인해 세로토닌 수용체의 기능 이상이 발생한다는 사실이 확인되었다.[101]

저명한 프랑스 연구자이자 리옹 식생활 심장 연구의 주요 저자인 미셸 드 로게릴도 스타틴계 약물이 성생활을 망가뜨린다는 사실을 확신하고, 이 주제로 책을 발표했다. 이 책은 전문가 검토 결과 92건을 참고 자료로 삼아 탁월한 주장을 펼친다. 《거의 완벽한 성범죄 : 스타틴의 콜레스테롤 공격 A Near-Perfect Sexual Crime : Statins Against Cholesterol》에서는 스타틴계 약물과 성생활에 관한 드 로게릴 박사의 생각을 확인할 수 있다.

스타틴계 약물의 부작용을 무시하는 의사들

앞서 콜레스테롤 저하에 관한 대부분의 연구에서 콜레스테롤 저하제를 복용한 환자와 그렇지 않은 환자의 사망률에 차이가 없었다는 사실을 확인했다. 일부에서는 심장질환으로 인한 사망률이 약간 감소했지만 다른 요인으로 인한 사망률이 약간 증가해서 그 효과가 상쇄되었고, 따라서 생존이라는 관점에서 본 전체적인 '이점'은 하나도 없었다.

하지만 이보다 더 심각한 결과가 연구를 통해 밝혀졌다. 〈심부전학회지 Journal of Cardiac Failure〉에 게재된 한 연구에서는 콜레스테롤이 줄어들면서 심장 기능 상실로 인한 사망률이 현저히 증가한 것으로 나타났다.[102] 또 〈미국 노인학회지 Journal of the American Geriatric Society〉에 발표된 이탈리아의 '노화 종단연구'에서는 콜레스테롤 수치가 189 미만인 사람은 수치가 가장 높은 사람들보다 사망률이 훨씬 더 높았다. 연구진은 다음과 같이 결론 내렸다.

"총 콜레스테롤 수치가 낮은 피험자들의 사망 위험률이 더 높았으며, 이는 다른 수많은 요소를 고려해도 마찬가지였다."

그리고 이렇게 덧붙였다.

"의사들은 콜레스테롤 수치가 굉장히 낮으면 불가사의한 질병이 발생하거나 건강이 빠르게 악화될 수 있다는 경고 혹은 신호로 받아들여야 한다."[103]

스타틴계 약물이 암과 당뇨병 발생 위험을 더 높일 수 있다는 우려스러운 증거들도 있는데, 아직은 확정적인 증거로 보기 어렵다. 미국 터프스병원 의학과와 터프스대학교 의대 연구진은 스타틴계 약물에 관한 23건의 연구를 선정하여 콜레스테롤 수치와 암의 연관성을 조사하였다.

"암 발생 위험은 LDL 콜레스테롤 수치 감소와 커다란 연관성이 있었다."

연구진은 이렇게 밝히고, 덧붙였다.

"LDL 콜레스테롤을 목표치만큼 낮추는 데 성공하여 얻은 '심혈관계 건강'이라는 이점은 암 발생 위험이 증가함으로써 상쇄된다."[104]

스타틴계 약물에 관한 임상시험 5건을 메타분석한 결과에서는 당뇨병 발생 위험과 고용량 스타틴 치료가 서로 관련이 있는 것으로 나타났다.[105]

앞에서 등장했던 듀언 그래블린을 기억하는가? 그래블린은 10년 이상 스타틴계 약물의 부작용 자료를 수집했다. 적게는 수백 명, 많게는 수천 명의 사람들이 스타틴계 약물을 복용한 후 자신에게 나타난 부작용을 상세히 작성해서 보냈다. 그래블린이 운영하는 웹사이트에는 각종 증상, 신체 상태, 부작용에 관한 수십 편의 글이 게시되어 있다.[106] 더불어 큰 인기를 끈 《피플스 파마시The People's Pharmacy》의 저자 테레사 그레이든 박사와 조 그레이든도 웹사이트를 통해 스타틴계 약물의 부작용에 대해 독자들이 보낸 수많은 편지를 공개했다. 그중 3가지 사례를 살펴보자.

"콜레스테롤 저하제를 얼마간 복용했어요. 의사에게 약을 먹은 뒤 근육에 문제가 생긴 것 같다고 말했지만 의사는 제 말을 믿지 않앉어요. 그래서 다른 의사를 찾아갔고, 근육의 효소가 800이라는 사실을 알았죠. 정상 수치는 200인데 말이에요. 새로운 의사의 지시대로 약 복용을 중단하자 효소가 다시 줄어들었어요. 그런데 다른 스타틴계 약물을 복용하자 다시 치솟았죠."[107]

"의사가 콜레스테롤 수치를 낮추려면 스타틴을 반드시 복용해야 한다고 했어요. 그 약을 먹으면 안 아픈 곳이 없는데도 말이에요. 아이들 학교에 방문한 어느 날은 통증이 너무 심해서 복도를 걷다가 울지 않으려고 안간힘을 써야 했어요. 의사는 '약간 불편한' 건 받아들여야 한다고 하더군요. 그러면서 이런 통증은 드문 경우라고 말했지만, 찾아보니 나와 같은 근육통을 호소하는 사람들이 아주 많더군요."[108]

"저는 몇 년 동안 리피토를 복용했어요. 발도 저리고 이따금씩 기억이 없어지는 일이 생겨서, 가계부를 제대로 쓰기가 힘들고 컴퓨터를 사용하는 데도 어려움을 느껴요. 굉장히 걱정스러운 일이에요. 의사는 리피토와는 아무 관련이 없다고 말해요. 콜레스테롤 수치는 괜찮은 편인데 약은 계속 먹고 있어요. 리피토가 이런 증상과 관련이 있다는 증거가 있나요?"[109]

스타틴계 약물로 인한 부작용은 이례적인 일이 아니라는 사실은 꽤 분명해 보인다. 이렇게 많은 사람들이 스타틴계 약물을 복용한 후 다양한 부작용을 호소하는데, 왜 이런 이야기는 흔히 접할 수 없을까? 의사들도 이런 문제를 알고 있지 않을까?

참 흥미로운 질문이다. 의학박사 비어트리스 골롬의 연구를 통해 속속들이 조사된 내용이기도 하다. 골롬 박사는 환자가 보고하는 스타틴계 약물 관련 부작용을 의사들이 어떻게 처리하는지 파악하기 위해 연구를 실시했다.[110] 결과는 충격적이었다. 대부분의 의사가 부작용에 대한 환자의 불만을 묵살했다. 연구에 참여한 환자들은 근육통, 신체의 긴장감, 경련, 쇠약 등의 증상을 총 138명의 의사에게 보고했는데, 의사 중 62%는 이런 증상과 스타틴계 약물의 관련 가능성을 일축했다. 65%의 의사가 신경장애neuropathy로 알려진 신경 손상 증상이 스타틴계 약물과 관련이 있을 가능성을 무시했다. 기억 기능의 손상을 보고 받은 의사 중 71%가 스타틴계 약물과의 관련성을 무시했다.[111]

'유해 사례'로 알려진 이러한 증상을 의사가 인정하지 않는다는 것은 곧 이들이 미국 식품의약국이 유해 사례 보고를 위해 마련한 시스템인 '메드와치'에도 부작용을 보고하지 않는다는 것을 의미한다. 이러한 문제점을 잘 아는 의사 대부분이 필자들과 대화를 나눴을 때, 스타틴계 약물의 부작용이 심각한 수준으로 축소 보고된다고 인정했다.

자, 여기까지가 첫 번째 질문인 "스타틴계 약물의 위해성은 무엇인가?"에 대한 답변이다. 이제 두 번째 질문 "스타틴계 약물로 얻을 수 있는 장점은 무엇인가?"에 대해 알아보자. 그래야 스타틴계 약물을 계속 복용할 것인지 여부를 현명하게 결정할 수 있다.

스타틴의 효능을 오해하게 된 이유

어쩌다 우리가 스타틴계 약물의 효능을 오해하게 되었는지 이해하려면, 숫자를 통해 어떻게 잘못된 결론을 얻을 수 있는지 살펴볼 필요가 있다.

여러분이 어떤 퀴즈 프로그램에 출연했다고 상상해보자. 진행자가 질문한다.

"1번 문 뒤에 놓인 돈의 90%를 갖겠습니까, 아니면 2번 문 뒤에 있는 돈의 10%를 갖겠습니까?"

두 개의 문 뒤에 같은 액수의 돈이 놓여 있다면, 대부분 90%를 갖는 쪽으로 선택하리라. 하지만 문 뒤에 돈이 얼마나 놓여 있는지 알지 못하면 90%와 10%의 실제 의미를 알 수 없다. 100만 달러의 10%와 100달러의 90%라면 전자를 택할 것이 당연하지 않은가.

무언가의 의미를 평가하려면 반드시 '절대량'을 알아야 한다. '%로 제시된 비율'은 전체를 모르는 상태에서는 아무 의미가 없는 숫자에 불과하다.

1번 문 뒤에 놓인 돈의 90%를 갖기로 결정했다고 가정해보자. 문을 열어보니 뒤에 놓인 금액은 100달러였다. 실제 손에 거머쥔 돈은 '총금액의 90%' 혹은 90달러이다. 둘 다 정확한 표현이지만, 전자는 오해할 수 있는 말이다.

여러분이 실제로 받은 돈이 '90%'라고 한다면 상대치를 말한 것이다. '90달러'라는 말보다 '90%'라는 말이 왠지 금액이 더 많다는 인상을 준다. 그렇지 않은가? 반대로 실제로 받은 돈이 90달러라고 이야기하면 실제 금액을 절대치로 밝히는 것이다. 여러분이 손에 쥔 금액은 90달러이고, 그게 원래 금액의 몇 %인지는 아무 상관이 없다.

이번에는 임상시험에서의 절대치와 상대치를 살펴보자. 임상시험에서는 절대적 위험도와 상대적 위험도라고 말하는데, 절대적 위험도는 예를 들어 심장질환을 예방한다고 명성이 자자한 약을 복용한 후 질병의 위험이 얼마나 감소했는지 나타내는 실제 값, 즉 사실을 나타낸 값이다. 바로 이 값이 모두가 알고 싶어 하는 값이다. 반면 상대적 위험도는 알고자 하는 내용을 모호하게 만드는 거대한 연막과도 같다 '1번 문 뒤에 놓인 돈의 90%'와 같은 종류이다. 즉 언뜻 들으면 많아 보이지만, 실제로는 그렇지 않은 값이다.

예를 들어보겠다. 여러분이 도박을 하는 중인데, 어떤 특수한 지팡이를 구입하면 복권 당첨 확률을 100% 높여준다고 한다. 괜찮은 조건처럼 들리지 않는가? 하지만 이 숫자는 상대적인 값임을 잊지 말아야 한다. 복권이 당첨될 실제 확률을 파악하기 위해서는 절댓값을 알아야 한다. 마법 지팡이 없이 복권에 당첨될 확률은 8,700만 분의 1이다. 따라서 그 지팡이는 당첨 확률을 고작 8,700만 분의 2로 올려줄 뿐이다. 정말 말도 안 되는 소리가 아닌가. 실제로 복권에 당첨될 가능성은 거의 없는데 지팡이 값만 날릴 뻔했다. 행운을 거머쥘 확률이 90%인데, 알고 보니 그 행운이라는 것이 1달러를 얻는 게 전부인 상황과도 같다.

연구자들이 결과를 좀 더 극적으로 만들기 위해 바로 이런 일을 벌인다. 특히 어떤 약의 장점을 내세우기 위한 연구 결과라면 상황은 더욱 심하다.(대부분의 제약회사들이 자사 제품의 연구를 지원한다. 이런 연구의 다수 혹은 대부분은 과학적인 내용처럼 위장하지만 실상은 연구에 사용된 약의 홍보 자료로 사용된다) 연구 결과에는 주로 %가 사용된다. 실제 결과보다 훨씬 더 인상적으로 표현할 수 있기 때문이다. 엄밀히 따지면 이런 표현이 틀린 것은 아니다. 마법 지팡이가 복권 당첨 확률을 100% 높여준다는 말도 사실이긴 하다. 하지만 오해할 소지가 다분한 표현 아닌가. 마법 지팡이를 구입하면 당첨 확률이 8,700만 분의 1에서 8,700만 분의 2로 늘어난다고 설명하는 편이 더 정확하다. '100% 증가'라는 말은 신경 쓰지 말아야 한다. 실제로 확률은 수천만 분의 1에서 수천만 분의 2로 바뀔 뿐이다. 그러려고 돈을 쓴 건 아닌데 말이다.

'33% 감소' 계산법의 유래

이제 제약회사들이 '상대적인' 값을 이용하여 어떤 식으로 여러분의 오해를 유도하는지 살펴보자.

리피토 제조사는 잡지 광고에서 리피토가 심장발작의 위험을 33% 줄인다고 광고한 것으로 유명하다. 이 숫자는 어떤 계산으로 나온 걸까? 약을 복용하지 않는 남성 100명을 무작위로 선정했을 때 통계학적으로 이후 5년간 이들 중 3명이 심장발작을 일으킬 가능성이 있다고 가정한다. 즉 전체 피험자(100명)의 3%에서 심장발작이 발생할 것으로 예상된다.

같은 기간 동안 이 피험자들에게 리피토를 복용하도록 한다면, 단 2명이 심장발작을 일으킬 것으로 추정된다.(전체 피험자의 2%) 심장발작 가능성이 3명에서 2명으로 감소했으니 상대적인 위험도는 약 33.3% 감소했다고 말할 수 있다. 하지만 실제로 심장발작이 감소한 사람은 단 '한 명'이다. 5년간 100명의 피험자 가운데 한 명이다. 그러므로 실제로 '위험도가 감소한 절대치'는 1%포인트다.(100명 중 심장발작이 발생할 가능성이 있는 사람은 약을 복용하지 않은 그룹의 경우 3%, 리피토를 복용한 그룹의 경우 2%였으니 두 그룹의 차이는 1%다)

'33% 감소'라는 표현은 상대적인 값이지만, 절대값이며 사실에 훨씬 가까운 말인 '1%'보다 듣기에 더욱 인상적이므로, 연구자들은 결과를 밝힐 때 절대적인 위험도보다는 상대적 위험도를 택하는 경우가 많다. 리피토가 심장발작 위험도를 3%에서 2%로 낮춘다고 하는 것보다는 그냥 33% 낮춘다고 하는 편이 훨씬 그럴듯하게 들리지 않는가? 스타틴계 약물이 목숨을 살린다는 광고에 등장하는 일부 연구에 대해서도, 이 책에서 검토한 결과를 읽을 때도 바로 이 점을 유념해야 한다.

스타틴에 관한 연구 결과를 살펴보기 전에 알아두면 도움이 될 만한 개념이 하나 더 있다. 바로 '1차 예방'과 '2차 예방'의 차이이다. 1차 예방은 심장발작이 발생한 이력이 없는 사람들을 대상으로 예방 차원에서 실시하는 치료를 말한다. 2차 예방은 이전에 심장발작이 발생한 적 있는 사람들을 대상으로 재발 방지를 위해 실시하는 치료를 가리킨다. 스타틴계 약물이 이 두 가지 유형의 사람들에게 끼치는 영향에는 큰 차이가 있다.

우선 연구 결과의 해석과 관련하여 몇 가지를 알아두면 스타틴에 대한 홍보 내용을 보다 합리적으로 파악할 수 있다. 일반적으로 연구를 통해 생산된 데이터는 여러 가지 형태로 제시될 수 있다. 우리에게 친숙한 물질 중 하나인 알코올을 예로 들어서 살펴보자. 알코올을 적당히 섭취하면 심장질환 발생 위험이 줄어든다는 사실은 수많은 연구를 통해 입증되었다. 여기까지는 괜찮다. 그런데 다소 우려되는 결과도 함께 드러났다. 알코올 섭취가 유방암 발생 위험을 높인다는 내용이다. 알코올이 심장 건강에 도움이 된다는 것, 그리고 알코올이 유방암 위험을 높인다는 것 둘 다 틀림없는 사실이다. 하지만 알코올 음료를 제조하는 입장이라면 당연히 알코올이 심장질환의 위험을 줄인다는 이야기를 더 강조하고 유방암과의 연관성에는 사람들이 주목하지 않기를 바란다.

제약업체가 후원한 연구에서도 심장질환을 예방하는 데 정말로 도움이 될 만한 효과가 발견될 수 있다. 심장질환 위험을 낮추는 효능이 있지만 당뇨병 위험을 높인다는 결과가 확인된 적도 있다. 그러나 이런 결과는 묻히기 십상이다.

ALLHAT 연구 : 변화없는 사망률

1994년부터 2002년까지 실시된 '심장발작 예방을 위한 항고혈압제와 지질 저하 치료 시험(ALLHAT)'은 북미 대륙에서 진행된 콜레스테롤 관련 연구 중 가장 큰 규모의 실험이자 2002년 기준, 스타틴계 약물 프라바스타틴pravastatin, 브랜드명으로는 프라바콜Provachol을 이용한 실험 중에서 최대 규모였다. 이 연구에서는 LDL 콜레스테롤 수치가 높은 1만 명의 피험자를 2개 그룹으로 분류했다. 한쪽은 프라바스타틴으로 치료를 실시하고, 다른 그룹에는 생활방식 변화에 관한 기본적인 조언만 간단히 제공하였다.

프라바스타틴 복용자의 28%는 콜레스테롤 수치가 소폭이지만 통계학적으로 유의미한 수준으로 감소했다. 반면 생활방식 변화 그룹에서는 콜레스테롤 수치가 감소한 피험자 비율이 11%였다. 그리하여 프라바스타틴 지지자들은 약물 복용으로 콜레스테롤이 크게 줄어들었다고 자랑스레 알리고 시험이 성공을 거두었다고 공표했다.

섣부른 판단이었다. 심장발작으로 인한 사망률을 조사한 결과, 두 그룹에서 아무런 차이도 나타나지 않았다. 스타틴계 약물을 복용하면 콜레스테롤 수치는 28% 감소했지만, 단 한 명의 목숨도 구하지 못했다. 프라바스타틴은 어떤 이유로든 '모든 원인으로 인한'

사망률을 크게 줄이지 못했으며, 생명과 관련이 있든 없든 어떠한 관상동맥 심장질환도 감소시키지 못했다.[112]

ASCOT-LLA 연구 : 늘어난 의문점

'북유럽 백인 인구의 심장질환 결과 시험-지질 저하군^{ASCOT-LLA} 연구'는 고혈압 환자 중 심혈관계 관련 위험인자를 세 가지 이상 보유한 환자 1만 명 이상을 대상으로 실시한 다기관 무작위 통제시험이다. 피험자 절반에게는 리피토를 제공하고 나머지 절반에게는 위약을 제공했다. 연구에 참여한 피험자가 모두 고혈압 환자라는 사실을 꼭 기억해야 한다. 피험자의 81%가 남성이었고, 평균 체질량지수 28.6으로 대부분 과체중이었으며, 전체 피험자의 3분의 1은 흡연자였다.

연구가 시작되고 1년이 흐른 뒤, 리피토를 복용한 환자 그룹에서 뚜렷한 효과가 나타났다. 이 결과는 스타틴계 약물이 콜레스테롤 수치를 낮추는 효능 외에 다른 작용을 하면서 나타났을 가능성이 있다. 이 연구에 참가한 사람들은 과체중, 고혈압 등 확실한 위험인자가 있었으므로 산화 방지, 혈액을 묽게 하는 효과, 염증 방지 등 스타틴계 약물의 긍정적인 효능에 따른 결과도 금세 나타났다. 충분히 예상할 수 있겠지만, 뇌졸중과 심혈관계질환의 총 발생 건수, 관상동맥질환의 총 발생 건수 등이 모두 현저히 감소했다.

리피토가 확실한 성공을 거둔 결과로 보이는 게 당연하다. 글쎄,

그럴지도 모른다.

연구 시작 후 3년이 경과하자, 두 그룹의 사망률에 통계학적으로 의미가 있는 차이는 나타나지 않았다. 오히려 리피토를 복용한 여성의 사망자 수가 위약을 복용한 여성 사망자보다 몇 건 더 많았다.

여기서 참고할 만한 사항이 있다. ASCOT-LLA 연구 논문의 저자 14명 모두가 콜레스테롤 저하제를 판매하는 대형 제약회사들의 자문 업무를 맡고 있었으며 여행 경비, 강연료, 연구 지원금 등을 수령했다. 리피토 제조회사인 화이자는 이 연구에 소요된 비용을 대부분 지원했다. 이 사실 하나만으로도 연구 결과가 유효하지 않다고 확신할 수 있지만, 그래도 언급할 만한 연구임에는 분명하다.

심장 보호 연구 : 수치와 상관없는 생존율

'심장 보호 연구'에서는 관상동맥질환이나 당뇨병을 앓는 성인 2만 명 이상을 두 그룹으로 나누고, 한 그룹에는 스타틴계 약물인 조코 ^{Zocor} $40mg$을 매일 복용하도록 하고 다른 그룹에게는 위약을 제공했다.[113] 연구 결과 조코 복용 그룹에서 콜레스테롤 수치가 낮아져 '엄청난 효과'가 확인되었다는 주장이 펼쳐졌다. 실제로 약물 복용 그룹의 사망자 수가 위약 그룹보다 더 적었다.

그러나 절대값을 살펴보자. 조코 복용 그룹은 연구 5년 후 생존율이 87.1%인 반면 위약 그룹의 생존율은 85.4%였다. 두 그룹의 절대적인 차이는 1.7%포인트이다. 여기서 가장 중요한 사실은 생존율이 콜레스테롤 수치의 감소 여부와 아무 상관이 없다는 점이다. 즉 LDL 수치는 심장질환으로 인한 사망 위험에는 근본적으로 아무런 영향을 주지 않았다.

의학박사인 우페 라븐스코프는 〈영국 의학협회지〉 편집장에게 보낸 서신에서 심장 보호 연구의 결과에 대해 이렇게 언급했다.

"스타틴 치료를 받지 않고 5년간 죽지 않을 확률이 85.4%인데, 그 약으로 치료를 받으면 생존율이 87.1%로 높아진다는 사실을 환자들에게 말해주어야 합니다. 이 수치를 정확히 안다면 이처럼 장기적인 영향이 아직 알려지지 않은 약으로 치료받겠다고 나설 사람은 아무도 없으리라 확신합니다."[114]

일본 지질 개입 연구 : LDL 수치와 사망률은 관련이 없다

'일본 지질 개입 연구'에서는 4만 7천 명이 넘는 피험자를 대상으로 총 6년간 조코를 복용하도록 하였다. 치료에 대한 반응 수준은 피험자마다 상당히 다르게 나타났다. 일부 피험자는 LDL 수치가 급격히 감소했고, 일부는 중간 정도로 감소했으며, LDL 수치가 전혀 감소하지 않은 피험자도 있었다.

5년이 흐른 뒤 연구진은 피험자 사망률을 조사하고 환자의 LDL 수치를 상호 참조하여 검토했다. 이 연구야말로 LDL 수치 감소와 심장질환 발생 위험률 감소의 연관성을 입증할 수 있는 완벽한 연구라는 생각이 들지 않는가? LDL 수치가 크게 감소한 피험자들의 생존율이 더 높고, 콜레스테롤 수치가 전혀 감소하지 않은 사람들은 사망률이 더 높고, 콜레스테롤이 적정 수준 감소한 피험자들은 사망률이 그 중간 정도 수준이리라 예상하는가? 연구진이 바란 결과도 그런 결과였을 것이다. 그런데 실제 결과는 달랐다.

5년이 경과한 후 세 그룹의 피험자들 사이에 LDL 수치와 사망률의 정확한 연관성은 나타나지 않았다. 다시 말하자면, 콜레스테롤 감소 여부와 사망 여부는 서로 관련이 없는 것으로 확인되었다. LDL 수치가 가장 높은 환자들과 가장 낮은 환자들, 그 사이에 해당되는 환자들 모두 사망률은 거의 똑같은 수준이었다. 다시 말해 LDL 수치가 낮아져도 사망하지 않을 확률은 눈곱만큼도 높아지지 않는다.

프로스퍼 연구 : 암 발생 위험 증가

'프로스퍼(PROSPER) 연구'라고 칭하는 '노년층 위험군 대상 프라바스타틴 전향 연구'는 여러 가지 이유로 참 흥미롭다. 이 연구에서는 노년층 환자를 두 그룹으로 나누었다. 첫 번째 그룹은 심장질환 병력이 없는 환자들(1차 예방 그룹)로 구성되었고, 두 번째 그룹은 현재 심혈관계질환을 앓고 있거나 과거에 앓은 적이 있는 환자들로 구성되었다.(2차 예방 그룹) 그리고 각 그룹의 구성원 절반에게 스타틴계 약물인 프라바콜을 제공하고 나머지 절반에게는 위약을 제공했다.

실험 결과 현재 심장질환을 앓고 있거나 병력이 있는 사람들인

2차 예방 그룹에서만 심장발작이나 뇌졸중 사례가 다소 감소하는 결과가 나타났다. 반면 심장질환 병력이 없는 1차 예방 그룹의 경우 심장발작이나 뇌졸중이 감소하지 않았다. 유사한 다른 연구를 통해서도 거의 동일한 결과가 확인되었다.

그런데 흥미로운 결과가 두 가지 더 있다. 이 중 하나는 꽤 우려되는 내용이다.

제약업계 사람들은 프로스퍼 연구에서 나온 자료를 제시하면서 프라바콜로 인해 심장발작과 뇌졸중이 감소했다는 한 가지 사실만 강조했다. 이미 심장질환을 앓은 적이 있는 사람들의 경우에만 이러한 결과가 나왔다는 사실은 제대로 밝히지 않았다. 여기까지는 그렇다고 치자. 심장발작과 뇌졸중을 예방할 수 있다면, 제한된 그룹에서만 나타난 결과라 할지라도 긍정적이니까. 하지만 심장질환과 뇌졸중을 제외한 다른 질병과 건강 상태는 어떻게 되었을까?

이 질문의 답을 구하기 위해 연구진은 전체적인 건강상의 영향을 파악할 수 있는 다른 척도를 조사하기로 결정했다. 그리하여 '총 사망률'과 '중증 위해 반응 총 발생 건수'를 조사했는데, 두 가지 모두 프라바콜을 복용해도 전혀 변화가 없는 것으로 나타났다. 스타틴계 약물인 프라바콜은 2차 예방 그룹에서는 심장발작과 뇌졸중에는 유익한 영향을 주지만, 1차 예방 그룹에서는 앞서와 마찬가지로 단 한 명의 목숨도 구하지 못한다는 사실이 다시 한 번 확인된 것이다.

두 번째 결과는 더 우려스럽다. 프라바콜을 복용한 두 그룹 모두 암 발생 위험이 증가했다. 통계학적으로 유의미한 것으로 확인된 결과였지만, 연구진은 이를 '우연히 발생한 일'로 일축해버렸다.

주피터 연구 : 상업적인 이해관계가 불러온 결과물

'주피터JUPITER 연구'는 가장 흥미진진하다. 광적이라고 할 만한 콜레스테롤 악당 만들기, 언론의 대대적인 광고, 무대 뒤에서 벌어지는 조작, 지적인 불성실을 한꺼번에 보여주는 사례라 할 수 있기 때문이다.

2009년에 신문이나 텔레비전 뉴스를 유심히 읽고 들은 사람이라면 이 연구에 대해 들은 적 있을 것이다. 하지만 연구의 정확한 명칭은 모를 수 있다. '스타틴을 통한 1차 예방의 정당성 확인 : 로수바스타틴 평가를 위한 개입 시험JUPITER'으로 명명된 연구이다. 이 연구는 마음에 안 드는 부분도 많고, 비판할 점도 많다.

주피터 연구는 콜레스테롤 수치가 지극히 정상이거나 낮은 축에 속하는 사람 1만 8천여 명을 대상으로 실시되었다. 연구에 쓰인 약물을 만든 업체들은 콜레스테롤 수치가 정상인 사람도 스타틴계 약물을 복용하면 사망을 예방하는 데 도움이 된다는 점을 입증하려고 했다.

그런데 이 피험자들의 C-반응성 단백질 수치가 높아지는 결과가 나타났다. 앞에서 설명했지만, C-반응성 단백질은 염증 반응 단백질로 염증 수준을 파악할 수 있는 일반적인 지표이다. 필자들이 중요하게 생각하는 지표이기도 하다.

2009년 미국의 모든 뉴스에서 기계처럼 반복 보도된 내용은 무엇이었을까? 바로 주피터 연구가 너무나 큰 성공을 거두었기 때문에 실험을 조기 종료해야 한다는 결론이었다. 시험 약물인 크레스토로 치료를 받은 피험자들은 치료를 받지 않은 대조 그룹과 비교할 때 사망, 뇌졸중, 심장발작 발생 건수가 절반 정도 적었으며, 따라서 연구를 지속하는 일은 '비윤리적인' 처사가 될 수 있다는 이유였다.

콜레스테롤 저하 추종자들은 콜레스테롤 지침을 수정해야 하는 근거가 확인되었다며 여기저기서 떠들어댔다. 당연히 제약회사들도 가만히 있지 않았다. 콜레스테롤 수치가 현행 기준상 안전한 사람이든 기준을 초과하는 사람이든 간에 '정상' 수준의 수치를 더 낮게 만들면 병으로 끔찍한 결과를 맞이할 가능성이 절반으로 줄어든다는 사실이 입증되었다고 주장했다. 그리고 콜레스테롤 '정상' 수치로 권고되는 기준을 하향 조정해야 한다고 촉구했다.

하향 조정이 가능해지면 제약업체의 판매 시장은 1,100만여 명 수준으로 확대된다.[115] 성인 시장이 확대되었으니 이제 어린이 시장까지 넓히면 좋지 않을까? 그럴듯한 생각이다. 스타틴계 약물의 로비 활동을 벌이는 사람들이 2011년 그 생각을 실천에 옮겼다.

여기까지가 2009년 당시 이야기이고, 지금부터는 현재 이야기를 해보자.

하버드 의대 교수를 비롯한 9명의 존경받는 연구자들이 '주피터 연구'에 관한 철저한 재평가를 실시했다. 평가 결과는 2010년 세계에서 가장 높이 평가되는 보수적인 의학계 학술지인 〈내과학 기록〉에 게재되었다.[116]

"이 연구는 결함투성이이다."

연구진은 이렇게 밝혔다.

"가장 객관적인 평가 기준에서 두 피험자 그룹은 아무런 차이를 보이지 않았으며, 추적 조사는 2년을 채우지 못하고 중단되었다. 특히 우려되는 부분은 본 연구의 편향 가능성이다. 상업적인 이해관계가 연구에 강하게 개입되었다고 판단된다."

이에 연구진은 다음과 같은 결론을 내렸다.

"본 연구의 결과는 심혈관계질환의 1차 예방 목적으로 스타틴계 약물 치료를 활용할 수 있다는 근거로 볼 수 없다."

그런데 어떻게 이처럼 문제가 많은 주피터 연구가 어떻게 "크레스토를 복용하면 심장발작 위험이 50% 이상 감소!"와 같이 언론의 헤드라인을 장식할 수 있었을까? 자세히 살펴보자.

이 연구에서는 60세 이상 남성, 50세 이상 여성으로 구성된 1만 7,800명의 피험자를 두 그룹으로 나누었다. 한쪽 그룹에는 크레스토를 매일 20mg씩, 다른 그룹에는 위약을 제공했다.

주피터 연구는 1.9년간 진행되었고, 연구 말미에 위약 복용군의 심장발작 위험도는 1.8%로 파악되었다. 반면 크레스토 복용 그룹의 위험도는 0.9%였다.

자, 위험도가 50% 감소했다는 이야기는 여기서 나왔다. 상대적인 값으로 말하자면 사실이다. 하지만 정말 중요한 값인 절대적인 위험도를 한번 계산해보자.

위약 그룹은 위험도가 1.8%이고 크레스토 복용 그룹은 0.9%이므로 절대적인, 즉 실제 위험도의 차이는 0.9%포인트에 불과하다. 이 값을 토대로 설명하면, 약물 치료를 받지 않은 100명 가운데 약 2년의 기간 중 어느 시점에 심장발작이 발생할 가능성이 있는 사람은 1.8명이라는 의미다. 마찬가지로 크레스토로 치료를 받은 사람 100명 가운데 같은 기간 중 심장발작이 발생할 수 있는 사람은 0.9명이다. 연구진은 이를 심장발작 1건을 예방하려면 120명의 사람이 1.9년간 약물 치료를 받아야 한다는 의미로 해석했다. 2년 가까운 기간에 25만 달러(약 2억 5,550만 원)가 넘는 비용을 들여 크레스토로 치료를 받아야 한다니, 심장발작 1건을 예방하는 데 드는 비용치곤 너무 액수가 크지 않은가? 특히나 약물 복용으로 인해 심각한 부작용이 발생할 확률이 매우 높다는 점을 감안하면 이 치료로 감당해야 할 대가는 훨씬 더 큰 셈이다.

의학박사 마크 A. 흘랏키는 2008년 11월 〈뉴잉글랜드 의학저널〉을 통해 '주피터 연구'에 대하여 다음과 같은 의견을 밝혔다.

"약물 치료를 권유할지 결정하는 데 있어 임상학적으로는 위험도의 상대적인 감소보다는 절대적인 차이가 더욱 중요하다. 치료와 관련된 위험성과 비용을 정당화하려면 치료로 인한 절대적 효과가 충분히 커야 하기 때문이다."

플라크 변화와 상관없는 약물

이제 보니 스타틴계 약물은 심장질환 병력이 있는 중년 남성이 아니라면, 사망 위험도를 낮추는 데 별로 도움이 안 되는 것 같다. 그런데 플라크는 어떨까? LDL 콜레스테롤이 대폭 감소하면 최소한 플라크라도 줄어들지 않을까? 생명을 살리진 못하더라도, 바로 이 점이 삶의 질 측면에서 장기적으로 긍정적인 효과를 준다고 생각할 수도 있다.

그렇지 않다. 2003년 〈미국 심장학회지〉에 발표된 한 연구에서는 스타틴계 약물로만 치료를 받은 환자, 스타틴계 약물 치료와 함께 니아신을 복용한 환자 182명을 피험자로 정했다. 그리고 약물 치료 후 1.2년이 경과한 뒤 플라크 상태를 확인하기 위해 전자선 단층촬영을 실시했다.[117] 그러자 다른 수많은 연구에서와 마찬가지로, 콜레스테롤 저하제 치료를 받은 환자들은 콜레스테롤 수치가 감소했다.

그렇다면 플라크는? 안타깝게도 줄어들지 않았다.

연구진은 이렇게 설명했다.

"콜레스테롤 수치는 크게 개선된 반면 석회화된 플라크의 발생에는 아무런 변화가 나타나지 않았다."

사실 두 그룹의 피험자 모두 플라크가 평균 9.2% 늘어났다.

"LDL 콜레스테롤 저하와 관련하여 '낮을수록 이롭다'는 생각은 석회화된 플라크의 변화와는 맞지 않다."

연구진이 내린 결론이다.

또한 이렇게 덧붙였다.

"임상학적인 질환이 없는 저低 위험군을 고려하면, 20년 이상 약물 치료 시 장기적인 안전성은 매우 중요하다."[118]

크레스토 복용 그룹의 당뇨병 발생률이 훨씬 더 높게 나타난 사실을 언급했던가?[119] 스테파니 세네프는 스타틴계 약물의 부작용에 관한 연구에서 당뇨병과 스타틴계 약물 부작용 사이에 상당히 높은 상관관계가 있으며, 그 신뢰도는 'p = 0.006' 수준임을 밝혔다.

콜레스테롤 수치가 낮으면 위험 경고

아직도 콜레스테롤 저하의 필요성과 스타틴의 효능을 감싸주고픈 사람이라면 그 장점을 보려고 애쓰는 것도 무리가 아니다. 그런 독자들의 목소리가 귀에 들리는 듯하다.

"당신들 말대로 콜레스테롤은 별로 나쁘지 않을지도 모르죠. 하지만 스타틴은 콜레스테롤을 낮추는 것 말고도 분명 몇 가지 장점이 있잖아요. 염증을 막고, 강력한 항산화 물질이기도 하고, 혈액도 묽게 만들어주니까요. 그러니 먹어도 해가 될 게 있을까요?"

그렇게 생각할 수 있다. 일부 사람, 특히 심장발작을 한 번 겪은 적이 있는 중년 남성에게는 실제로 스타틴계 약물의 효과가 부작용보다 더 클 수 있다. 하지만 스타틴계 약물은 두 가지 문제가 있다.

첫째, 약을 복용함으로써 잃는 것이 더 많은 사람, 복용해도 아무런 도움이 안 되는 사람까지 스타틴계 약물이 마구잡이로 처방되고 있다. 둘째, 이 약이 가진 위해성은 중대하고, 심각하고, 다양하고, 무엇보다 거의 알려지지 않았다.

스타틴계 약물의 위해성과 효과를 평가하기에 앞서 콜레스테롤의 역할이 정확히 무엇인지 알아보자. 숱한 비난을 받아온 콜레스테롤이 인체에서 행하는 기능을 이해하면, 콜레스테롤 수치를 낮게 유지하려는 시도가 왜 잘못된 결과를 낳을 수 있는지 알 수 있다.

첫째, 콜레스테롤은 호르몬 공장이다. 콜레스테롤은 호르몬 중에서 '스테로이드 호르몬'으로 불리는 호르몬 전체에 사용되는 모(母) 분자이다. 스테로이드 호르몬에는 코르티솔cortisol과 성호르몬, 즉 에스트로겐, 프로게스테론, 테스토스테론 등이 포함된다. 스타틴계 약물 복용 후 성기능에 심각한 부작용이 생기는 이유를 알 만하다.

둘째, 콜레스테롤은 담즙산 합성에 사용된다. 담즙산은 지방의 소화 작용에 반드시 필요하다. 콜레스테롤로부터 만들어진 담즙산은 담즙으로 분비된다. 인체는 최대한 많은 담즙산을 보유하려 한다. 대변으로 배출되지 않도록 장의 말단에서 재흡수하여 '대사과정 재활용' 용기에 보관해두었다가 다시 간으로 돌려보낸다. 이런 지극한 노력에도 불구하고 일부 담즙산은 체외로 빠져나간다. 그래서 간은 부족분을 채우기 위해 매일 1,500~2,000mg의 콜레스테롤을 새로 만들어낸다.(커다란 달걀 7~10개 정도에 들어 있는 양) 우리 몸은 콜레스테롤이 필요하다는 사실을 분명 알고 있다.

셋째, 콜레스테롤은 인체 모든 세포막을 구성하는 필수 성분이다. 특히 뇌, 신경계, 척추, 말초신경에 위치한 세포막을 만드는 데 꼭 필요하다. 또한 콜레스테롤은 신경 자극 전달을 용이하게 하기 위해 신경 섬유를 감싸고 절연체 역할을 하는 수초에도 포함되어 있다. 앞에서도 설명했지만 콜레스테롤은 세포 간 의사소통에 반드시 필요한 '지질 뗏목'에서도 핵심 역할을 한다. 이 때문에 콜레스테롤이 급격히 줄어들면 인지 분야의 문제가 다양하게 발생한다. 더불어 콜레스테롤은 온도 변화로부터 세포를 안정적으로 보호하는 중요한 역할도 수행한다.

넷째, 콜레스테롤은 면역계 기능을 위해서도 중요하다. 콜레스테롤은 면역계와도 긴밀한 관련이 있다. 소위 '나쁜' 콜레스테롤로 알려진 LDL은 체내에서 가장 해롭고 유독한 세균성 물질의 90% 이상을 불활성화하는 것으로 나타났다.[120]

콜레스테롤 수치가 낮으면 감염 위험이 높아진다는 사실은 다수의 연구로 확인된 내용이다. 6만 8천 건 이상의 사망 사례가 포함된 19건의 연구를 분석한 검토 연구에서는 콜레스테롤 수치 감소로 호흡기질환과 위·장관질환으로 사망할 위험 증가를 예측할 수 있다는 결과가 나왔다. 두 질환 모두 감염에서 시작되는 경우가 빈번하다.[121] 또 다른 연구에서는 샌프란시스코에 거주하는 10만 명 이상의 건강한 사람을 15년간 추적 조사한 결과, 연구 시작 시점에 콜레스테롤 수치가 낮았던 사람이 감염성 질환으로 병원에 입원할 확률이 훨씬 더 높은 것으로 나타났다.[122] MRFIT 연구에서도 흥미로운 결과가 나왔는데, 콜레스테롤 수치를 최초 측정하고 16년이 지난 후 다시 피험자를 조사하자 콜레스테롤 수치가 160 미만이던 남성들은 240 이상이던 남성들에 비해 에이즈로 사망한 비율이 네 배나 더 높았다.[123]

다섯째, 비타민 D는 콜레스테롤로 만들어진다. 비타민이라기보다 오히려 호르몬이라 할 수 있는 비타민 D는 체내에서 콜레스테롤을 재료로 만들어진다. 콜레스테롤을 줄이면 비타민 D 수치에도 부정적인 영향을 줄 수밖에 없다. 그리고 그 영향은 결코 무시할 만한 수준이 아니다.

의료보건 분야에 몸담고 있는 전문가라면 누구나 미국은 물론 전 세계에 체내 비타민 D가 최적 수준에 못 미치는 사람의 수가 엄청나다는 사실을 알고 있다. 미국 질병통제예방센터에 따르면 미국 전체 인구 중 비타민 D가 '부족'하거나 결핍된 인구는 '겨우' 33%이다.[124] 하지만 얼마나 보유해야 '충분하다'고 판단할 수 있는지 그 기준에 대해서는 아직까지 논란이 많다. 또한 이 '충분하다'는 기준에 적합하다고 해서 '최적 수준'이라고 보는 것도 무리가 있다.

2010년 생명연장재단Life Extension Foundation에서는 재단 구성원 중 자신의 건강, 혈액검사, 영양 보충에 관심이 많은 사람을 자체적으로 선별하여 조사를 실시했는데, 이처럼 건강에 관심이 많은 사람들 중에서도 비타민 D 수치가 50ng/mL 이하인 사람이 85%나 되는 것으로 나타났다. 비타민 D가 '최적' 수준이라 할 수 있는 범위 (50~80ng/mL) 중에서 낮은 쪽을 기준으로 해도 이 정도이다.[125]

체내 비타민 D가 최적 수준보다 적으면 심장질환을 비롯해 신체 운동의 수행 능력 부족, 골다공증, 우울증, 암 등 다양한 질병이 발생할 수 있는 반면 체중 감량은 어려워지며, 심지어 사망률과도 관련이 있다는 설득력 있는 연구가 발표되고 있다. 미니애폴리스의 애봇북서부병원 소속 '페니 조지 건강 및 치유 연구소'에서 의료부 총책임자로 있는 그레고리 플로트니코프 박사는 비타민 D가 중요한 이유를 다음과 같이 설명한다.

"비타민 D를 통해 큰 노력을 기울이지 않고도 모든 원인으로 인한 사망률을 크게 줄일 수 있습니다. 비타민 D는 미국에서 사용되는 단일 의학적 치료 가운데 비용 대비 효율이 가장 우수한 방법입니다."[126]

많은 사람의 비타민 D 수준이 최적 기준 이하에 머무르는 데는 분명 여러 가지 이유가 있다. 집 앞 슈퍼마켓에 가면서도 선크림을 듬뿍 바를 정도로 태양을 두려워하는 것도 그 이유에 포함될 것이다. 하지만 이러한 비타민 D 결핍과 부족 현상이 1,100~3,000만 명의 미국인이 스타틴계 약물을 복용하는 오늘날 동시다발적으로 나타난 것이 과연 우연일까? 인체에 반드시 필요한 이 영양소를 만드는 데 필요한 바로 그 분자, 콜레스테롤을 줄이려는 약물을 복용하는 와중에 말이다.

심혈관계 건강 지표에 효과 없는 스타틴 복용

그렇다면 어떻게 해야 할까? 치료선도협회Therapeutics Initiative도 같은 질문을 던졌다. 치료선도협회는 의사와 약사를 대상으로 처방약 치료와 관련하여 근거가 뒷받침되는 최신 정보를 제공하는 단체로, 1994년 캐나다 약물치료부와 가족업무부가 협력하여 브리티시콜롬비아대학교 내에 설립했다. 주관적인 편향을 줄이기 위해 정부기관, 제약업계를 비롯한 이해집단과는 완전히 독립적으로 운영된다. 협회 홈페이지에 명시된 입장이 이 단체의 사명이 무엇인지 잘 보여준다.

"제약업계가 후원하는 정보들 사이에서 균형을 맞추기 위해서는 약물 치료에 관한 근거를 독립적으로 평가해야 한다고 분명하게 믿습니다."[127]

치료선도협회가 스타틴계 약물에 관한 연구 결과에 대해 과연 어떤 말을 했는지, 궁금하지 않은가?

협회는 격월로 발행하는 정보지 〈치료학 레터Therapeutics Letter〉 제48호를 통해 이런 의문을 던졌다.

"1차 예방 목적으로 스타틴계 약물을 처방하면 건강에 전반적으로 어떤 영향을 끼칠까?"

흥미로운 질문이다. 다시 한 번 상기하면, 1차 예방이란 심장발작이나 관상동맥에 발생하는 '문제'를 처음부터 예방하기 위해 스타틴계 약물을 사용하는 것이고, 2차 예방은 심장발작 재발을 막기 위한 치료를 말한다. 치료선도협회 소속 과학자들은 스타틴계 약물에 관한 연구 가운데 앞서 설명한 프로스퍼, ALLHAT-LLT, ASCOT-LLA 연구를 비롯해 총 5건의 연구 결과를 분석했다.[128] 종합하면 이 5건의 연구에 참여한 전체 피험자 중 84%는 1차 예방, 16%는 2차 예방 대상자였다.

연구 데이터를 모두 분석한 결과, 스타틴계 약물을 통해 심혈관계 건강 지표, 즉 심근경색(심장발작)과 뇌졸중은 총 1.4% 감소했다. 잘못 읽은 게 아니다. 이 약물로 예방되기를 기대한 바로 그 질환, 심장발작과 뇌졸중이 채 1.5%도 감소하지 않았다.

"이 정도 수치는, 1차 예방 환자가 대부분인 71명의 환자가 3~5년간 약물 치료를 받을 때 발병을 1건 예방할 수 있다는 의미이다."

연구진은 이렇게 정리했다.

다음과 같은 질문이 주어진다면, 과연 얼마나 많은 환자가 스타틴계 약물로 치료받겠다고 나설지 궁금하다.

"심각한 부작용이 발생할 수 있는 값비싼 약물이 있는데, 3년에서 5년 동안 복용하시면 심혈관계질환 발생 확률을 1.4% 줄일 수 있습니다. 복용하시겠습니까?"

그런데 치료선도협회가 분석 결과를 내놓으면서 '환자'라는 단어를 사용한 점에 주목하자.

엄밀히 말해 여기서는 '환자'라는 용어 대신 더 정확한 용어를 써야 옳다. 바로 '남성'이다. 여성이 1차 예방 수준에서 얻는 이점에 관한 근거에 대해, 연구진은 전체 분석 대상자의 28%가 여성이었으며 스타틴계 약물 치료로 관상동맥 관련 증상은 감소하지 않았다고 밝혔다. 이어 "1차 예방 연구에서 나타난 관상동맥 증상에 대한 효과는 남성에게 국한되어 나타나는 것으로 보인다"고 설명했다. 게다가 여기서 말한 효과라는 것이 심장발작과 뇌졸중을 고작 1.4% 감소시키는 것이라니? 갈수록 태산이다.

"전체적인 건강 상태를 나타내는 지표, 즉 총 사망률을 확인할 수 있었는데, 스타틴계 약물 치료 시 이 지표는 감소하지 않았다."

좀 더 자세히 설명하면 심혈관계질환으로 인한 사망률은 약간 감소했지만 다른 요인으로 인한 사망률이 그만큼 증가했기 때문에, 총 사망률을 계산해보니 …… '영(0)'이라는 것이다.

연구진은 심장발작이나 뇌졸중이 2%도 안 되는 쥐꼬리만 한 수준으로 감소했으며 심혈관계 건강에서 나타난 이 정도 효과조차 전반적인 건강을 나타내는 지표 두 가지, 즉 총 사망률(전체 사망자)과 중증 부작용 발생 건수에서는 나타나지 않았다고 지적했다.

"스타틴계 약물은 1차 예방 시험에서는 전반적인 건강에 효과가 없는 것으로 나타났다."

연구진이 내린 결론이다.[129]

《미국의 약물 남용 Overdosed America》의 저자인 의학박사 존 에이브람슨은 몇 년 전 스타틴계 약물과 위약의 효과를 비교한 총 8건의 무작위 연구를 분석했다. 학술지 〈랜싯〉에 기고한 분석 결과와 결론은 치료선도협회 연구진이 밝힌 분석 결과와 권고의 내용과 일치한다. 에이브람슨이 밝힌 내용은 이렇다.

"분석 결과 스타틴계 약물은 여성의 경우 전 연령대, 남성의 경우 69세 이상인 사람에게는 1차 예방 목적으로 처방해서는 안 된다는 사실이 확인되었다. 30세에서 69세 사이 고위험군 남성의 경우, 치료가 필요한 50명의 환자가 5년간 약물 치료를 받으면 질병 1건을 예방할 수 있다. 이러한 사실을 환자들에게도 알려야 한다. 본 연구진의 경험상 이런 증거를 제시하면 많은 남성들이 스타틴 치료를 택하지 않는다. 특히 생활방식 변화가 심혈관계질환과 전반적인 건강에 끼치는 긍정적인 영향에 대해 알려주면 더욱더 약물 치료를 원치 않는다. 적절한 인구 집단을 대상으로 현재까지 확인된 가장 적절한 증거를 토대로 판단하건대, 스타틴계 약물은 현재 각종 지침에서 복용을 권장하는 것보다 훨씬 더 좁은 범위의 인구 집단에 사용되어야 마땅하다."[130]

관상동맥질환 위험군 환자에게만 복용 권장

미국의 '콜레스테롤 교육 프로그램'의 지침대로라면 앞으로 수십 년간 수백만 명이 스타틴계 약물을 복용할 것이고, 그 장기적인 부작용은 다양하고 뚜렷하게 나타날 것이다. 치료 목적으로 식생활이나 생활방식을 바꾸면 약을 사용한 것과 달리 부작용이 따르지 않는다. 그러므로 예방심장학에서는 이와 같은 예방 방안을 가장 먼저 고려해야 한다.

스타틴계 약물을 이용한 치료가 관상동맥질환 발생 위험이 매우 높은 사람들에게조차 관상동맥질환 발생률과 사망률을 크게 줄이지 못한다는 사실에는 의심의 여지가 없다.[131] 관상동맥질환의 주된 위험인자가 염증이라고 밝히는 연구 결과가 계속해서 발표되는 만큼, '국가 콜레스테롤 교육 프로그램'과 같은 조직이 발표하는 콜레스테롤 관련 권고도 수정될 필요가 있다. 바라건대 콜레스테롤이 건강에 중요한 물질이라는 사실에도 이목이 집중되었으면 한다.

의사는 환자의 치료 방안을 콜레스테롤 수치만으로 기계적으로 정하지 말아야 한다. 의사는 자신이 관리하는 환자를 위해, 환자는 자기 자신을 위해 논란이 되고 있는 쟁점을 좀 더 자세히 들여다보아야 할 의무가 있다. 환자의 문제를 제대로 해결해주지 못할 약을 무턱대고 처방하지만 말고 말이다.

관상동맥질환 위험군에 속한 환자, 특히 염증 반응에 대한 지표가 좋지 않은 환자는 스타틴계 약물이 현 시점에서는 좋은 선택일 수 있다. 하지만 건강한 사람이라면 약효가 강력하면서도 부작용은 제대로 알려져 있지 않은 이 약을 장기간 과용해야 할 근거를 전혀 찾을 수 없다.

이것만은 꼭 알아두자!

- 스타틴계 약물의 효능은 과장되었다. 실제 효능도 콜레스테롤을 낮추는 것과는 관련이 없다.
- 스타틴계 약물은 심장 건강에 가장 중요한 영양소인 코엔자임 Q_{10}을 고갈시킨다. 코엔자임 Q_{10}이 부족하면 근육통, 쇠약, 피로가 발생할 수 있다.
- 뇌가 최적의 기능을 유지하기 위해서는 콜레스테롤이 필요하다. 콜레스테롤은 사고와 기억을 촉진하는 기능을 한다.
- 스타틴은 뇌의 기능을 떨어뜨린다.
- 몇몇 연구를 통해 스타틴계 약물이 성호르몬을 감소시키고 성기능을 약화시키는 것으로 나타났다.
- 스타틴계 약물이 암과 당뇨병 발생 위험 증가와 관련이 있다는 근거들이 드러나고 있다.
- 미국 UC 샌디에이고 의대 연구진이 실시한 연구에서 의사 대다수가 스타틴계 약물로 인한 부작용을 듣고도 묵살하며, 메드와치에도 그러한 사실을 보고하지 않는 것으로 나타났다.
- 대부분의 노인과 여성에게는 스타틴계 약물을 처방해서는 안 되며, 특히 어린이에게는 절대 처방해서는 안 된다.
- 스타틴계 약물로 효과를 얻을 수 있는 대상은 관상동맥질환 진단을 받은 중년 남성에 국한된다.

CHOLESTEROL
— DANGER!
— TOO HIGH
— HIGH
— MODERATE

7장

심장도 영양보충제가 필요하다

영양보충제의 필요성

일반적인 의사에게 영양보충제에 대해 문의하면, 아마도 이 말부터 듣게 될 것이다.

"효과가 있다고 충분히 입증된 결과는 없습니다."

필자들 역시 다소 보수적인 시각을 가진 동료들에게 영양의학을 주제로 꺼내면 이런 의견을 반복해서 듣는다. 하지만 그 말은 사실이 아니다.

미국국립보건원의 온라인 도서관 사이트(www.pubmed.com)에 들어가서 검색창에 비타민이나 약초 이름을 생각나는 대로 입력하고 검색해보면, 수백 건 혹은 수천 건의 인용 결과를 볼 수 있다. 즉 이 분야의 연구가 부족해서 생긴 문제는 아니라는 뜻이다.

문제는 두 가지로 나눌 수 있다. 첫 번째 문제는 미국의 일반적인 의사 교육이 지나치게 약학 쪽으로 치우쳐 있다는 점이다. 의과대학에 입학한 순간부터 의사들은 갖가지 방식을 통해 제약회사 쪽으로 인도된다. 미묘한 방법도 동원되지만, 꽤나 직접적인 방법도 있다. 무료 점심 식사, 학술토론회, 사례비, 자문이나 강연 계약, 휴가 제공과 함께 제약회사 영업사원들은 진료실을 찾아와 자사 제품의 긍정적인 면이 부각된 최신 연구 결과를 내밀고 무료 샘플, 필기구, 업체명이 인쇄된 처방전 서식까지 제공한다. 이 모든 것이 하나의 문화로 작용하여 의사가 진료할 때 가장 먼저 약학적인 방식을 택하게끔 만든다. 물론 대부분의 의사는 위와 같은 요소가 치료나 처방하는 약에 전혀 영향을 주지 않는다고 말할 것이다. 하지만 연구 결과를 보면 실상은 그 말과 전혀 딴판이다.[132]

두 번째 문제는 비타민에 관한 연구 결과 대부분이 잘 드러나지 않고 있다는 점이다. 과도한 업무에 지친 의사가 〈뉴잉글랜드 의학 저널〉을 매달 확인하며 초록을 훑어볼 시간이 있을 리 만무하며, 〈미국 임상영양학회지〉 같은 학술지에 매년 수백 건씩 발표되는 비타민과 영양소에 대한 연구를 자세히 읽어보는 노력도 현실적으로 기대하기 힘들다.

미국 의사 대부분은 영양과 관련해 따로 교육을 받지 않으며, 교육을 받더라도 기초적이고 겉핥기로 배우는 경우가 많다. 모든 상황을 종합하면, 왜 의사들이 천연 성분이 건강을 지키는 데 도움이 된다는 생각을 거의 하지 않는지 쉽게 이해할 수 있다.

일반적인 의약품은 긴급한 상황에서 생명을 유지하는 데 탁월한 역할을 한다. 필자들 역시 자동차 사고를 당한 상황이라면 당연히 병원 응급실로 가야 한다고 생각하지, 가까운 약초 전문가의 진료소로 가기를 바라지는 않는다. 하지만 예방 차원에서는 일반 의학이 그렇게 도움이 되지 않는다. 방금 심장발작을 일으킨 사람의 심장 박동이 유지되도록 만드는 일은 의학이 훌륭히 해낸다. 그러나 장기적으로 심장이 건강한 박동을 유지하고, 그 심장의 주인인 여러분이 애당초 병원에 갈 일이 없도록 해주는 일에서는 그만큼 유용하지 않다.

이번 장에서 언급할 영양보충제 가운데 일부는 이미 많은 사람들이 복용하는 것도 있다. 필자들은 처방약을 다 갖다 버리고 아무 비타민이나 사서 먹어야 한다고 생각하지는 않는다. 다만, 우리는 당연한 듯 처방되는 여러 가지 의약품보다 비타민, 항산화 성분, 오메가3를 비롯해 음식에 들어 있는 수천 가지 성분이 심장 건강에 훨씬 더 좋은 영향을 줄 수 있다고 생각한다.

현재 약을 복용 중인 독자라도 영양보충제로 건강을 개선시킬 수 있다. 코엔자임 Q_{10}을 예로 들어보면, 스타틴계 약물을 복용 중인 사람은 이 성분을 무조건 보충해야 한다. 마그네슘은 혈당 조절을 위한 약인 메트포르민(제품명 글루코파지)이나 베타 차단제와 같은 혈압약과 함께 복용하는 경우가 많다. 심장질환을 일으키는 산화작용과 염증을 줄이기 위해서는 어느 정도는 도움이 필요하다. 가령 오메가3 지방산의 경우 대체로 누구나 복용하면 도움이 된다.

지금부터 여러분이 심장을 건강하게 지키기 위해 단독으로 활용하거나 치료와 병행해 이용할 수 있는 보충 성분을 소개한다.

코엔자임 Q_{10} : 심장 에너지를 만드는 연료

코엔자임 Q_{10}은 비타민과 유사한 물질로 몸 전체에서 발견되며 모든 세포에서 만들어진다. 자동차에서 연료를 이용해 에너지를 만드는 점화 플러그처럼 코엔자임 Q_{10}은 우리 몸에서 연료(음식)를 이용해 에너지를 만들어내는 역할을 한다.

작용 방식은 이렇다. 인체는 '아데노신 3인산$^{adenosine\ triphosphate}$', 줄여서 'ATP'라고 불리는 분자를 에너지원으로 이용한다. ATP의 별명이 '에너지 분자'인 것도 이 때문이다. 자동차로 우리가 어디든 가고 싶은 곳에 갈 수 있는 것처럼 ATP도 세포 대사, 근육 운동, 탱고 추기 등 무엇이든 인체가 하는 활동을 가능하게 하는 연료이다. 인체는 우리가 먹은 음식에서 전자(음전하를 띠는 원자의 구성요소)를 떼어내어 ATP를 만든 다음 전자를 다시 '전자 수용체'인 산소에 보낸다. 코엔자임 Q_{10}은 전자를 옮기는 운반체 중 하나이고, 세포가 산소를 이용해 더 많은 에너지를 만들 수 있도록 돕는 필수적인 역할을 한다. 즉 코엔자임 Q_{10}은 에너지 분자인 ATP의 생산량을 늘리는 작용을 하며 인체에 매우 유익하다.

자동차의 가솔린 엔진이 점화 플러그 없이는 작동할 수 없듯이, 인체도 코엔자임 Q_{10} 없이는 돌아가지 않는다. 코엔자임 Q_{10}은 세포에 에너지(ATP) 생산을 지시하는 총사령관인 미토콘드리아의 핵심 요소이다. 인체에서 코엔자임 Q_{10}의 농도가 가장 높은 두 기관 중 한 곳이 심장인 사실도 결코 우연이 아니다.(다른 한 곳은 간이다)

심장은 잠을 자는 법도 없고, 휴가를 떠나는 일도 없다. 매일 10만 번 이상 뛰는 심장은 체내에서 가장 활발한 대사가 이루어지는 조직이며, 따라서 코엔자임 Q_{10}의 에너지 생산에 크게 의존한다. 코엔자임 Q_{10} 결핍은 칼슘 결핍이 뼈 건강에 끼치는 영향만큼이나 심장 건강에 심각한 영향을 준다.

나이가 들수록 인체가 만들어내는 코엔자임 Q_{10}의 양도 줄어들며, 따라서 해가 갈수록 코엔자임 Q_{10} 보충이 더욱 중요하다. 코엔자임 Q_{10}이 함유된 음식은 심장이나 간과 같은 식용 내장이 전부이다. 게다가 가열하거나 오래 조리하면 쉽게 파괴된다.

앞서 설명했지만 스타틴계 약물의 중대한 문제점 중 하나는 코엔자임 Q_{10}을 크게 감소시킨다는 것이다. 앞 장에서 설명한 대로 콜레스테롤이 만들어지는 메발로네이트 경로와 코엔자임 Q_{10}이 만들어지는 경로가 동일하다. 따라서 스타틴계 약물이 작용해 이 경로의 시작 단계가 차단되면 콜레스테롤뿐만 아니라 코엔자임 Q_{10}의 생산 기능도 감소한다.

혹시 여러분이 잊어버렸을 경우에 대비하여 한 번 더 언급할 중요한 내용이 있다. 현재 스타틴계 약물을 복용 중인 사람은 반드시 코엔자임 Q_{10}이 함유된 보충제를 복용해야 한다. 최소 100mg씩 하루 2번 복용할 것을 권장한다.

스타틴계 약물을 복용 중인 사람에게만 코엔자임 Q_{10}이 필요한 것이 아니다. 필자들은 모든 사람, 특히 심장질환 발생 위험이 높은 사람 모두에게 코엔자임 Q_{10}이 꼭 필요하다고 생각한다.

일본에서는 1974년부터 코엔자임 Q_{10}을 울혈성 심부전의 처방약으로 승인했다. 미국에서도 1980년대 중반부터 심장 건강에 코엔자임 Q_{10}이 미치는 효과가 널리 알려졌다. 1985년 학술지 〈미국 국립과학원 회보Proceedings of the National Academy of Sciences of the United States of America〉에 게재된 한 연구에서는 뉴욕심장협회가 밝힌 진단 기준에 따라 제3기 혹은 제4기 심근병증cardiomyopathy으로 분류된 환자를 두 그룹으로 나누고 각각 코엔자임 Q_{10}과 위약을 제공했다.[133] 제3기 환자는 질병 증상으로 인해 아주 제한된 활동만 할 수 있으며, 가만히 있거나 최소한의 활동을 하는 수준에서만 편안함을 느낀다. 제4기 환자는 활동에 심각한 제약이 있으며 휴식 중에도 증상을 느끼므로 대부분 침대에서 일어나 활동하지 못한다.

이렇듯 병세가 심각한 환자들에게 코엔자임 Q_{10}을 제공하자 어떤 일이 벌어졌을까? 연구진이 밝힌 결과는 다음과 같다.

"점진적으로 병세가 악화되어 일반 치료만으로는 2년 이내 사망할 것으로 예상되는 환자들이었으나, 코엔자임 Q_{10}을 복용하면서 상태가 이례적인 수준으로 개선되었다. 코엔자임 Q_{10} 치료는 해당 환자들의 생명을 연장시킨 것으로 보인다. 이와 같은 효과는 심근의 코엔자임 Q_{10} 결핍 문제가 해소되고 코엔자임 Q_{10}을 필요로 하는 효소 합성이 강화되면서 비롯된 결과일 가능성이 있다."[134]

1990년에 발표된 또 다른 연구는 피험자 143명을 대상으로 총 6년간 실시되었다. 전체 피험자의 98%는 위의 1985년 연구에 참여한 환자와 동일하게 두 가지 분류의 환자들로 구성되었다.[135] 연구진은 피험자들에게는 경구 섭취용 코엔자임 Q_{10}을 100mg씩 제공하고, 동시에 일반적인 의료 계획에 따라 치료를 받도록 했다. 그 결과 85%의 환자가 뉴욕심장협회가 정한 환자 분류 기준을 적용할 때 등급이 한두 단계 개선되었으며, 독성이나 내성이 발생했다는 근거는 없었다.

"코엔자임 Q_{10}을 복용하는 것은 심근병증에 안전하고 효과적인 장기 치료법이다."

연구진은 이렇게 결론을 내렸다.

코엔자임 Q_{10}은 혈압을 낮추는 기능도 한다. 임상시험 12건을 대상으로 고혈압 치료와 코엔자임 Q_{10}에 대해 메타분석을 실시한 최근 결과를 보면 코엔자임 Q_{10}을 보충한 환자들은 대조군 피험자와 비교할 때 전반적으로 혈압이 크게 낮아진 것으로 나타났다.[136] 몇몇 연구를 통해 심장질환의 중증도와 코엔자임 Q_{10} 결핍 수준에도 매우 밀접한 상관관계가 있다고 밝혀졌으며, 이 역시 당연한 결과로

생각된다.[137]

앞서 산화적 손상이 심장질환의 주요 원인 중 하나라고 설명한 것을 떠올려 보자. 콜레스테롤은 산화되지 않는 한 문제 될 것이 없다는 설명도 기억하라. 산화된 콜레스테롤, 구체적으로는 산화된 B형 LDL 콜레스테롤만이 문제를 일으킨다. B형 LDL 분자는 세포벽에 달라붙어서 염증 반응을 시작하거나 더 촉진하기 때문이다.

이 이야기는 갑자기 왜 꺼냈을까? 코엔자임 Q_{10}은 강력한 항산화 성분으로, LDL 콜레스테롤의 산화적 손상을 막으므로 콜레스테롤이 애당초 '문제'를 일으키지 않도록 방지한다. 의약품으로 LDL을 최대한 줄이는 방법보다는 애초에 LDL이 손상되지 않도록 방지하는 편이 훨씬 더 영리한 방법 아닌가.

코엔자임 Q_{10}과 비타민 E는 아주 밀접한, 거의 공생에 가까운 관계가 있다. 쥐에게 비타민 E를 보충하자 혈중 코엔자임 Q_{10} 농도가 증가했다는 연구 결과도 있다. 개코원숭이의 경우 코엔자임 Q_{10}을 보충하자 비타민 E의 항염증 효과가 증가했으며, 다른 연구에서는 코엔자임 Q_{10}과 비타민 E를 함께 공급하자 염증 반응의 인체 지표인 C-반응성 단백질이 감소했다. 필자들은 매일 코엔자임 Q_{10}을 보충 섭취하면서 토코페롤과 고농도 감마 비타민 E가 혼합된 형태로 비타민 E를 200IU(IU는 효소나 비타민의 활성이나 양을 나타내는 단위) 정도 추가 섭취하는 것이 현명하다고 생각한다.

D-리보스 : 몸의 에너지 구성원

탄소 원자 5개를 갖는 단당, 즉 5탄당5-carbon sugar인 D-리보스D-ribose는 인체 모든 활동에 힘을 부여하는 에너지 분자 ATP의 구성 성분 중 하나이다. D-리보스가 없으면 ATP도 존재할 수 없고, ATP가 없으면 에너지가 존재할 수 없다.

체내에서 충분히 생산되지 않아 보충해야 할 성분 중 하나인 L-카르니틴L-carnitine과 코엔자임 Q_{10}은 모두 인체의 ATP 생산 과정이 수월하게 돌아가도록 돕는다. 비유하여 설명하자면, 이 두 성분이 꼬마 요정처럼 ATP를 만드는 데 필요한 재료를 생산 공장으로 나르고, 그 결과 ATP가 효율적으로 생산된다. 코엔자임 Q_{10}과 L-카르니틴은 공장에서 건축 자재를 실어다가 건설 현장으로 운반하는 트럭과 같다. 반면 D-리보스는 그 '건축 자재' 중 하나이다. D-리보스가 부족하면 ATP도 감소하고, ATP가 감소하면, 특히 심장에서 부족하면 굉장히 나쁜 결과가 발생한다.

D-리보스는 인체 모든 세포에서 합성되지만, 합성 속도가 매우 느리며 각 조직마다 만들어지는 양도 제각각이다. 간, 부신 피질, 지방 조직과 같은 조직에서는 지방산과 스테로이드 합성에 필요한 화학물질이 생산된 후 호르몬 생산에 사용되므로 D-리보스도 다량 생산된다.

그러나 각 생체 조직에서 만들어지는 D-리보스는 만들어진 바로 그 조직에서만 사용할 수 있을 뿐, 심장 등 필요로 하는 다른 조직으로 옮겨지지는 않는다. 심장을 비롯해 골격근과 뇌는 D-리보스를 매일매일 필요한 만큼만 만들 수 있다. D-리보스를 보관해 둘 저축 통장은 없다. 가령 심장 세포가 산소 결핍과 같은 스트레스 요인에 맞닥뜨리면 D-리보스가 아주 절실히 필요하지만, 이를 재빨리 만들어낼 만한 대사적 장치를 갖추고 있지 않다. 혈류나 산소가 부족해 스트레스 상황에 처한 신체 조직은 잃어버린 에너지를 서둘러 회복하는 데 필요한 D-리보스를 충분히 만들어내지 못한다. 따라서 심장질환 등의 요인으로 산소나 혈류가 만성적으로 부족한 상태에서는 세포 에너지가 늘 부족하다.

D-리보스와 심장 기능의 관계는 독일 뮌헨대학교의 생리학자 하인즈 게르트 짐머가 처음 발견했다. 1973년 짐머는 심장에 에너지가 고갈된 상태에서 허혈(혈관이 막히는 것이 원인이 되어 혈액이 심장으로 충분히 공급되지 않는 현상)이 발생하기 이전에, 혹은 그 직후에 D-리보스를 공급하면 회복 속도가 훨씬 더 빨라진다고 밝혔다. 그로부터 5년 뒤 짐머는 심박을 더 강하게 하기 위해 사용하는 특정 약물(심근 수축 촉진제)로 심장의 에너지가 고갈되는 결과가 나타나며, D-리보스를 해당 약물과 함께 공급하면 이 문제가 대폭 줄어든다는 사실을 증명했다.

짐머의 연구에서 확인된 내용 중 가장 중요한 사실은 D-리보스가 에너지 회복과 이완기의 정상적인 심장 기능 회복에 매우 중요한 역할을 한다는 점이다. 이어 짐머 연구진은 1992년 실시한 임상시험에서 중증 관상동맥질환을 앓고 있지만 상태가 안정적인 환자들에게 D-리보스를 투여하자 운동 능력이 향상되고, 중증도 수준이던 협심증 발병이 지연되는 것으로 나타났다고 밝혔다. 그 이후부터 D-리보스가 심부전, 심장 수술 후 회복, 스트레스가 쌓인 골격근의 에너지 회복에 긍정적인 영향을 주고, 산소가 고갈된 인체 조직에서 자유 라디칼 생성을 억제한다는 사실이 알려지기 시작했다.

시나트라 박사가 진료한 심장질환 환자 중에도 D-리보스를 보충 섭취한 후 삶의 질이 개선된, 거의 기적에 가까운 사례가 있어 소개한다.

D-리보스, 심각한 관상동맥질환 개선

시나트라 박사의 환자였던 루이스는 심각한 관상동맥질환으로 병원을 찾아왔다. 주요 관상동맥에 스텐트(혈관 폐색 등을 막기 위해 혈관에 주입하는 이식재)를 삽입하는 치료를 받았지만, 스텐트로 확장시키기 어려운 얇은 혈관은 우회술을 실시할 수도 없어서 계속 막혀 있는 아주 심각한 상태였다. 루이스의 병명은 난치성 협심증으로, 방안을 걷는 정도의 일상적인 활동만 해도 흉부 통증을 느꼈다. 뿐만 아니라 정서적으로 조금만 스트레스를 받아도 통증을 느꼈다. 이러한 심장 상태 때문에 루이스는 수많은 심장병 전문의를 찾아다녔고 각종 심장병 약을 처방받았지만 문제는 해결되지 않았다.

　루이스가 진료소를 찾아왔을 때 나는 그의 혈중 요산 농도가 높다는 사실을 확인했다. ATP 대사에 문제가 있다는 신호였다. 루이스는 L-카르니틴과 코엔자임 Q_{10}을 이미 복용 중이었지만 복용량은 '상태가 유지될 만한 수준'이었다. ATP 저장량이 늘어나면 도움이 될 거란 판단이 들었고, D-리보스 복용을 권하는 동시에 L-카르니틴과 코엔자임 Q_{10} 복용량을 늘리도록 했다. 며칠 지나지 않아 루이스의 상태는 상당 수준 개선됐다. 루이스의 사위는 며칠 뒤 내게 전화를 걸어 이렇게 말했다.

　"선생님께서 장인어른의 병을 고쳤어요!"

　D-리보스를 적정량 복용하면 증상이 빠른 속도로 개선된다. 경우에 따라 루이스처럼 단 며칠 내에 나아지기도 한다. 복용 초반에 결과가 두드러지게 나타나지 않는다면 복용량을 5g(1티스푼)씩 하루 3번으로 늘려야 한다. 병세가 심각하고 에너지가 상당 수준 고갈된 사람일수록 단시간 내에 효과를 볼 수 있다.

　D-리보스의 장점에 대한 과학적 근거가 점차 늘어나고 있지만, 미국의 의사 중 의대생 시절 들은 생화학 수업 외에 D-리보스에 관한 정보를 들어본 사람은 드물다. 환자에게 복용을 권하는 의사도 매우 적다. 하지만 D-리보스를 잘 아는 의사들은 환자에게 충분히 도움이 된다는 사실을 확인하고 큰 보람을 느낀다.

D-리보스의 적절한 보충 섭취량은 사람에 따라, 개개인의 건강 상태에 따라 차이가 있지만, 복용을 처음 시작한 경우 참고할 만한 권장 섭취량은 다음과 같다.

- 심혈관계질환 예방, 운동선수의 체력 유지, 건강한 사람 중 격렬한 신체 활동을 하거나 강도 높은 운동을 하는 사람은 매일 5g씩 섭취한다.
- 심부전, 허혈성 심혈관계질환, 말초 혈관질환을 앓고 있는 환자 대부분과 심장발작 혹은 심장 수술 후 회복 중인 사람, 안정형 협심증 치료를 받고 있는 환자, 운동선수 중 장기간 고강도 운동을 실시하는 사람은 매일 10~15g씩 섭취한다.
- 진행성 심부전, 확장성 심근병증, 협심증이 빈번히 발생하는 환자, 심장이식 수술 대기 중인 환자, 극심한 섬유 근육통과 근육 경련이 발생하는 환자, 신경근육질환 환자는 매일 15~20g씩 섭취한다.

D-리보스 섭취와 관련하여 보고된 부작용은 최소 수준이고 발생 빈도도 높지 않으며 함께 복용하면 위해 반응이 발생하는 약이나 영양적 상호작용이 알려진 사항 역시 없다. D-리보스의 독성이나 안전에 대해서는 광범위하게 조사가 이루어졌으므로 용법대로 복용하면 100% 안전하다. 수천 명의 환자들이 하루에 60g까지 복용

하고 있지만, 부작용은 최소 수준이거나 전혀 없다.

D-리보스 복용 시 금기 사항은 알려진 내용이 없지만, 필자들은 임산부와 모유 수유 중인 여성, 영유아는 아직까지 충분한 연구가 이루어지지 않았으므로 복용하지 않는 편이 좋다고 권고한다.

L-카르니틴
: 심장을 보호하는 강력한 항산화 성분

L-카르니틴은 교통수단을 떠올리면 쉽게 이해할 수 있다. L-카르니틴은 지방산을 싣고 세포 내부의 미토콘드리아로 이동해 에너지로 사용되도록 하는 셔틀버스 역할을 한다. 심장은 필요한 에너지의 60%를 지방에서 얻는데 심장 근육 세포에 지방산을 전달하기 위해서는 L-카르니틴이 반드시 충분하게 존재해야 한다.

L-카르니틴 보충 섭취로 얻을 수 있는 효과는 각종 심혈관계질환으로 치료 중인 환자들을 대상으로 한 여러 연구에서 확실하게 증명되었다. 한 연구에서는 심장발작을 겪은 후 L-카르니틴을 보충 섭취한 사람의 경우 사망률이 대조군보다 훨씬 더 낮아졌는데, L-카르니틴 복용 그룹의 사망률은 1.2%, 대조군의 사망률은 12.5%였다.[138] 위약 대조군이 포함된 무작위 연구에서는 심부전 환자 8명을 두 그룹으로 나누고 한쪽에는 L-카르니틴을 2g씩 제공하고 다른

쪽에는 위약을 제공했다. 그 결과 3년 후 생존율이 L-카르니틴 복용 그룹에서 현저히 더 높게 나타났다.[139]

L-카르니틴은 협심증 환자가 흉부 통증 없이 운동할 수 있을 만큼 상태를 개선시킨다.[140] 한 연구에서 L-카르니틴을 경구 섭취하자 간헐성 절뚝거림, 즉 산소 공급량이 줄면서 다리 근육에 극심한 경련이 느껴지는 증상이 크게 개선되었으며, 다른 연구에서는 다리에 말초혈관질환을 앓고 있는 환자의 보행 거리가 L-카르니틴 보충 섭취 후 98m까지 늘어났다. 위약을 복용한 사람과 비교하면 2배 정도 더 긴 거리이다. 또 울혈성 심부전 환자는 L-카르니틴을 하루에 겨우 900mg씩만 복용해도 운동 지속 시간이 늘어나는 것으로 나타났다.

그래도 L-카르니틴의 효과를 확신하기에는 부족하다고 생각된다면, 이 성분이 심장을 보호하는 강력한 항산화 성분으로 밝혀졌다는 사실을 덧붙인다. 〈국제심장학회지〉에 발표된 한 논문에서는 L-카르니틴이 산화적 스트레스와 관련된 두 가지 중요한 성분, HO-1과 ecNOS의 활성을 직접적으로 자극하는 것으로 나타났다. 이 두 성분은 항산화, 증식 방지(종양 세포를 억제하는 효과가 있음을 의미한다), 항염증 작용을 하는 특성이 있으므로 활성을 조금이라도 증가시킬 수 있다면 건강에 굉장히 유익하다고 할 수 있다. 연구진은 L-카르니틴의 이와 같은 작용은 "산화적 스트레스와 관련된 심혈관계, 심근 손상을 방지할 것으로 추정된다"고 결론지었다.[141]

L-카르니틴, 코엔자임 Q$_{10}$과 완벽한 조합

시나트라 박사가 담당하는 환자의 85%는 울혈성 심부전을 앓고 있는데, 코엔자임 Q$_{10}$ 덕분에 증세가 상당히 개선됐다. 하지만 그는 코엔자임 Q$_{10}$을 보충해도 증상이 나아지지 않고 삶의 질이 심각하게 저하된 채 살아가는 나머지 15%의 환자들이 늘 염려스러웠다.

그러던 중 시나트라 박사는 L-카르니틴에 관한 자료를 읽다가 L-카르니틴이 코엔자임 Q$_{10}$과 시너지 효과를 발휘한다는 사실을 알게 되었다. 크렙스 회로(Krebs cycle, 살아 있는 세포가 에너지를 만드는 연속 반응)의 ATP 생성 단계를 촉진한다는 것이다. 이를 바탕으로 15%의 환자들에게 코엔자임 Q$_{10}$과 L-카르니틴을 함께 보충하도록 권했고, 그 결과는 무척 놀라웠다.

치료 효과가 별로 없던 환자들의 혈색이 좋아지고, 호흡도 수월하게 하고, 일터에서도 거의 힘을 들이지 않고 주변을 산책할 수 있게 되었다. 엄청난 결과였다. L-카르니틴이 코엔자임 Q$_{10}$과 완벽한 조화를 이루는 배터리를 제공한 것 같았다.

심장은 우리 인체에서 대사가 가장 활발히 일어나는 조직으로, 에너지 분자인 ATP가 상당량, 그것도 일정하게 공급되어야 한다.

심장이 1분에 60회에서 100회까지, 하루 24시간, 매년, 쉬는 시간도 전혀 없이 펌프질을 해야 한다는 사실을 잊지 말자. 심장 근육 세포는 지방을 연소시켜 연료로 사용하고, 따라서 ATP 공급에 아주 조금 차질이 생길 수 있는 요소에도 심장은 매우 취약한 반응을 보인다.

시나트라 박사가 말하는 소위 '끝내주는 4인조 보충 성분' 중 마지막 주인공을 소개한다.

마그네슘 : 위대한 긴장 완화제

로버트 앳킨스 박사는 마그네슘을 '천연 칼슘 통로 차단제'로 칭했는데, 100% 맞는 말이다. 지금부터 몇 단락 더 읽고 나면, 여러분은 세포 내부로 칼슘이 들어가는 통로를 막는 마그네슘의 역할이 어째서 심장 건강에 그토록 중요한지 알 수 있을 것이다.

최근 연구를 통해 심장 내 칼슘이 큰 문제를 일으킨다는 사실이 입증되고 있다. 칼슘 공급과 심혈관계질환의 관계를 조사한 연구 15건을 메타분석한 결과도 발표되었다. 연구진은 칼슘을 보충 섭취하자 중간 수준의 심혈관계질환 발생 위험이 크게 증가했다고 결론 내렸다. 이어 연구진은 칼슘 보충으로 골다공증을 관리할 수 있다는 내용을 재평가해야 한다고 촉구했다.[142]

또 다른 연구는 이와 목적이 좀 다른데, 이 책과는 더 밀접한 관련이 있다.[143] 이 연구는 스타틴계 약물이 심혈관계질환의 위험성을 줄이고 관상동맥에서 칼슘이 축적되는 속도를 늦춘다는 전제로 시작됐다. 이를 토대로 LDL 콜레스테롤 농도가 낮아지면 관상동맥의 칼슘 축적에 어떤 변화가 나타나는지 알아보는 것이 연구의 목적이었다.

연구 과정은 이렇다. 연구 시작 시점에 아무런 증상이 없는 495명의 환자를 대상으로 관상동맥의 칼슘 변화를 측정했다. 측정은 전자선 단층촬영으로 실시됐다. 환자들은 최초 측정을 끝낸 직후부터 스타틴계 약물을 복용하기 시작하여 평균 3.2년간 지속적으로 복용했다. 복용 기간 중에도 콜레스테롤 농도를 측정하고, 칼슘 측정도 정기적으로 실시했다. 3.2년간의 추적 조사 기간 동안 41명의 환자에게 심장발작이 발생했다.

심장발작이 발생하지 않은 454명의 환자는 혈중 칼슘 농도가 매년 평균 약 17% 상승했다. 그러나 심장발작이 발생한 41명의 환자는 혈중 칼슘 농도가 매년 42%라는 놀라운 수준으로 증가했다. 연구진은 관상동맥의 칼슘이 늘어날수록 심장발작이 발생할 위험이 17.2배라는 엄청난 수준만큼 증가한다고 설명했다.[144]

그런데 LDL 콜레스테롤은 두 그룹 간에 아무런 차이가 없었다. 오히려 심장발작이 발생하지 않은 그룹의 평균 LDL 콜레스테롤 수치가 심장발작이 발생한 그룹보다 약간 더 높은 역설적인 결과가 나타났다.

결과를 요약해보자. 두 그룹, 즉 심장발작이 발생한 41명과 그렇지 않은 454명의 LDL 콜레스테롤 수치는 거의 동일했다. 그러므로 환자의 LDL 농도로 심장발작 발생 여부를 예측하려 한다면, 로 또 숫자를 맞추는 것보다 힘들 것이다. 그러나 LDL 농도 대신 혈중 칼슘 농도에 주목하면 이야기는 완전히 달라진다. 심근경색을 앓은 환자들은 혈중 칼슘 농도가 상승할 가능성이 크며, 특히 동맥이 완전히 막힌 경우 더욱 그러하다.

관상동맥의 석회화는 오래전부터 심장질환의 중대한 위험인자로 알려졌지만, 그럼에도 의학계는 콜레스테롤에만 집요하리만큼 집중하고 있었다. 하지만 그 와중에도 칼슘과의 연관성을 파악한 소수의 사람들이 있었다.

플로리다의 심장전문의이자 저서 《사우스비치 다이어트The South Beach Diet》로 유명해진 의학박사 아서 애겟스턴은 동맥의 석회화가 얼마나 심각한 수준인지 점수화하는 방식을 개발했다. 바로 '애겟스턴 점수'이다. 연구를 통해 애겟스턴 점수가 400 이상인 사람은 관상동맥의 문제, 즉 심근경색을 비롯해 우회술, 혈관 형성술 등 관상동맥 치료를 실시해야 할 위험이 높다고 알려졌다.[145]

뼈에 있는 칼슘은? 아주 유익하다.

하지만 동맥에 있는 칼슘은? 별로 좋지 않다.

마그네슘은 어떨까?

마그네슘과 칼슘은 서로 흥미로운 공생 관계에 있다. 마그네슘이 부족하면 세포 내 칼슘이 증가한다. 마그네슘은 혈소판 응집을 저해하는 작용을 하므로 혈액 응고에도 중요한 역할을 한다. 칼슘 통로 차단제는 혈관벽을 이루고 있는 근육 세포에 영향을 주어 혈관을 넓히고 이완시키는데, 마그네슘이 바로 이 기능을 한다. 그것도 아주 멋들어지게 해낸다. 마그네슘은 혈관을 확장시켜 혈압을 낮추고 심장이 혈액을 훨씬 더 수월하게 뿜어내도록 돕는다.

역학 조사나 임상시험 대부분에서 마그네슘을 과량 섭취하면(최소 일일 500~1,000mg 이상) 혈압이 감소하는 것으로 나타났다.[146] 연구에서는 마그네슘 섭취량과 혈압이 서로 반비례 관계인 것으로 확인되었다. 즉 마그네슘을 '많이' 섭취할수록 혈압은 더 '낮아진다'. 고혈압 환자 60명을 대상으로 한 연구에서는 8주간 마그네슘을 보충 섭취하도록 하자 혈압이 상당 수준 감소했다.[147]

그러니 기본적으로 마그네슘을 '이완제'로 생각하면 된다. 여러분이 휴식을 위해 목욕 소금으로 사용하는 엡솜염 Epsom salts 은 마그네슘에 황과 산소가 약간 혼합된 것이다. 통합의료 전문가들이 자주 활용하는 비타민 점적 주입 요법(비타민을 10~15분에 걸쳐 천천히 투여하는 것)의 경우에도 마그네슘 함량이 높은 비타민을 정맥에 투여하면, 환자는 편안하게 숙면을 취할 수 있다. 마그네슘은 신체를 이완시키고 혈관에도 이완 효과를 발휘하는 동시에 심장 건강에도 아주 유익하다. 마그네슘이 충분하면 혈관이 이완되고 넓어져 수월하게 혈액을 뿜어낼 수 있으니 혈관에 힘을 많이 가하지 않아도 된다. 덕분에 심장은 고달프게 일하지 않아도 되고, 혈압은 내려가고, 세상만사가 편안해진다.

마그네슘과 심장은 또 하나의 재미있는 연결고리가 있다. 바로 당분과의 연관성이다.

앞서 4장에서 심장 건강에 가장 치명적인 물질이 설탕이라고 이야기했다. 한 번 더 이야기하자면, 당은 염증을 유도할 가능성이 매우 높다. 최종 당화산물(AGEs)로 불리는 유해한 물질을 만들어내는데, 이 물질은 아테롬성 동맥경화증을 일으키는 중추적인 역할을 한다.[148] 최종 당화산물은 제2형 당뇨병의 중요한 인자이기도 하다. 제2형 당뇨병은 혈당과 혈중 인슐린 농도가 비정상적인 수준이 되어 인슐린 농도를 계속 제어해야 하는 질환이다. 또한 당뇨병은 심장질환으로 이어지는 지름길이기도 하다.

마그네슘의 가장 중요한 기능 중 하나가 혈당 관리이다. 당뇨병 환자들을 대상으로 실시된 몇몇 연구를 통해 마그네슘을 하루 400~1,000mg씩 보충 섭취하도록 하자 3주에서 3개월간의 조사 기간 중 어느 시점에 측정해도 혈당과 인슐린 농도가 제대로 관리되는 것으로 나타났다.[149] 한 연구에서는 인슐린 저항성이 있는 192명을 피험자로 선정하여 혈중 마그네슘 농도를 측정한 결과 약 65%에 해당하는 사람들이 마그네슘 농도가 낮은 것으로 나타났다. 대조군에서는 5%에서만 그와 동일한 수준의 마그네슘 농도가 확인되었다.[150]

마그네슘 부족과 인슐린 저항성 사이에는 강력한 연관성이 있다. 인슐린 저항성이 있는 사람은 당뇨병 발생 위험이 높고, 곧 심장질환 발생 위험도 높다는 의미라고 앞에서 설명했다. 마그네슘이 혈당과 인슐린 농도 제어에 도움이 된다는 사실은 심장 건강을 지키는 데 있어 마그네슘이 얼마나 중요한지 보여주는 한 가지 예에 불과하다.

마그네슘은 인체에서 벌어지는 300가지 이상의 생화학적 과정에도 반드시 필요하다. 대부분은 효소 반응으로, 심장 건강에 필수적이다.(과학자들은 '심근대사'라고 부른다)[151] 마그네슘이 아주 약간만 부족해도 심장에 부정적인 영향을 줄 수 있으며, 마그네슘 농도가 낮으면 심혈관계질환 발생과 관련성이 있다는 증거가 상당수 발표된 것도 당연한 결과인지 모른다.[152]

요지는 이렇다. 심장을 보호하고 싶은 사람이라면 마그네슘을 보충 섭취해야 한다. 마그네슘은 혈압을 낮추고, 혈당 조절을 돕고, 혈관 내벽을 이완시킨다. 게다가 식생활에 관한 조사 대부분에서 미국인의 마그네슘 섭취량은 충분하지 않은 것을 알 수 있다.[153] 필자들은 마그네슘을 하루 최소 400㎎은 섭취하는 편이 좋다고 생각한다. 단, 신부전 환자는 마그네슘 보충 섭취를 권하지 않는다.

니아신 : 나쁜 콜레스테롤 감소, 좋은 콜레스테롤 증가

니아신은 1955년, 매일 1천~4천mg을 섭취하면 콜레스테롤 수치를 크게 줄일 수 있다는 사실이 밝혀지면서 알려지기 시작한 성분이다.[154] 뒤이은 연구들을 통해 니아신은 트리글리세리드를 20~50%까지, LDL 콜레스테롤을 10~25%까지 낮추는 효과가 있는 것으로 나타났다.[155]

니아신은 비타민 B3의 주요 형태 중 하나로, 나머지 하나는 니코틴아미드nicotinamide이다. 둘은 인체에서 서로 다른 기능을 하는데 니아신만 콜레스테롤과 트리글리세리드와 관련된 물질에 영향을 준다. 여러 연구를 통해 니아신으로 LDL 콜레스테롤이 감소된다는 사실이 확인되었으며, 특히 작고 단단한 BB탄 모양의 LDL 입자를 상당 수준 감소시키는 것으로 나타났다. 이 입자는 동맥 내벽에 딱 달라붙어 산화되면 손상을 일으킨다.

더불어 니아신은 Lp(a)로도 불리는 지질단백질(a) 역시 감소시킨다. 지질단백질(a)은 LDL의 특별한 종류 중 하나로 굉장히 유해한 축에 속한다. 콜레스테롤이 나쁘다는 이야기는 사실 이런 분자들이 주인공이다. Lp(a)는 심장질환과 심장발작을 일으키는 개별 위험인자이지만, 체내 농도를 낮출 수 있는 효과적인 약물 치료법도 없고 어떻게 다루어야 할지 아는 사람도 없어서 콜레스테롤만큼 큰 주목

을 받지 못하고 있다. 그런데 니아신으로 Lp(a)를 10~30%까지 크게 줄일 수 있다.[156]

더 놀라운 사실은 니아신이 HDL 콜레스테롤을 '늘린다'는 점이다. 이것만으로도 동네방네 떠들고 다닐 만하다. HDL 콜레스테롤은 심장질환에 관련해서 너무 과소평가된 물질이기 때문이다. 니아신은 HDL 콜레스테롤 수치를 10~30%까지 높인다.[157] 심지어 HDL 콜레스테롤의 하위 유형 중에서 가장 유익한 HDL-2의 농도를 우선적으로 늘린다는 반가운 소식이다.[158]

니아신이 체내에 지나치게 많이 존재할 경우 발생하는 부작용 중 가장 중요한 것은 간에 상당히 무리가 된다는 점이다.('간 독성'으로도 알려진 상태를 일컫는다) 그러나 앨런 가비 박사는 영양 보충과 질병에 관한 세밀한 검토를 벌인 결과 니아신을 하루 3g 미만 섭취한 환자에게서는 이러한 결과를 관찰할 수 없었다고 지적했다.[159]

영양학적 통합의료를 발전시킨 선구자인 의학박사 아브람 호퍼는 니아신 치료법을 30년간 연구한 결과 니아신 과량 섭취로 간염이 발생한 환자는 2천 명당 한 명꼴이었다고 밝혔다. 호퍼 박사는 간 독성이 발생한 환자도 니아신 치료를 중단하자 모두 정상으로 되돌아갔다고 설명했다.[160]

단, 니아신 제품 중 지속적으로 투여되는 형태는 일반적인 제품보다 간에 더 악영향을 주며, 낮은 농도에서도 간에 문제가 발생할 수 있다.[161] 니아신으로 인해 간 독성이 발생한 경우 초기 징후로 구역질이 나타날 수 있다. 구역질 증세가 발생하면 복용량을 줄이거나 치료를 중단해야 한다.[162] 따라서 치료 용량의 니아신을 복용할 경우 주기적으로 병원을 찾아 표준 간기능 검사로 간 효소의 상태를 확인하는 것이 좋다.

니아신 홍조는 유아용 아스피린으로 방지

조니 박사의 경험이다.

내가 '니아신 홍조'를 처음 경험한 것은 퍼스널 트레이너로 일하던 때였다. 그날은 6시 예약 고객을 맞기 위해 새벽 5시에 일어나 준비하고 있었다. 평소대로 단백질 셰이크를 마시고 비타민도 삼킨 뒤 옷을 다 갈아입었는데, 피부가 붉게 변하고 따뜻한 느낌이 들더니 뺨과 팔이 불그스레하게 변했다. '난 이제 죽는구나' 하는 생각이 들었다. 통증은 느껴지지 않았지만 굉장히 이상했다.

절묘하게도 6시에 예약한 고객의 남편이 맨해튼에서 유명한 피부과 전문의였다. 그녀에게 전화를 걸었더니 즉각 남편을 바꿔주었다. 증상을 설명하자 특별히 먹거나 접촉한 게 있느냐고 물었다.

"평소에 먹던 비타민이오."

내가 대답하자 그는 주저 없이 답했다.

"오, 니아신 때문이군요. 걱정할 것 없습니다. 좀 있으면 나아질 겁니다. 그럼 난 이만 다시 자야겠어요."

이렇게 나는 악명 높은 '니아신 홍조'를 처음 경험했다. 피부가 일시적으로 붉어지는 증상이 나타나지만 전혀 위험하지 않다. 이 증상은 피부의 혈관이 이완되면서 나타난다. 가렵고 살짝 뜨거운 느낌이 든다고 하는 사람도 있다. 보통 2주 이내에 증상이 사라지며 유아용 아스피린을 미리 먹어두면 대부분 방지할 수 있다. 다만, 당뇨병이 있거나 간질환이 있는 사람은 니아신을 보충 섭취하기 전 의사와 반드시 상의해야 한다.

니아신 복용 시 유의 사항

- 니아신 제품은 성분이 서서히 방출되는 형태가 아닌, 곧바로 작용하는 제품으로 선택한다. 복용은 매일 식사 후 500㎎에서 3g씩 한다.(아래 설명을 참조하자)
- 복용량은 100㎎부터 시작해 조금씩 차근차근 늘려간다.
- 홍조가 심하게 나타나면 하루의 첫 식사를 하기 전에 유아용 아스피린을 복용하고 식사를 마친 뒤에 니아신을 복용한다. 아스피린 복용은 홍조 증상이 나타나는 기간에만, 니아신 복용량을 늘려 홍조가 나타난 경우에만 한다.
- 사과에 든 성분인 펙틴 보충제와 니아신을 함께 복용해도 홍조를 줄일 수 있다.
- 니아신을 복용하면 간기능 검사에서 간 효소 수치가 높아질 수 있다. 의사에게 알리고 상황을 주시해야 한다. 의사는 다음 간기능 검사 5일 전부터 니아신 복용을 중단하여 올바른 결과를 파악할 수 있도록 하자고 제안할 수도 있다. 단, 검사 후 다시 니아신을 복용하면 홍조 증상이 나타난다는 점을 알아두자.

비타민 E
: '혼합 토코페롤' 제품으로 구입

영양학계는 지난 수십 년간 비타민 E를 심장의 구세주이자 심혈관계질환의 원인으로 알려진 지질 과산화를 막아주는 주요 항산화 물질로 숭배했다. 지질은 다름 아닌 지방을 의미하며, 과산화는 자유 라디칼로 인한 산화적 손상을 멋있게 표현한 용어이다.

1990년대 비타민 E에 대한 과도한 예찬이 주류 의학계까지 확대되더니 미국심장협회에도 영향력이 닿았다. 1996년의 한 연구에서 심장질환 진단을 받은 2천여 명의 환자에게 1년간 비타민 E를 제공했더니 심혈관계 증상이 대폭 감소했다는 결과가 나와 큰 찬사를 받기도 했다.

비타민 E의 명성이 높아지면서 사람들은 비타민 E를 많이 먹을수록 더 좋을 거라 생각했다. 하지만 뒤이어 실시된 연구들을 통해 비타민 E를 매일 400IU 이상 섭취하면 오히려 건강을 해칠 수 있다는 사실이 밝혀지기 시작했다. 분명, 문제는 합성 비타민 E(dl 알파 토코페롤)를 사용하면서부터 시작됐다. 하지만 항산화 물질 중에서도 최대 동력을 가진 것으로 여겨지는 '천연' 비타민 E가 산화를 촉진하는 것은 어떻게 설명할 수 있을까?

눈치 빠른 독자들은 천연 비타민 E를 언급하면서 '천연'이라는 단어에 작은따옴표를 붙인 사실을 눈여겨봤으리라. 이 표시는 '알파 토코페롤' 자체가 천연 비타민 E의 한 부분일 뿐이라는 의미이다. 비타민 E는 총 8가지 물질로 구성되며, 이 물질들은 토코페롤 tocopherol과 토코트리에놀 tocotrienols의 두 가지로 분류된다. 또한 토코페롤은 다시 알파, 델타, 베타, 감마 등 네 가지 형태가 있고, 이 가운데 알파형이 가장 잘 알려져 있다. 여러분이 '천연' 비타민 E 보충제를 구입하면 대부분이 100% 알파 토코페롤이다.

바로 거기에 문제가 숨어 있다.

'감마 토코페롤'은 네 가지 토코페롤 가운데 효과가 가장 강력하다. 비타민 E의 항산화 작용에 가장 큰 영향을 주는 것도 감마 토코페롤이다. 따라서 알파 토코페롤만 많이 섭취하고 감마 토코페롤은 음식이나 보충제로 충분히 섭취하지 않는 사람은 비타민 E로 인해 오히려 산화가 촉진될 위험이 있다. 게다가 알파 토코페롤을 과량 섭취하면 체내에 저장된 감마 토코페롤까지 고갈될 수 있다.

2011년에 진행한 연구에서는 이 같은 비타민 E의 양면성이 더욱 여실히 드러났다. 북아일랜드 벨페스트의 연구진은 실험 연구를 통해 비타민 E(알파와 감마 토코페롤)가 VLDL과 LDL 콜레스테롤의 산화를 막는다는 사실을 확인했다. 동시에 비타민 E가 HDL의 산화를 촉진한다는 놀라운 결과도 나타났다. 산화되어 인체에 유해한 LDL을 간으로 돌려보내 제거시키는 HDL의 기능을 방해하는 요소가 있다면 정말 염려스러운 일이다.

한 가지 주목할 만한 사실은, 연구진이 알파 토코페롤과 함께 비타민 C를 소량 복용하면 비타민 E의 부정적인 영향, 즉 HDL의 산화 촉진을 막는 데 도움이 된다는 과거 연구 결과를 인용했다는 점이다. 한 영양소가 다른 영양소의 작용을 돕는 경우가 이것 한 가지만 있는 건 아니다. 앞서 우리는 코엔자임 Q_{10}이 비타민 E를 체내에서 보호하고, 생화학 반응으로 산화되면 활성된 형태로 되돌려 재활용을 돕는다는 사실을 살펴보았다.

비타민 E의 이야기에서 나머지 절반은 '토코트리에놀'로 알려진 물질이 주인공이다. 토코트리에놀은 비타민 E군의 항산화 작용을 이끄는 역할을 하고, 심장 건강에 주는 영향만 봐도 이는 확실하다. 토코트리에놀의 항산화 작용은 그 활성도가 토코페롤보다 훨씬 더 강력하다.[163] 또한 LDL 수용체를 늘려 LDL 제거를 돕는다.[164] 동물실험에서는 토코트리에놀의 지질 저하 효과가 뛰어난 것으로 확인되었으며, 인체에도 같은 작용을 한다는 사실이 연구 대부분에서 입증되었다.[165]

비타민 E를 보충 섭취 중인 독자라면 반드시 알파와 감마 토코페롤이 함께 함유된 '혼합 토코페롤' 제품을 선택할 것을 권한다. 알파 토코페롤만 100% 함유된 비타민 E 보충제는 효과도 덜하고 과량 복용 시 건강에 문제가 생길 수 있다. 알파 토코페롤이나 이보다 더 안 좋은 성분인 '합성 dl 알파 토코페롤'을 이용한 연구에서는 대부분 부정적인 결과가 확인되었다.

혼합 토코페롤을 200IU 복용하거나 비타민 C, 코엔자임 Q_{10}, 감마 비타민 E 함량이 풍부한 보충제를 선택하면 건강이 좋아질 수밖에 없다.

오메가3 : 심장에 가장 유익한 성분

오메가3 지방산이 뇌에도 긍정적인 영향을 준다는 내용의 설득력 있는 연구도 다수 발표되었지만,[166] 이 책의 주제가 콜레스테롤과 심혈관계질환인 만큼 심장에 중점을 두고 살펴보자.

이미 30년 전 과학자들은 그린란드에 사는 에스키모와 덴마크인을 연령, 성별을 일치시켜 비교할 때 에스키모의 심혈관계질환 발생률이 매우 낮다는 사실을 깨달았다. 얼마 지나지 않아 이렇게 낮은 심장병 발생률과 오메가3를 많이 섭취하는 그린란드의 식생활을 연결지었다.[167] 이후 어유의 심장질환 예방 효과에 관해 무수히 많은 연구가 시작됐다.

하버드 공중보건대학의 다리시 모자파리안은 최근 오메가3와 심혈관계질환의 관계에 대해 검토하고, 오메가3 섭취가 "혈장의 트리글리세리드 농도, 휴식기 심박, 혈압을 낮추고 심근의 충만압filling과 기능을 개선시키며 염증 반응을 줄이고 혈관 기능을 향상시킨다"고 발표했다.[168] 또한 오메가3가 관상동맥 심장질환으로 인한 사망률과 급성 심장사에 가장 일관된 효능을 나타낸다고 강조했다.

쉬운 말로 정리를 해보면 이렇게 요약할 수 있다. 신뢰할 수 있는 연구들을 통해 오메가3 지방, 특히 생선에서 얻는 성분이 심장질환으로 인한 사망률과 급성 심장사 발생 위험을 줄이는 효과가 있는 것으로 거듭 증명되었다. 어유가 생명을 구할 수 있다는 핵심 증거라 할 수 있다.

1999년에는 고위험 집단을 대상으로 오메가3 보충 섭취에 대해 임상시험이 실시되었고 결과가 발표되었다.[169] 'GISSI(이탈리아 심근경색 생존 연구단)—예방 연구'로 알려진 이 연구에서는 연구 시작 전 3개월 내에 심장발작이 발생한 환자 1만 1천 명 이상을 선정한 뒤 매일 오메가3를 1g씩 제공하는 그룹, 비타민 E를 300mg씩 제공하는 그룹, 오메가3와 비타민 E를 모두 제공하는 그룹, 둘 다 제공하지 않는 그룹 등 4개 그룹으로 무작위 배정했다. 평소에 받던 치료는 그대로 받도록 했다. 그 결과 비타민 E는 아무런 효과가 없었지만 오메가3 섭취 그룹에서는 사망률이 20% 감소했으며 급성 심장사 발생률은 45%나 감소했다. 치료를 시작한 지 단 3개월 만에 뚜렷하게 나타난 결과였다.[170]

국제적인 지침에서는 심장발작을 겪은 사람이나 트리글리세리드 수치가 높은 사람은 모두 오메가3 지방산을 하루 1g씩 복용하도록 권장한다.[171] 전문가들은 이 지침의 적용 대상이 조만간 심부전 환자까지 확대될 것으로 전망한다.[172]

한 가지 언급할 만한 사실은 오메가3와 심장질환의 연관성에 관한 연구 대부분이 생선에 함유된 오메가3, 즉 EPA와 DHA를 활용했다는 점이다. 아마씨유와 같은 식물성 식품에서 발견되는 오메가3인 ALA 역시 심장 건강에 도움이 된다. 이 성분을 검토 분석한 자료에서는 체외 조건(시험관)에서 실시된 연구와 동물실험 모두에서 ALA가 심장사의 핵심 요인인 심실세동을 예방하며, 이 점에서는 EPA와 DHA보다 효능이 훨씬 뛰어나다고 강조했다. 더불어 ALA는 뇌졸중이나 혈전증과 밀접한 연관성이 있는 혈소판 응집을 줄인다고 밝혔다.[173]

현재 스타틴계 약물을 복용 중이고 앞으로도 계속 복용할 사람에게도 어유가 도움이 될 수 있다. 한 연구에서는 심혈관계질환 병력이 있는 사람 3,600명 이상을 대상으로 매일 어유 보충제를 제공했다. 피험자 중 다수가 항혈소판제, 항고혈압제, 질산염을 복용 중이었는데, 대조군과 비교하여 중대한 관상동맥 이상 증세가 19% 감소한 것으로 나타났다.[174]

오메가3 지방산, 특히 야생 어류에서 얻은 이 성분은 심장발작 후 회복 단계인 사람이든 심장발작을 예방하고 싶은 사람이든 누구에게나 심장에 가장 유익한 성분이다. 트리글리세리드를 줄이고, 혈압도 줄인다. 무엇보다도 오메가3는 지구 상에 존재하는 모든 물질 가운데 염증 반응을 억제하는 효과가 가장 뛰어난 성분으로, 이런 특성도 심장질환의 근본 원인을 없애는 데 긍정적인 영향을 준다. 따라서 필자들은 매일 어유를 1~2g씩 섭취하고 야생 연어 등

냉수어를 최대한 자주 섭취하도록 권장한다.

어유 보충제를 선택할 때 오메가3 총 함량은 중요하지 않다는 점을 꼭 기억하라. 할인 품목을 모아둔 진열대에 가면 오메가3 함량을 강조하며 소비자를 유혹하는 제품을 자주 볼 수 있다. 하지만 함량 자체는 의미가 없다. 그보다는 캡슐 하나당 EPA와 DHA가 정확히 얼마나 함유되어 있는지 살펴봐야 한다. 바로 그 함량이 금 캐는 사람의 바구니에 담긴 금덩이와도 같다. 탄광 전체에 돌이 얼마나 있는지, 즉 '총량'은 신경 쓰지 않고 오로지 '금'이 얼마나 있는지만 관심을 갖지 않는가. EPA와 DHA를 합쳐 매일 최소 1g씩 섭취하도록 노력하기 바란다. 시나트라 박사는 환자들에게 DHA를 좀 더 많이 먹도록 권한다. EPA보다 심장, 뇌, 망막에 더 수월하게 흡수되기 때문이다. 그래서 어유와 함께 DHA 함량이 높은 오징어나 조류유(algae oil)를 추가로 섭취하도록 권하는 경우가 많다.

판테틴
: 혈중 콜레스테롤 수치가 높은 환자에게 권장

판테틴pantethine은 비타민 B5(판토텐산)가 대사적으로 활성화된 형태이다. 혈중 콜레스테롤 수치가 너무 높은 상태를 고상하게 표현하면 '이상지질혈증dyslipidemia'이라고 하는데, 이상지질혈증 환자의 경우 판테틴을 보충 섭취하면 혈액검사에서 상당히 개선된 결과를 얻을 수 있다. 판테틴은 또한 LDL의 산화를 줄이는 역할을 한다.[175]

　최소 28건의 임상시험을 통해 판테틴이 트리글리세리드, LDL 콜레스테롤, 초고밀도 콜레스테롤에 매우 긍정적인 변화를 유도하고 HDL 콜레스테롤은 늘린다는 사실이 확인되었다.[176] 연구 전체를 통틀어 부작용은 한 건도 발생하지 않았다. 연구에서 피험자들에게 제공된 판테틴의 평균 용량은 하루 900mg이었고 300mg씩 세 차례에 걸쳐 복용하도록 했다. 가장 이상적인 용량으로 판단되며, 필자들도 이 용량을 권한다.

　학술지 〈심혈관계질환 발달〉에 게재된 마크 휴스턴의 판테틴 관련 문헌 검토 자료에 따르면, 대부분의 연구에서 판테틴을 4개월간 공급하면 총 콜레스테롤 농도는 15.1%, LDL은 20.1%, 트리글리세리드는 32.9% 감소하고, HDL은 8.4% 증가한 것으로 나타났다.[177] 휴스턴 박사는 또한 연구 기간이 길수록 개선이 지속적으로 이루어진다고 밝혔다. 부작용으로는 전체 피험자의 4% 미만에서 경미한 위·장관 이상 증세가 나타난 것이 전부였다. 앞에서도 언급했지만, 필자들은 판테틴을 300mg씩 하루 3번에 걸쳐 총 900mg 섭취할 것을 권한다.

그 외에 추천하는 영양보충제

특정한 건강 문제에 '가장 적절한' 보충제를 고르는 일은 항상 어렵다. 선택해야 할 성분의 목록이 과도해지지 않으려면 몇 가지는 제외할 수밖에 없다. 정해진 대로 잘 지켜서 복용하는 일도 중요하다. 제아무리 천연 성분이고, 건강을 증대시키거나 보호해주는 성분이라고 해도 대부분의 사람은 한꺼번에 많은 알약을 삼키는 것을 좋아하지 않는다. 필자들이 중요하다고 생각하는 보충 성분들을 다음에 제시하였는데, 각각 어떤 작용을 하는지 읽어보고 위에서 언급한 핵심 성분에 추가하여 섭취할 것인지 여부를 고려하기 바란다.

비타민 C : 철분 흡수량 증가

비타민 C는 세상에서 가장 강력한 항산화 성분 중 하나로, 산화적 손상(자유 라디칼로 인한 손상)으로 인한 심장질환인 경우 항산화 성분이 큰 도움이 된다. 비타민 C에 관한 연구 결과도 이론에만 그치지 않는다. 2011년 〈미국심장협회지〉에 발표된 대규모 연구 결과에서는 비타민 C의 혈중 농도가 감소하면 심부전 발생 위험이 높아지는 것으로 나타났다.[178] 하루에 1천~2천mg씩 섭취하기 바란다.

비타민 C는 안전하며 부작용도 아주 드물다. 하루 섭취량이 2천mg을 초과할 경우 사람에 따라 약간의 소화 불량과 설사 증상이 나타난다는 것이 전부이다. 문제가 될 만한 사항이 있다면 비타민 C

가 음식에 함유된 철분 흡수량을 증가시킨다는 사실이다. 다만, 유전적으로 혈색소 침착증(Hemochromatosis, 일반적인 식이만으로도 혈류에 철분이 과량 흡수·축적되는 유전질환)이 있는 사람은 비타민 C를 하루 100mg 이상 보충 섭취하면 안 된다.

커큐민 : 탁월한 염증 방지 효과

커큐민curcumin은 인도의 향신료인 강황에서 추출한 물질로, 강력한 염증 방지 효과를 포함하여 여러 가지 건강에 유익한 점이 많다. 과학계 연구를 통해 커큐민의 항염증, 항산화, 혈전 생성 방지 효과와 심혈관계 보호 효과가 입증되었다.[179] 또한 커큐민은 산화된 LDL 콜레스테롤의 농도도 감소시킨다.[180] 동물실험에서는 호모시스테인으로 손상된 혈관 내벽을 보호하는 것으로 나타났다.[181] 커큐민과 레스베라트롤은 함께 사용하면 시너지 효과가 있다.

레스베라트롤 : 노화 방지 효과

레스베라트롤resveratrol은 적포도주에 함유된 성분으로 '노화 방지' 효과로 가장 잘 알려져 있다. 혈관의 탄력성을 개선시켜 혈관을 보호하고 혈전 생성을 방지하며 산화된 LDL를 감소시키고 혈압을 낮춘다.[182] 레스베라트롤은 강력한 항산화 성분이자 항염증 성분으로 심장질환에 영향을 주는 각종 염증 유발 효소의 활동을 막는다. 또한 혈관벽에 특정한 분자가 달라붙어 염증 반응을 일으키지 않도록 막는 역할도 한다.[183] 레스베라트롤은 활성 성분인 트랜스-레스베라트롤 기준으로 매일 30~200㎎씩 섭취할 것을 권한다. 영양보충제 선택 시 라벨을 꼼꼼히 읽고 트랜스-레스베라트롤이 각 캡슐에 얼마나 함유되어 있는지 확인해야 한다.

코코아 플라바놀 : 혈압 낮추는 다크초콜릿

코코아에 함유된 식물성 화학물질인 코코아 플라바놀 cocoa flavanols은 체내 산화질소의 합성을 돕는다. 혈류와 혈압이 건강한 수준을 유지하려면 산화질소가 반드시 필요하다. 산화질소는 혈소판 기능을 향상시켜 혈액의 점도를 줄이며 백혈구가 혈관 내벽에 붙은 채 머무르지 못하게 방지한다. 독일의 연구진이 1만 9천 명 이상의 피험자를 대상으로 최소 10년간 추적 조사를 실시한 결과, 플라바놀 함량이 가장 풍부한 다크초콜릿을 섭취한 사람은 초콜릿을 거의 섭취하지 않은 사람보다 혈압이 낮고 심장발작 혹은 뇌졸중 발생 위험이 39% 감소했다.[184]

코코아 플라바놀 보충제도 판매 중이므로, 매일 다크초콜릿을 먹는 일이 딱히 끌리지 않는 사람은 보충제를 찾아보기 바란다.

나토키나제와 룸브로키나제
: 혈액을 깨끗하게 하는 천연 희석제

혈액이 찐득찐득하고 질척한 경우를 고점도 高粘度 혹은 과점도 過粘度

라고 표현한다. 혈액이 점도가 높아지면 혈관을 지나다 멈추게 되고 혈소판이 서로 붙으면서 덩어리가 된다. 그 결과 혈관은 단단해지고 탄력을 잃어 석회화가 진행되는 경우가 많다. 이처럼 핏덩어리가 생기면 생명 유지 기능을 수행하는 기관과 연결된 혈관이 봉쇄될지도 모르는 위험이 발생한다.

'나토키나제nattokinase'는 콩을 발효한 일본 전통 음식인 낫토에서 추출한 물질로, 일본의 관상동맥 심장질환 발생률이 낮은 것이 이 성분 덕분이라고 생각한다. 나토키나제는 혈전을 제거하거나 혈전 생성 가능성을 줄이는 독특하고도 강력한 수단이 될 수 있으며, 궁극적으로는 심장발작과 뇌졸중 발생 위험을 줄일 수 있다.[185] 한국 전통 음식인 청국장에도 많이 함유되어 있다.

'룸브로키나제lumbrokinase'는 일본과 중국에서 개발된 물질이며 전통적으로 치료 목적으로 사용해 온 지렁이에서 추출한다. 아시아에서 활발히 진행된 연구를 통해 발견된 이 두 가지 물질은 심혈관계 질환 예방에 관심이 많은 사람이라면 누구나 흥미로워할 만한 중요한 특징을 공통적으로 가지고 있다. 바로 '천연 혈전 제거제'라는 사실이다.

작용 방식은 이렇다. 인체가 자연적으로 만들어내는 피브린fibrin이라는 단백질은 피브리노겐fibrinogen에서 생성된다. 피브린은 출혈이 발생하면 즉시 기능하여 혈전을 형성한다. 하지만 피브린이 과도하게 활성화되면 지속적으로 점도가 높은 혈액이 만들어져 큰 문제가 될 수 있다.

이 문제를 방지하고 점도가 낮은 혈액을 만들기 위해 인체는 플라스민plasmin이라는 또 다른 물질을 만들어낸다. 과다 생성된 피브린의 분해를 담당하는 효소의 일종이다. 점검과 균형 유지라는 인체의 탁월한 체계를 엿볼 수 있는 부분이다. 천연 항혈전 성분인 플라스민이 감당하기에는 사태가 너무 심각하고 더 이상 제대로 작용하지 못하는 지경에 처하면, 바로 이때 나토키나제와 룸브로키나제가 필요하다. 만약 혈관이 좁아진 상태에서 혈전을 용해시킬 수 있다면 막힌 혈관을 뚫어 혈류 상태를 개선시킬 수 있다. 혈전을 아주 조금만 줄여도 혈류가 상당량 이동할 수 있다.

나토키나제와 룸브로키나제는 천연 혈액 희석제이다. 이 두 성분은 혈액을 케첩 같은 상태에서 적포도주 같은 상태로 바꿔놓을 수 있다. 게다가 작용 속도도 몇 분에서 몇 시간으로 굉장히 빠르다.

예방 목적으로 이러한 성분을 보충 섭취한다면 애당초 혈전이 생길 일도 없을 것이다.

사실 입증 자료, 학술지 〈심혈관계질환의 발달〉

지금까지 설명한 내용을 여러분의 의사에게 제시해도 계속해서 회의적인 태도를 보인다면, 의학박사 마크 휴스턴이 학술지 〈심혈관계질환의 발달Progress in Cardiovascular Diseases〉에 발표한 논문을 직접 내밀어보길 권한다.[186] 이상지질혈증의 비非약물적 치료에 관한 아주 훌륭한 검토 논문으로 421건의 인용문이 담겨 있으므로 천연 무독성 성분을 이용한 치료가 수많은 연구를 통해 입증되었다는 사실을 여러분의 담당 의사도 인정하지 않을 수 없을 것이다.

이것만은 꼭 알아두자!

- 코엔자임 Q_{10}은 심장 에너지를 만드는 '연료'이다.
- 스타틴계 약물은 코엔자임 Q_{10}을 고갈시킨다. 따라서 이 약물을 복용 중인 사람은 반드시 코엔자임 Q_{10}을 보충해주어야 하며, 약물을 복용하지 않더라도 예방 차원에서 보충하는 것이 좋다.
- D-리보스는 모든 신체 활동 에너지를 만드는 데 사용된다.
- 심장발작을 겪은 후 L-카르니틴을 보충하면 생존률이 높아지며 심장발작 재발 가능성도 낮아진다.
- 마그네슘은 혈관벽을 이완시키고 혈압을 낮추므로 심장이 더 수월하게 혈액을 뿜어낼 수 있도록 한다. 또한 혈액이 보다 원활하게 흐르도록 한다.
- 니아신은 나쁜 콜레스테롤은 줄이고 좋은 콜레스테롤은 증가시킨다. 단, 니아신 제품 중 시간 경과에 따라 약물이 계속 조금씩 방출되는 제품은 이용하지 않는다.
- 생선에 함유된 오메가3는 심장질환으로 인한 사망률을 감소시킨다. 더불어 트리글리세리드, 휴식기 심박, 혈압도 낮춘다.
- 오메가3는 염증을 방지하는 기능이 뛰어나다.
- 최소 28건의 임상시험에서 판테틴이 트리글리세리드와 LDL 콜레스테롤을 낮추고 HDL을 증가시키는 것으로 나타났다.
- 나토키나제와 룸브로키나제는 혈액을 깨끗하게 만드는 천연 혈전 용해제이다.

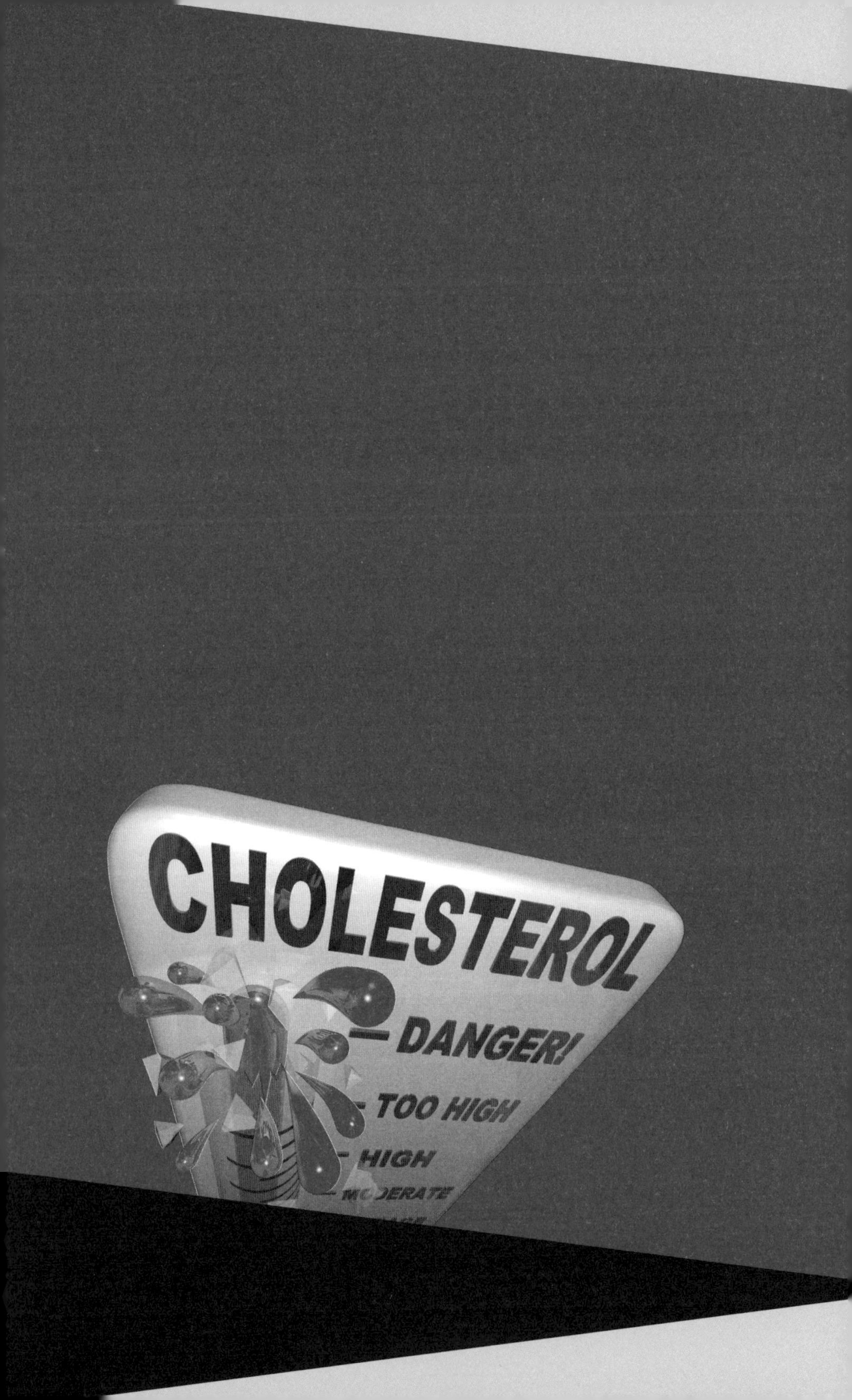
CHOLESTEROL
DANGER!
TOO HIGH
HIGH

8장

스트레스는
소리 없이 다가오는
살인자이다

개구리 사망 사건의 진짜 범인, 스트레스

추리소설을 좋아하는 독자라면 분명 재미있어할 이야기가 있다.

2000년경, 미국 여러 호수에서 회색나무개구리 집단 떼죽음이 발생했다. 원인으로는 살충제로 흔히 사용되던 카바릴^{carbaryl}이 문제라는 의견이 일반적이었다. 이 살충제가 개구리가 폐사한 호수에서 다량 발견된 사실이 근거로 제시되었다. 환경운동가들은 제조사가 책임져야 한다고 촉구했다.

제조사는 카바릴이 개구리에게 해롭지 않다고 주장했다. 개구리를 실험실로 데려간 다음 문제의 농약에 노출시켜봤지만 아무 일도 일어나지 않았다고 말이다. 하지만 회색나무개구리는 계속 폐사했다. 환경운동가들은 이 농약에 개구리가 계속 노출되지 않도록 대책을 세워야 한다고 확신했다.

누구 말이 옳을까?

나중에 보니, 둘 다 옳았다. 연구 결과도 정확했다. 제조사는 과학적인 방식을 통해 개구리가 자신들이 만든 화학물질 때문에 목숨을 잃은 것이 아니라는 사실을 밝혀냈다. 환경운동가들 역시 카바릴이 회색나무개구리가 대량 폐사한 원인일 가능성이 높으며, 카바릴만 주위에 없으면 아무 문제 없이 잘 살아갈 것임을 밝혀냈다.

피츠버그대 생화학 박사인 릭 렐리에아가 등장해 탐정 역할을 하게 되었다. 그가 발견한 사실을 짧게 설명하자면 이렇다. 문제의 농약 카바릴은 실험실 환경에서는 개구리에게 정말로 해를 끼치지 않았다. 최소한 죽이지는 않았다. 하지만 회색나무개구리는 포식자가 언제 들이닥칠지 모르는 야생 환경에서 살아간다. 개구리는 포식자가 나타났다는 신호를 감지하면, 즉 '위험한 냄새를 맡으면' 강력한 스트레스 호르몬을 분비한다. 우리 조상이 맹수와 맞닥뜨려 도망을 가거나 우리가 운전하다 교통 신호에 발이 묶였을 때, 업무 마감일을 놓쳤을 때 나타나는 반응과 동일하다. 이렇게 '스트레스를 받은' 개구리가 농약에 노출되면, 죽고 만다. 스트레스 호르몬이나 농약 하나만으로는 회색나무개구리를 죽음으로 몰고 가지 않지만, 스트레스 호르몬과 농약 두 가지가 합쳐지면 치명적인 작용을 한다.[187]

이후 10여 년간 이 두 가지 스트레스 요인, 즉 화학물질과 포식자의 상관관계에 관한 연구가 이어졌다. 도롱뇽을 포함해 여러 생물들에서 두 요인이 어떻게 작용하는지 파악하려는 연구였다.[188] 몇 몇 연구에서는 '포식자 등장 신호(스트레스 호르몬이 분비되도록 하는 신호)'가 있는 상황과 없는 상황에서 다양한 농약이 끼치는 영향을 살펴보았다. 모든 연구에서 농약과 포식자 등장 신호가 합쳐지면 종류가 무엇이든 농약 한 가지만 작용하는 경우보다 훨씬 더 치명적인 결과를 낳는다는 사실이 확인되었다.

분명한 것은 환경적 요소와 생리학적 요소가 서로 '상호작용'하면서 심각한 문제를 발생시킬 수 있다는 사실이다. 회색나무개구리에게 이 상호작용은 곧 사형선고와 같았다. 특정한 환경 요소와 생리학적 요소 그 자체는 아무런 해를 끼치지 않을 수 있지만, 서로 결합하면 때때로 거대한 문제를 가져온다.

심장 건강에 중대한 문제를 일으킬 가능성이 가장 높은 생리학적 요소이자 이번 장에서 다룰 주제는 바로 '스트레스'이다.

양면성을 지닌 스트레스 호르몬

여러분은 아프리카 세렝게티 초원에서 풀을 뜯고 있는 얼룩말이다. 만사가 평화롭고, 풀도 맛있고, 해는 높고, 모든 것이 순조롭게 흘러간다. 그때 숲 쪽에서 희미하게 바스락거리는 소리가 들린다. 고개를 들고 뒤편 수풀을 쳐다보니 이쪽을 응시하고 있는 사자의 윤곽이 보인다. 심지어 사자 머리 위로 말풍선까지 보인다.

"네가 오늘 내 점심이구나!"

곧바로 여러분의 몸은 전면 경고를 발령한다. 사자를 본 바로 그 순간, 긴급 상황 발생 시 '최초 대응 담당'을 맡고 있는 뇌의 시상하부가 뇌하수체로 호르몬 신호를 보낸다. 뇌하수체는 즉각 이 메시지를 신장 위쪽에 나란히 놓인 호두 모양의 자그마한 분비샘, 부신으로 전달한다. 이들 기관은 오늘 누군가의 점심이 되지 않고 내일 점심을 먹을 수 있게 목숨을 부지했으면, 하는 바람으로 호르몬을 뿜어낸다. 코르티솔, 아드레날린 등의 호르몬은 스트레스 호르몬으로 알려져 있다. 사자에게서 도망치려는 얼룩말이든, 털북숭이 매머드에게서 달아나려는 원시인이든, 모두가 이 호르몬 덕분에 생존할 수 있다.

스트레스 호르몬은 상황에 따라 유연하게 작용하며 생명을 지켜주는 역할을 하지만, 반대로 어두운 측면도 있다. 바로 심장질환을 일으킬 수 있고, 실제로 일으키며 영향을 줄 수 있다는 점이다.

왜 그런지 살펴보자.

'투쟁-도피' 호르몬이라고도 알려진 스트레스 호르몬은 위협 요소가 존재하는 상황에서 엔진 출력을 강화시키는 장치 같은 역할을 한다. 이 호르몬이 없으면 위험으로부터 스스로를 보호하는 반응을 재빨리 할 수 없다. 코르티솔과 아드레날린은 인체가 행동을 취할 수 있도록 지금 여러분이 이 글을 읽는 속도보다 훨씬 더 빠른 속도로 준비 태세를 갖춘다. 아드레날린은 심장 박동수와 혈압을 즉각 높여서 심장이 혈액을 혈관으로 맹렬히 내뿜도록 한다. 그래야 혈액이 가장 시급히 필요한 인체 기관과 근육으로 전달될 수 있다. 코르티솔은 당을 혈류로 분비되게 하여 근육 세포가 에너지를 써서 힘을 내게 한다. 목숨 걸고 달아나는 상황에서 특히 유용한 기능이다.

인체는 이러한 호르몬 신호를 받으면 필요도가 낮은 곳에서 혈액을 모아 꼭 필요한 곳으로 보낸다. 가령 멧돼지를 만나 열심히 달아나는 와중에 손가락, 귀, 생식 기관, 소화계로 혈액을 실컷 보낼 필요는 없으니까 말이다. 인체의 모든 구조는 영양소, 산소, 혈액을 생명 유지에 가장 큰 공헌을 하는 부위, 가령 멧돼지에게 쫓기고 있다면 달리는 운동 중인 근육과 심장 등으로 차질 없이 보낼 수 있도록 설계되었다.

스트레스 호르몬은 바로 이렇게 신속하게, 즉시 효과적으로 작용한다. 그 목적은 단 하나, 삶과 죽음의 경계에 선 상황에서 목숨을 유지하는 것이다. 위에서 말한 얼룩말은 사자에게서 달아나는 상황에서만 이러한 반응이 나타나고, 이후에는 대사가 정상적으로 돌아온다. 심장 박동은 다시 느려지고 풀을 뜯기 시작한다. 언제 무슨 일이 있었느냐는 듯 더없이 행복한 기분으로 다 잊고서.

생명을 지키는 급성 스트레스 vs.
인체를 죽이는 만성 스트레스

수풀 뒤에서 또 사자가 나타나지 않을까 걱정하며 주변을 둘러보지 않고 그저 주어진 순간을 살아가는 동물의 타고난 능력에 대해 저명한 신경학자 로버트 새폴스키가 언급한 적이 있다. 스트레스 생리학에 관한 대표작 《스트레스 Why Zebras Don't Get Ulcers》의 제목(원제 '왜 얼룩말은 궤양에 시달리지 않을까')에서이다.

새폴스키는 얼룩말이 일시적으로 찾아오는 '급성 스트레스'를 겪는다고 설명했다. 이러한 급성 스트레스는 단시간에 지나가며 '평상시' 상태로 돌아가면 하던 일을 계속할 수 있도록 한다. 이보다 훨씬 더 위험한 요소이자 심장질환에 직접적으로 영향을 주는 건 '만성 스트레스'이다.

그렇다면 얼룩말이 겪은 급성 스트레스와 심장에 해를 끼치는 만성 스트레스의 핵심적인 차이점은 무엇일까? 급성 스트레스는 즉각 시작되고 주의 집중이 일어난다. 뇌는 사냥감을 찾아 돌아다니는 사자를 위협 요소로 등록하고, 스트레스 반응이 즉각적으로 활성화된다. 반응은 굉장히 강력하고, 폭발적이고, 효과적이다. 긴급 상황에서 생명을 지키는 역할을 하는 쪽은 이 급성 스트레스이다. 하지만 이러한 반응이 자주 일어나거나 오랜 시간 지속되는 경우, 혹은 심리적인 이유로 급성 스트레스가 계속 나타나는 경우에는 인체가 병든 상태가 된다.

오늘날 대부분의 사람이 그렇듯 스트레스가 지속되면, 특히 성격이 특정 유형이거나 특징적인 형질이 있는 사람의 경우 부신 피질에서 코르티솔이 과량 분비되면서 혈관을 딱딱하게 만들기 시작한다. 경계를 계속 늦추지 않는 이 '과다 경계 상태(마음 졸이며 기다리는 상황)'는 코르티솔이 과다 분비되는 요인이 되고, 결국 관상동맥 위험인자가 신체 증상으로 나타난다. 이런 만성 스트레스 상황에서는 부신 호르몬이 과도하게 생성되면서 심장이 심장발작이나 부정맥 등 갑작스러운 문제에 취약한 상태가 된다. 이러한 문제가 늘 곧바로 발생하지는 않지만, 부신이 지쳐 기력이 소진된 상태로 내몰리면 발생할 수 있는 문제임을 기억해야 한다. 과도한 업무, 지속되는 스트레스, 기력 소진, 모두 극심한 피로에 영향을 주고 호르몬 과다 분비로 인해 사망으로 이어질 가능성까지 높인다.

생명을 지킬 수도, 앗아갈 수도 있는 스트레스

여러분에게 살면서 스트레스를 받게 만드는 가장 큰 요인 10가지를 써보라고 한다면, 정말 별것 아닌 이유를 적는 사람은 아무도 없을 것이다. 목록의 앞부분은 심리적인 스트레스 요인, 즉 마감 기한, 교통 체증, 몸이 아픈 자녀, 돈 문제, 대인 관계로 채워지리라고 확신한다. 모두 누구에게나 신체적으로나 정신적으로 꾸준히 부담을 안기는 요소들이다.

흔히들 스트레스는 각자의 머릿속 문제라고 생각하지만, 이는 콜레스테롤이 심장질환을 일으킨다는 주장만큼이나 구시대적인 발상이다. 스트레스에는 신체와 정신이 함께 관여한다. 스트레스를 받으면 신체는 특정 작용을 하는 특정한 호르몬을 분비하고 그에 따라 어떤 결과가 발생한다.

스트레스 반응은 생명을 지킬 수도, 앗아갈 수도 있다.

흡연과 끔찍한 식생활에도 심장질환이 적은 이유, 로세토 효과

한 시골 의사가 펜실베이니아 주의 작은 술집에 들렀다가 대도시에서 온 의사를 만났다. 오클라호마대학교 의대 총장으로 있는 의사였다. 두 사람은 맥주를 몇 잔 걸치면서 이야기를 나누기 시작했다. 시골 의사는 문득 어리둥절한 사실 하나를 발견했다. 자신이 사는 마을 사람들은 미국 전체 국민에 비해 심장질환으로 사망하는 비율이 절반 정도밖에 안 되는 것이었다.

이것은 1960년대에 있던 실화로, 펜실베이니아 주 로세토라는 마을에서 일어난 일이다. 작은 술집에서의 만남을 시작으로 이후 많은 연구자가 이 현상의 원인을 파악하려고 시도했다. 이 현상에는 '로세토 효과 Roseto Effect'라는 이름이 붙여졌다.

어떠한 논리적인 이유도 찾을 수 없었지만, 로세토 주민들은 불가사의하게도 심장질환으로부터 보호받는 것 같았다. 로세토에 거주하는 55~64세 남성의 심장질환 사망률은 거의 '영(0)'에 가까웠다. 심장발작으로부터 안전하다고 여겨지는 연령대가 아니었다. 65세 이상인 남성 중에서는 심장질환으로 사망하는 경우가 가끔 있었지만, 그 비율은 미국 전체 평균의 절반 정도였다.

대체 이 마을에 무슨 일이 벌어진 걸까? 미국에서 아무나 붙잡고 로세토 효과에 대해 이야기하면 로세토 사람들이 굉장히 건강한 생활을 하는 게 분명하다고 답할 것이다. 꾸준히 운동하고, 저지방 식단을 지키고, 콜레스테롤을 멀리하고, 소금을 적게 먹고, 고기도 많이 먹지 않고 …… 다 건강에 이로운 습관이고, 여기에 답이 있다고 생각하리라.

그런데 전혀 그렇지 않다.

펜실베이니아 주 로세토는 매우 궁핍한 지역이다. 남자들은 지하에 있는 슬레이트 채석장에서 힘들고 위험한 일을 한다. 주민들이 원래 먹던 전통적인 이탈리아 식단은 미국식으로 변형되었는데, 상상할 수 있는 최악의 형태로 바뀌었다. 뭐든 라드에 튀겨서 먹었다. 그리고 남자들 대부분이 흡연자이다. '심장질환으로 사망할 확률이 가장 높은 사람 뽑기' 대회가 있다면 로세토에 사는 남성들이 승리하리라. 이런 상황에서도 사람들이 무더기로 죽어나가지 않다니, 대체 그 이유가 무엇일까? 연구자들이 알아내려 한 부분도 바로 그 점이다.

조사 결과 다음과 같은 사실을 확인했다. 로세토에 있는 대부분의 가정은 가족 구성원이 3대로 구성된다. 나이 든 사람들과 함께 지역공동체를 이루며 살아간다. 노인들은 지혜가 가득한 마을 원로들로 대접받는다. 저녁이면 산책을 하고, 주민들은 사교 모임에 참가한다. 교회에도 다니고, 마을 축제도 연다. 사람들이 서로 경험한 일을 공유하고, 집안의 대소사를 통해 가족의 삶에 수만 가지 방법으로 참여하는 생활을 하는 자체가 영양분이었다.

로세토의 범죄율과 정부 보조를 받는 가구 수 또한 영(0)이었다.

로세토 효과는 어디에서 비롯될까? 연구진은 두 단어로 요약할 수 있다고 설명한다. 바로 '공동체'와 '연대감'이다. 이 두 가지가 건강을 지키는 아주 강력한 요소로 작용하여 흡연과 끔찍한 식생활의 영향을 상쇄하는 것으로 생각된다.

의학박사 스튜어트 울프와 사회학자 존 브룬은 저서 《씨족공동체의 힘The Power of Clan》에서 로세토 효과에 대해 언급하면서, 로세토와 같이 사람들 사이의 긴밀한 유대감은 콜레스테롤 수치나 흡연보다 심장 건강을 훨씬 더 정확하게 예측할 수 있는 요소라고 밝혔다. 로세토 같은 공동체에서는 구성원 개개인이 사회적인 체계 속에서 각자의 역할을 정확하게 분담해 맡고 있어서 예측성과 안정성이 뛰어나다는 특징이 있다. 로세타에서는 모두가 일을 하고, 그것도 열심히 하고, 아이들에게 더 나은 삶을 만들어주고 싶다는 공통 목표를 향해 함께 노력한다. 다른 사람과 끈끈한 관계를 맺으며 지내는 공동체에서는 일상생활에서 일어나는 문제에 휘둘릴 가능성이 낮다. 일상적인 문제에 제압되지 않으면, 만성 스트레스의 희생양이 될 가능성도 낮아진다. 만성 스트레스는 심장질환의 가장 커다란 요인 중 하나가 아닌가.

로세토에 사는 남성들은 엄청난 신체적 스트레스를 겪는다. 슬레이트 채석장에서 하는 노동은 힘든 일이며, 흡연도 분명 중요한 신체 스트레스 요인으로 작용한다. 그러나 다른 지역에서 많은 사람들이 매일 견뎌내고 있는 지속적이고, 끝이 보이지 않는 정신적 스트레스로부터는 자유롭다. 서로 친밀한 공동체와 안정적이고 힘이 되는 가족의 유대감이 이들을 지지해주므로, 그 결과 스트레스로 신체에 발생할 수 있는 총체적인 손상이 나타나지 않는 것으로 보인다. 만성적인 정신적 스트레스가 없으니 심장발작도 어느 정도 방지할 수 있으리라.

왜 이런 결과가 나타나는지 이해하려면 스트레스 반응을 전체적으로 이해해야 한다. 한스 셀리에라는 한 남성의 이야기부터 시작해보자.

스트레스가 인체에 미치는 악영향

셀리에가 스트레스를 발명한 건 아니지만, 스트레스가 유명해지도록 만든 장본인인 것은 확실하다. 1930년대 셀리에는 캐나다 몬트리올의 맥길대학에서 젊은 연구자이자 조교수로 일하고 있었다. 당시 그는 내분비학 분야 연구에 막 뛰어들었다. 셀리에 연구실에서 얼마 떨어지지 않은 연구실에서는 한 생화학자가 난소에서 어떤 물질을 분리하는 성과를 거두었는데, 모두가 그 추출 물질이 어떤 작용을 하는지 궁금해했다. 그리하여 셀리에는 야심 찬 연구자라면 누구나 했을 법한 일을 했다. 이 낯선 물질을 한 통 가득 구해다가 쥐 실험을 하기로 결심한 것이다.

셀리에는 이 물질을 매일 쥐에게 주사기로 공급했다. 그런데 그는 좀 칠칠맞지 못한 면이 있었다. 쥐에게 주사를 놓다가 쥐를 떨어뜨리거나 놓쳐버려 냉장고 뒤로 쥐가 숨어버리기 일쑤였다. 그래서 하루 중 반나절은 빗자루를 들고 실험실 여기저기를 뛰어다니면서 쥐가 은신처에서 나오도록 구슬리고 잔뜩 겁에 질린 쥐들을 다시 우리 안에 넣는 일로 소비했다.

그렇게 몇 달이 지난 뒤, 셀리에는 그동안 쥐에게 투여한 그 물질이 무슨 작용을 하는지 알아내려고 쥐를 해부하기 시작했다. 놀랍게도 모든 쥐에서 궤양이 발견됐다. 뿐만 아니라 쥐의 부신이 굉장히 거대해졌고 면역 조직은 쪼그라든 상태였다. 동료가 발견한 그 난소 추출 물질과 관련하여 뭔가 중요하고 새로운 사실을 발견했다는 생각이 들어 셀리에는 신이 났다.

비록 동물을 잘 다루지는 못했지만, 셀리에는 훌륭한 과학자로 타고난 사람이었다. 과학자는 늘 대조군을 두고 연구를 하는데, 셀리에도 마찬가지였다. 대조군은 난소 추출 물질을 주사기로 맞지 않았다는 점만 제외하면 실험군과 모든 면에서 동일한 조건에서 사육되었다. 이 대조군에 속한 쥐를 해부하자 이상한 상황이 벌어졌다. 대조군에도 궤양이 생긴 것이다.

셀리에가 키운 쥐는 유전학적으로 동일했다. 한쪽은 어떤 물질을 주사로 공급했고 다른 쪽은 공급하지 않았지만, 양쪽 모두 궤양이 생겼다. 그렇다면 궤양이 생기도록 만든 건 그 난소 호르몬이 아닐 수 있다는 생각이 셀리에의 머릿속을 빠르게 스쳤다. 궤양 말고, 두 그룹의 공통점은 뭐가 있을까?

해답은 그리 어렵지 않게 찾을 수 있었다. 두 그룹의 쥐가 겪은 공통 요소는 바로 '셀리에'였다.

두 그룹 모두 궤양이 발생했지만 한쪽만 난소 호르몬에 노출되었으므로, 셀리에는 이 호르몬을 궤양과 부신이 부어오른 증상의 원인으로 볼 수는 없다는 결론을 내렸다. 하지만 서투른 솜씨로 쥐를 다루었던 일, 즉 주사를 완전하게 놓지 못하고, 쥐를 떨어뜨리고, 쫓아다니고, 쥐가 도망가는 그 모든 과정이 뭔가 영향을 준 것으로 생각했다. 셀리에는 궤양이 생기고 면역 조직이 수축되고 부신이 비대해진 것은 '전반적인 불쾌감'에서 비롯된 반응이라고 밝혔다. 그는 이렇게 만든 요소를 '스트레스'로 부르기 시작했다.

그리하여 셀리에는 새로운 이론을 연구하기로 했다. 먼저 스트레스가 가득한 환경을 만들기 위해 겨울에 쥐 몇 마리를 지붕 위에 올려 두었다. 다른 쥐는 지하실 보일러 옆에다 두었다. 또 어떤 쥐는 수술을 해서 스트레스를 받게 하고, 어떤 쥐에게는 굉장히 시끄러운 음악을 들려주었다. 혹은 잠을 충분히 못 자게 했다.

모든 그룹에서 궤양이 발견되었으며, 부신이 부어올랐다.

셀리에는 이 초기 연구를 토대로 스트레스의 전신 적응 증후군 General Adaptation Syndrome 이론을 발전시켰다. 스트레스가 가해지면 인체에 그 영향이 경고alarm, 저항resistance, 탈진exhaustion의 3단계로 나타난다는 이론이다. 그 내용을 자세히 살펴보자.

스트레스 반응 3단계 : 경고, 저항, 탈진

1단계 '경고' 단계에는 위험 요소가 있음을 알아차린다. 인체는 아드레날린을 다량 분비하고, 코르티솔은 투쟁-도피 등 행동을 취할 준비를 한다. 이렇게 준비된 에너지가 신체 활동으로 소진되지 않으면 문제가 발생한다. 가령 아드레날린이 지나치게 많이 분비되면 혈압이 높아지고 이것이 지속되면 심장과 뇌의 혈관이 손상된다.

2단계 '저항' 단계에서는 스트레스 요인에 대처한다. 만약 상황이 신속하게 해결되면, 인체는 다시 균형 잡힌 상태로 돌아가기 위해 필요한 노력을 한다. 항상성이라고 부르는 상태이다. 이때 스트레스 호르몬은 다시 줄어들지만, 신체 자원이 다소 모자라는 상태가 된다. 하지만 스트레스 상황이 지속되는 경우가 더 많다. 그러면 인체는 다른 대처 방안을 찾아야 한다. 적응하려고 계속 노력하지만 흥분 상태가 유지된다. 스트레스라는 페달을 계속 밟아 인체에 압력이 가해지고 엄청난 양의 호르몬이 혈액으로 유입된 상태로 오래 버티기는 힘들다. 이런 상황이 너무 오래 지속되거나 채 회복되지 않은 채 자주 반복되면 3단계가 시작된다.

'탈진' 단계는 '쇠약' 단계로도 알려져 있다. 이 단계에서는 스트레스 수준이 높아진 상태로 유지된다. 이런 만성 스트레스는 면역계를 소진시킨다. 마라톤 선수들이 경기 이후 감기에 훨씬 잘 걸리는 것도 이 때문이다. 또한 만성 스트레스로 조직 세포가 파괴되는데, 특히 뇌에서 기억과 인지 기능을 수행하는 해마에 영향을 준다. 시험을 보면서 극심한 스트레스를 받으면 다 아는 내용도 기억이 안 나는 이유가 이런 점 때문이다. 코르티솔 분비량이 증가하면 뇌의 해마가 실제로 수축한다는 사실이 동물실험을 통해 입증되었다. 이 모든 결과가 혈압 상승과 심장질환 발생에 중대한 영향을 준다.

스트레스 요인이 불러온 인체의 부적응

그렇다면 스트레스 요인은 무엇일까? 무엇이든 요인이 될 수 있고, 사람마다 다르다. 엄밀히 따지면 상당한 수준의 영향력이 있고 중요한 역할을 하는 무언가를 스트레스 요인이라고 할 수 있다. 무언가에 압도되는 기분처럼 아주 간단한 것일 수도 있고, 어떤 상황에 굴복할 수 없는 상태(저항), 통제력을 잃을 것만 같은 두려움, 몸부림치며 노력하는 기분, 불확실한 느낌도 스트레스 요인이 될 수 있다. 허리케인, 자연재해처럼 직접 변화시키거나 통제할 수 없는 요소가 될 수도 있다. 하지만 외부에서 주어지는 스트레스 요인에 대해 반응하는 행동은 여러분이 '통제할 수 있는' 부분이다. 워너 에르하르트는 이것을 다음과 같이 설명했다.

"뗏목을 타고 급류를 빠르게 내려가고 있다고 생각해보라. 배를 조종하는 사람이 여러분보다 물살을 잘 다스리는 건 아니다. 차이가 있다면, 통제할 수 없는 상황에서도 선장은 스스로 통제력을 잃지 않는다."

스트레스는 느낌도, 나타나는 형태도 다양하다. 대부분의 경우 배고픔과 궁핍함은 차의 타이어에 구멍이 나는 것보다 훨씬 더 큰 스트레스 요인으로 작용한다. 사람이라곤 그림자도 보이지 않는 외딴 시골 도로에서 타이어에 구멍이 났는데 정비 도구도 없는 상황이라면 달라질 수도 있겠지만 말이다. 또 일반적인 대학생이라면 미용실에서 새로 한 머리가 마음에 안 드는 것보다는 성적이 떨어진 일을 더욱 중요하게 여긴다. 안 그래도 외모에 자신감이 없는데, 이상한 머리 모양으로 한층 더 자신감이 추락한 경우는 제외할 수 있으리라. 이와 같은 상황에서 구멍 난 타이어와 엉망이 된 머리 모양은 한 개인의 삶에 가해진 강력한 외부 스트레스 요인으로 볼 수 있다. 이러한 스트레스 요인에 어떻게 대처하는지에 따라 인체의 생리학적 반응이 달라지고, 건강 상태도 달라진다.

승진에서 밀리고, 타이어에 구멍이 나고, 머리 모양 때문에 개그맨처럼 보이는 상황에서는 둘 중 하나를 선택할 수 있다. 적응하거나, 적응하지 않거나. 순리에 따르기로 결심하고 주어진 상황을 그대로 받아들이면서 적응하거나, 뭔가 상황을 바꾸려고 노력할 수도 있다. 혹은 스트레스 요인을 없애려고 노력하면서 일반적으로 기대되는 반응을 거부하거나, 그 이상의 반응을 하며 인체가 '싸움'을 준비하는 부적응 상태가 될 수도 있다. 약물 남용, 음주, 과식, 과도하게 일에 몰두하는 등 부적절한 방식으로 대처하는 것이 바로 부적응이다. 이러한 대처는 인체에 큰 부담을 안겨준다.

원시 시대와 현대에 발생하는 스트레스의 가장 큰 차이는 원시인의 반응이 훨씬 물리적이었다는 점이다. 반면 현대인은 정신적으로 대처한다. 우리는 날카로운 송곳니를 가진 호랑이와 맞서 싸우거나 곰을 피해 나무 위로 달아날 일이 없다. 대신 우리는 감정을 억누르고 동시에 침착함을 유지하면서, 신경계와 심혈관계가 계속해서 '과도한 준비 태세를 갖추도록' 만든다. 신체 각 기관과 혈관이 지속적으로 이러한 상태를 유지하면 심장은 극도로 취약한 상태가 된다. 경고 반응이 만성적으로 지속되면서 인체는 생화학적 물질을 계속해서 과잉 생산하고 결국 건강에 해로운 반응이 나타난다.

스트레스에 대한 반응으로 발생하는 생화학적인 변화는 강력하다. 이러한 반응이 부적절하거나 상황을 해결하는 데 아무 효과가 없다면 부적응했다고 볼 수 있다. 가령 퇴근길에 꽉 막힌 고속도로에서 소리를 꽥 지르고 핸들을 꽝꽝 내리치는 행동은 교통 체증으로 인한 스트레스를 해결하는 데 별 도움이 되지 않는다. 이 경우 몸에서 병리학적인 변화가 일어날 수 있다. 특히 호르몬 분비에 장기적인, 심지어 영구적인 문제가 발생하는 경우도 있다.

스트레스에 대처하는 올바른 해답은 대부분 스트레스 요인 그 자체가 아니라 스트레스 요인에 '대처'하는 방식에서 찾을 수 있다. 우선 첫 단계로 스트레스를 주는 상황에 대해 인지하는 것이 중요하다. 의사소통의 어려움, 자신의 기대 수준이 충족되지 못한 상황, 은퇴, 사랑하는 이의 죽음, 회사에서의 압박감, 대인 관계 문제 등이 요인인 경우가 많으며 특히 지나간 사건을 곱씹거나 앞으로 일어날 일을 미리 걱정하는 것도 아주 커다란 영향을 준다.

스트레스 요인에 대처하는 긍정적인 방식

몇 년 전 조니 박사의 부모님은 버뮤다로 일주일간 휴가를 떠났다. 그런데 집에 돌아와 보니 아파트가 텅텅 비어 있었다.

도둑들이 그 집을 노리고 사전 조사를 했던 것인지 탈탈 털렸고 목격 정보도 전혀 없었다. 도둑들은 세심하게 범행을 준비해 부모님이 35년간 결혼 생활을 하면서 함께 모아온 값진 물건들을 신속하고 솜씨 좋게 싹 털어갔다.

이런 일이 벌어졌으니 얼마나 큰 스트레스인가. 누가 봐도 그렇지 않을까?

그런데 어머니의 반응은 예상치 못한 것이었다.

"우리에게 진짜 중요한 건강, 가족, 사랑은 가져가지 못했잖니."

어머니는 이렇게 이야기하셨다.

"모두 다 잃어버렸으니까 당연히 슬퍼. 그런데 이상하게도 어떤 면에서는 좀 재밌지 뭐니. 완전히 새로 채워 넣을 수 있는 기회가 생겼잖아. 방도 새로 꾸미고 써보고 싶던 새 가구도 좀 들이고, 처음부터 다시 시작할 수 있으니까."

어머니는 이 사건에 대한 대응 방식을 바꿈으로써 거대한 스트레스 요인이 될 뻔한 문제를 마치 모험이라도 떠나게 된 듯한 일로 만들었다.

이미 일어난 일은 바꿀 수 없다. 하지만 그 일에 대응하는 방식은 스스로 선택할 수 있다. 본인이 나타내는 반응으로 이 스트레스 상황이 자신에게 끼칠 영향력이 결정된다. 스트레스 요인 그 자체가 아니라 자기 자신이 결과를 결정하는 셈이다. 어머니의 태도와 그 침착함 덕분에 그 사건이 어머니의 건강에 끼친 영향은 미미했다.

우리는 '사건' 자체, 즉 실제로 일어난 일을 통제할 수는 없지만, '이야기', 즉 사건을 의미 있게 만드는 요소는 제어할 수 있다. 도난 사건을 비극이 아닌 기회로 만들면서 어머니는 스트레스로 인한 신체 손상으로부터 스스로를 구하고 장기적으로는 수명을 늘리는 결과를 얻었다.

응급 상황에 대처하는 스트레스 호르몬

지속적인(만성) 스트레스 상황에 놓이면 에피네프린, 글루코코르티코이드 등 많은 종류의 호르몬이 분비되면서 인체는 투쟁 또는 도피 반응을 준비한다. 동시에 성장호르몬 같은 다른 호르몬의 분비량이 줄어든다. 왜 그럴까? 인체의 관점에서 보면 이 상황에서 성장호르몬을 분비하는 건 낭비이기 때문이다.

생명이 달린 문제가 실제로 발생하거나 그런 일이 발생했다고 생각하면, 인체는 신속하게 가장 중요한 것과 그렇지 않은 것을 구분한다. 목숨 걸고 달아나는 중이라면 생식 기능이나 소화 기능에 에너지를 투자할 이유가 없고, 위나 귀 부위에 혈액 공급을 늘릴 필요도 전혀 없다. 목숨을 유지할 일이 우선이므로 위장에서 혈액을 끌어다가 다리로 보낸다. 저녁 시간까지 살아 있지 못한다면 성장호르몬, 성호르몬이 무슨 소용이란 말인가?

이와 같은 '우선순위 선별' 현상은 1833년경 총상을 입은 남성을 치료하던 중 처음 발견했다.[189] 이 남성은 상처 때문에 위가 외부로 노출되어 시뻘건 피가 흘러나오고 있었다. 그런데 갑자기 무슨 이유에선지 다친 남성이 몹시 화를 내기 시작했다. 그러자 남성의 신체는 그가 표출하는 분노를 응급 상황으로 받아들였고 즉각 스트레스 반응이 나타나기 시작했다. 위장 부위에서 붉은색을 띠던 혈액이 분홍색으로 흐릿해진 것이다.

무슨 일이 벌어진 걸까?

의사들이 목격한 이 일은 우선순위 선별 현상을 눈으로 확인할 수 있었던 생생한 사례이다. 스트레스 호르몬이 지금 당장 생존에 필요하지 않은 부위에서 혈액을 끌어다가 응급 상황에서 가장 중요한 부위, 즉 심장, 폐, 중요한 근육으로 보낸 것이다. 그래서 총상 입은 남성의 위 부위에 있던 혈액도 색이 바뀌었다.

인체는 사자의 공격과 같은 '먼 옛날'의 긴급 상황과 고속도로에 몇 시간이나 발목이 묶인 상황처럼 '현대'에 발생하는 긴급 상황을 구분하지 못한다는 점을 기억하라. 인체가 특정 상황을 생명이 걸린 위급 상황으로 인지하면 그에 따라 스트레스 호르몬을 분비하여 필요도가 떨어지는 부위의 혈액을 꼭 필요한 부위로 보내지만, 이는 시작에 불과하다. 인체에는 더 많은 혈액이 필요하고, 원래 가지고 있던 혈액이 줄어들지 않도록 해야 한다. 진화와 역사적 관점에서 볼 때 생명을 위협하는 '응급 상황'에서는 대부분 혈액이 소실될 확률이 컸으니까 말이다.

이럴 때 인체는 어떤 일을 할까? 혈구의 일종인 '혈소판'을 더 많이 만들어낸다. 피가 밖으로 빠져나가지 않게 서로 달라붙어서 덩어리를 형성하는 것이다.

스트레스 호르몬으로 혈소판이 더 많이 만들어지면 단기적으로는 혈액이 다량 빠져나가지 않게 되니 다행이지만, 장기적으로는 그다지 좋지 않다. 스트레스 호르몬이 지속적으로 '작동' 상태가 되면 혈소판이 '과잉 생산'된다. 어쩔 수 없이 혈소판이 서로 달라붙기 시작하고 혈액은 끈끈해진다. 여기에 다른 적혈구와 백혈구도 결합하고 피브린이라는 물질까지 더해지면서 거대한 핏덩어리, 즉 '혈전'이 형성된다. 그리고 혈전이 심장 근육으로 이어지는 혈관을 막으면 심장발작이 일어난다.

생명이 오락가락하는 응급 상황에서 목숨을 유지하기 위해 인체는 또 어떤 일을 해야 할까? 우선 혈액이 다소 불필요한 부위에서 혈액을 모아서 꼭 필요한 부위로 보내고, 혈소판을 만들어 인체에 절대적으로 필요한 혈액량을 유지하고, 더 이상 소실되지 않도록 하면서 피가 쉽게 응고되게 만든다. 그렇다면 혈액을 보충해야 할 텐데 어디서 구해야 할까?

위험을 부르는 만성 긴급 상황

아프리카 세렌게티 초원에서는 수혈이 불가능하므로 스스로 혈액을 만들어내야 한다. 제일 먼저 필요한 재료는 물인데, 신장에서 얻을 수 있다. 신장은 물을 걸러낸 뒤 소변으로 밖에 내보낼 준비를 하고 있다. 물이 필요한 상황이 되면 스트레스 호르몬이 가동 중인 인체는 신장에 이런 메시지를 전한다.

"잠시만! 긴급 상황이야! 물을 내보내지 마. 지금 바로 혈액을 더 만들어야 돼!"

이 메시지는 '항이뇨호르몬'이라는 호르몬을 통해 전달된다. 항이뇨호르몬은 신장에 있던 물을 재흡수하고 순환계로 돌려보내 혈액량을 늘리도록 인체에 지시한다.

이 모든 과정이 생존이라는 목적에 부합한다. 그런데 이런 과정이 만성적으로 일어나면 어떻게 될까?

사자를 피해 도망하는 동안 혈압이 30초간 상승한다면 진화의 관점에서는 인체 기능이 제대로 발휘되었다고 볼 수 있다. 하지만 혈압이 상승된 상태가 몇 주간 지속되면 만성 고혈압이 된다. 오늘날 많은 사람이 바로 이런 상태이고, 심장발작이 언제 발생할지 조마조마한 상황이다. 세계보건기구에 따르면 고혈압은 전 세계적으로 조기 사망의 가장 중요한 원인 중 하나이며, 심장질환의 가장 큰 위험인자 중 하나이기도 하다.[190] 왜 그런지 자세히 알아보자.

스트레스가 부른 고혈압, 고혈압이 부른 협심증

혈압이 상승하면 심장은 좀 더 많은 힘을 들여 혈액을 뿜어내야 하므로 혈관에 더 많은 압력이 가해진다. 마당에서 쓰는 고무호스를 소화전에 연결하고 물을 제일 센 압력으로 내보낸다고 상상해보라. 호스는 곧 터질 것 같은 형태가 된다.

혈관은 팽창 압력을 받으면 주변에 더 많은 근육을 끌어 모으는데(호스의 고무 두께가 더 두꺼워지는 것처럼), 그 결과 혈관은 더 단단해진다. 이 때문에 혈액을 통과시키는 데 더 많은 압력이 필요하고, 당연한 결과이겠지만 혈압은 더 상승한다.

혈압이 상승하면 심장 근육이 그 대가를 치른다. 혈액을 내보내려면 힘을 더 많이 가해야 하고, 더 큰 대가가 되돌아온다. 이처럼 강력한 힘으로 혈액을 순환시키면 가장 큰 타격을 받는 곳은 좌심실이다. 좌심실의 근육이 커지기 시작하는 '좌심실 비대'가 나타나서 심장은 비정상적인 형태가 된다.

지금부터는 이러한 결과가 어떻게 염증 반응을 유발하는지, 또 심장질환으로 이어지는 연속적인 과정이 어떻게 촉발되는지 알아보자. 이 일련의 과정에서 콜레스테롤의 영향은? 최소 수준이다.

심장에서 나온 거대한 혈관 중에 상행대동맥ascending aorta이 있는데, 이 혈관은 어느 정도 이어지다가 '대동맥 분기'로 불리는 과정을 거쳐 두 가닥으로 분리된다. 갈라진 두 혈관은 다시 두 갈래로 분리되고 이러한 분기 과정이 모세혈관까지 쭉 계속된다. 혈압이 상승하면 가장 큰 타격을 받는 지점은 바로 이 분기점, 혈관이 두 갈래로 나누어지는 지점이다. 그 결과 물리학에서 말하는 유체 난류fluid turbulence 현상이 시작된다.

관을 따라 액체가 흘러가는데, 흐르는 힘이 점점 더 강해진다고 생각해보자. 유체의 움직임은 워터파크에서 긴 터널을 따라 물이 출렁거리는 모양을 떠올리면 된다. 우리 몸의 혈액이 취약한 지점 쪽으로 강력한 힘을 받으며 쏟아져 들어오는데 그 과정에서 약간 터지고 찢어지는 부위가 생긴다. 이 부위에서 곧 염증 반응이 시작된다. 혈관에 이렇게 손상된 부위가 생기면 산화된 LDL 콜레스테롤 등 염증 반응을 일으키는 물질이 더 많이 몰려들어 이미 염증이 생긴 부위로 들어가 달라붙는다. 그리고 플라크가 형성된다.

건강한 관상동맥은 혈액이 더 필요한 상황이 되면 확장된다. 물은 정원용 호스보다는 소방 호스에서 더 빨리 원활하게 흘러가고, 혈액은 수축된 혈관보다는 확장된 혈관에서 더 수월하게 흘러간다. 그런데 관상동맥은 손상되면 더 이상 확장될 수가 없다. 그리하여 절실하게 확장되어야 할 시점에 닫혀 있거나 수축되어 있다. 그 결과 심장은 혈액, 즉 산소를 충분히 얻지 못하고 심장에 심장 허혈이 발생한다. 심장 근육은 충분한 에너지를 얻지 못하고 망가진다. 이 모든 고통스러운 상황이 모이면 친숙한 그 이름, '협심증'이 된다.

이 모든 과정의 핵심에 염증 반응이 있다.

"20년 전에는 심혈관계 상태가 어떤지 파악하려면 콜레스테롤 수치를 측정했습니다."

새폴스키의 설명이다.

"사람들은 콜레스테롤이 중요하다고 생각하게 되었지만, 다른 요소가 더욱 중요합니다. 혈관이 손상되지 않으면 콜레스테롤이 달라붙을 곳이 없죠. 염증이 발생하지 않으면 아무 문제도 생기지 않습니다."[191]

죽음 앞에 무방비 상태, 스트레스

한 남성이 아침에 일어나 몸이 별로 좋지 않다는 느낌을 받았다. 가슴과 배가 쑤시고 통증이 느껴졌다. 땀도 뻘뻘 나고 숨이 막혔다.

아내에게 알려 911에 신고를 했지만, 이 남성은 구조대가 도착하기 전 사망했다.

심장질환의 최초 증상, 최소한 '인지'할 만한 첫 번째 증상이 급사인 경우가 빈번하다. 안타깝게도 건강에 더 신경을 쓰라며 의사에게 혼나는 과정도 없고, 똑바로 살라는 경고도 없고, 운명을 건 거래나 협상을 할 시간도 없다. 심장은 전지전능한 기관답게 우리 신체를 공격하는 작전으로 영향력을 제대로 보여준다.

임상시험을 통해 사람들이 심장질환의 증상을 맨 처음 인지하는 시점의 40~50%가 치명적인 심장발작, 즉 급성 심장사인 것으로 나타났다. 이는 35~60세의 사망 원인 1위이다. 심장질환을 두려워하는 이유 중 하나는 경고 없이 갑자기 발생한다는 점이다.

여러분 중에 '부두 죽음(voodoo death, 주술사로부터 저주를 받고 죽는 것처럼 정신적인 스트레스로 인한 돌연사를 말한다)'이라는 말을 들어본 사람이 있을지 모르겠다. 미국의 생리학자 월터 B. 캐논이 밝힌 개념으로, 캐논 박사는 '항상성'과 '투쟁 혹은 도피'라는 개념을 맨 처음 도입한 사람이기도 하다. 그는 아프리카, 태평양의 섬, 호주 등 전 세계를 돌면서 부두 죽음에 대해 연구했다. 부두 죽음은 현대인이 상상하기 힘든 현상이다. 그가 인용한 사례는 마오리족의 한 여성이 과일 한 조각을 먹었는데 그것이 금기시된 장소에서 열린 과일임을 깨닫고는 며칠 지나지 않아 사망했다는 내용이었다.

이 죽음의 이유는 자신에게 저주가 내려졌으며 이를 피할 수 없으리라는 '믿음'이다. 초자연적인 현상을 믿는 사람들이라면 공감할 이러한 믿음은 정서적 반응이 고조되고, 스트레스 호르몬이 미쳐 날뛰는 지경에 이른다. 가라앉고 있는 배에서 필사적으로 물을 퍼내는 선원처럼 심장은 혈액을 빠른 속도로 맹렬히 뿜어낸다. 혈압은 하늘 높이 치솟아 혈관도 손상된다. 이런 믿음에 홀린 여성과 가족들은 그녀가 죽을 운명이라고 생각한다. 당사자는 자신이 받은 저주를 떠올리며 계속해서 공포에 시달리고, 끔찍한 상황에서 혼자 몸부림치다 결국 죽음에 이르는 것이다.

어떻게, 왜 목숨을 잃는 걸까?

사회적 고립이나 절망이 희망과 의지를 꺾어 죽음에 이른 걸까? 아니면 저주 그 자체가 원인일까? 부두 죽음은 공통적으로 사람들과 소원해지고 고립되거나 그 상황을 견디게 해주는 사회적 지지가 없는 경우가 많다. 캐논은 직접 관찰한 사례들을 토대로 부두 죽음의 희생자는 힘을 북돋아주는 환경에서 비롯되는 안전망이 사라졌다는 사실을 깨닫는 순간, 두려움을 이기지 못한다고 결론 내렸다. 희생자는 죽음을 비참한 상황에서 벗어나는 수단이라 생각한다. 그렇다 해도 신체가 죽음을 맞는 과정을 완벽하게 납득하긴 힘들다.

캐논이 얻은 결론은 이렇다. 교감 신경계에 저항하기 힘든 자극이 주어지면서 심장에 치명적인 수준의 전기적 불안정성이 발생한다는 것이다. 의사들은 이 돌연사 증후군이 '심실세동이 누적되어 나타난 악성 심실 빈맥' 혹은 '관상동맥 연축과 심근경색'으로 발생했다고 설명한다. 한 마디로 '심장마비'이다.

핵심은 심장이 정확히 어떻게 망가졌는지가 아니라, 심장의 기능 이상과 그 외 부수적인 문제가 희망을 완전히 잃은 상황에서 촉발되었다는 점이다. 캐논은 심리적인 믿음이 신체 상태를 결정할 수 있고, 커다란 영향을 준다는 사실을 다시 한 번 확인했다.

실험 연구를 통해서도 급격한 스트레스가 급성 심장사에 끼치는 영향이 입증되었다. 한 연구에서는 급성 심장사가 찾아왔지만 소생한 환자의 91%가 심장마비를 겪은 시점에 심리적으로 급격한 스트레스를 받았다고 밝혔다. 예를 들면 이렇다. 한 중년 남성이 바쁜 한 주를 보내고 쉬고 있다. 직장에선 인원 감축 소문이 도는데 터놓고 이야기할 가까운 친구나 사랑하는 사람도 없고, 혼자 뚝 떨어진 기분에 우울하다. 집과 가까운 체육관에서 운동을 하던 중 그는 전혀 예기치 못했던 어떤 충격적인 소식을 들었다. 이 일로 그는 돌연사했다.

스트레스는 그의 목숨을 앗아간 주범이 아니다. 다른 상황이었다면, 혹은 다른 사람에게 같은 일이 발생했다면 아무리 충격적인 소식이라 해도 충격을 주었을지언정 삶이 마감되는 지경까지 이르지는 않았을지 모른다. 면역 체계가 약해서 감기에 자주 걸리는 사람들처럼, 이 남성은 놀라운 소식을 접하고 대형 망치에 얻어맞은 것처럼 쉽게 무너져버렸지만 다른 사람에게는 영향이 덜했을 것이다. 허약하고 취약해진 상황에서 불안한 소식을 듣자 스트레스 받은 개구리가 농약 카바릴에 노출된 것처럼 죽음으로 이어진 것이다.

스트레스는 그저 '머릿속에만 존재하는' 요소가 아니며, 우리의 몸과 마음은 하나로 연결되어 움직인다. 신체가 외상을 입으면 심리적으로도 엄청난 고통이 따를 수 있으며 우울증으로 이어지기도 한다. 마찬가지로 정신적 외상은 신체에 커다란 영향을 준다. 신체와 정신은 분리될 수도 없고, 분리되어서도 안 된다. 둘 다 한 사람을 이루는 부분이다. 한 사람의 전체를 살펴보고 모든 요소가 어떻게 연결되었는지 알아내려는 의학 분야에 '전인적(심신 통합) 의료'라는 명칭이 붙은 이유도 바로 이 때문이다. 필자 두 사람도 이러한 방향을 추구한다. 시나트라 박사는 통합 의학을 수십 년간 시행해왔으며, 조니 박사는 전인적 영양학 박사학위를 취득했다.

지금부터는 스트레스가 심장과 건강에 구체적으로 어떤 영향을 줄 수 있는지 살펴볼 것이다. 더불어 누구나 실천할 수 있는 스트레스를 줄이는 간단한 방법도 소개할 예정이다.

심장에 영향을 미치는 생각과 감정

심장 건강을 유지하기 위한 방안을 찾으려면 스트레스에 주목하고 스트레스를 줄이려는 노력이 반드시 필요하다. 자신의 생각과 감정을 파악하고 표현하는 방식으로 말이다.

생각이 심장에 영향을 준다는 말이 사실인지 확인하고 싶다면, 편안한 마음으로 차분하게 자리에 앉자. 호흡이 평온해지고 심장 박동이 일정해질 때까지 기다린다. 평화로운 단어와 장면을 떠올리며 집중한다. 자신이 좋아하는 해변이나 섬처럼 안전하고 매혹적인 장소에 가 있다고 상상한다.

이번에는 그 상태에서 여러분을 괴롭히는 일을 떠올려 보자. 직장이나 가정에 생긴 일이든, 자녀나 이성 친구, 배우자와 관련된 일이든 상관없다. 강도를 당했거나 차를 도난당했거나 사랑하는 사람이 세상을 떠나는 등 엄청난 슬픔을 안겨준 사고가 될 수도 있다. 혹은 여러분에게 직접적인 영향을 주지는 않았지만 허리케인으로 인한 피해나 석유 유출 사고처럼 실제로 일어난 재앙을 떠올려도 된다. 책을 덮고 몇 분간 이런 불안한 사건을 떠올리면서 어떤 기분이 드는지 집중해보자.

자, 무슨 변화를 느꼈나? 심장 박동이 빨라지고, 혈압도 상승했을 것이다. 심장 뛰는 소리가 귀에 들린 사람도 있으리라. 불안과 괴로움이 몸에 차오르는 느낌도 들었으리라. 그래도 신체 외적으로는 아무런 변화도 일어나지 않는다.

신경과학자인 안토니오 다마시오는 생각이 신체 반응에 얼마나 큰 영향을 주는지 입증하기 위해 기발한 실험을 했다. 다마시오는 전설적인 지휘자 헤르베르트 폰 카라얀에게 부탁하여 심박, 혈압, 뇌파를 측정할 수 있는 각종 장비를 몸에 부착한 뒤 의자에 편안히 앉아 있도록 했다. 기초 자료 측정이 완료된 후 다마시오는 카라얀에게 베토벤 교향곡 악보를 하나 건네고는 첫 장부터 자세히 보면서 실제로 오케스트라를 지휘한다고 상상하되 몸은 움직이지 말라고 했다. 그 후 카라얀이 동일한 교향곡을 실제로 지휘할 때 나타나는 뇌파, 혈압, 심박 변화도 측정했다. 결과를 비교하자 악보를 보며 지휘한다고 상상하는 것만으로도 카라얀의 몸은 실제로 악보를 보면서 지휘할 때와 정확히 동일한 반응을 보였다.

아드레날린 분비를 좌우하는 '감정'

인체 신경계는 간단히 '수의(의식적인)' 신경계와 '불수의(무의식적인)' 신경계로 나눌 수 있다.

수의 신경계는 춤추기, 뜨개질하기, 걷기, 손톱 깎기, 세금 신고하기, 골프 치기, 말하기 등 의식적으로 조절되는 신체 기능을 담당한다. 불수의 신경계는 자율신경계라고도 하는데 심장 박동, 소화, 머리카락 성장, 호르몬 분비, 생화학적 물질 분비 등 의식적인 조절이 불가능하며 인체가 자동적으로 수행하는 일들을 맡는다. 우리 몸의 기능 중 많은 부분은 심호흡을 하거나 숨을 참는 경우처럼 특별히 조절하려고 하지 않는 한 자율적으로 이루어진다.

무의식적인 기능, 거의 대부분 자율적으로 돌아가는 이 기능은 우리의 감정에 매우 민감하게 반응한다. 당황하거나 겁에 질리면 인체의 호흡 근육인 횡격막이 자동으로 평평해지고(들숨), 급박한 상황이 종료될 때까지 그 상태를 유지한다. '안도의 한숨'을 내쉴 때까지 말이다. 만성적으로 불안에 시달리는 사람에게서도 이런 증상이 나타난다. 걱정거리가 많은 사람, 출산 중인 여성, 만성 호흡기 질환을 앓는 환자는 횡격막을 의식적으로 제어할 수 있도록 숨을 들이쉬고 내쉬는 방법이나 숨을 잘 내쉴 수 있도록 콧노래를 부르는 등의 방법을 배운다.

그런데 심장은 우리의 감정에 이보다 훨씬 더 민감하다.

감정은 교감 신경계와 부교감 신경계를 통해 심장에 영향을 준다. 이 두 신경계가 협력하여 적절한 균형을 유지하는 가장 이상적인 상태를 '항상성이 유지되었다'고 한다.

교감 신경계는 인체의 투쟁 혹은 도피 반응을 준비시키는 역할을 한다. 긴급 상황을 알리는 '경고등'이 켜지는 모든 상황에 반응한다. 내게 돌진하는 자동차를 피하기 위해 방향을 홱 바꾸거나 숲에서 멧돼지와 맞닥뜨리면 재빨리 나무 위로 기어오르는 것이 교감 신경계가 하는 일이다. 동시에 소화 작용처럼 긴급하지 않은 기능을 억제하고 심박과 혈압을 상승시키는 책임도 맡고 있다. 부교감 신경은 이와 반대로 속도를 늦추는 일을 담당한다. 맥박과 혈압을 늦추고, 위·장관계 운동을 자극한다.

인체는 신체적, 정신적 스트레스가 발생한 상황에서 에너지를 추가로 얻기 위해 교감 신경계에 의존한다. 그러나 표출 경로 없이 기능이 가속화되면 인체가 손상될 수 있다. 정서적, 심리적 흥분 상태(분노, 두려움, 걱정, 화 등)는 심장 부정맥과 관상동맥 경련으로 이어질 수 있다. 혈압도 상승시킬 수 있으며 실제로도 상승시킨다. 심지어 심장발작과 급성 심장사의 원인이 되는 경우도 있다.

실제로 일어난 일이든 상상 속의 일이든 똑같이 심리적·병리적 반응을 유도하는 이유는 무엇일까?

평소에 잘 지내던 남녀도 가끔은 인정사정없는 싸움을 벌이듯이 뇌와 심장도 때로는 '치명적인 대화'를 나눌 수 있다. 두 기관의 대화는 신경계의 화학적 전달물질인 호르몬을 통해 이루어지며, 바로 이 대화가 죽음의 전조 역할을 한다. 두려움, 공포, 과도한 흥분, 깊은 절망과 우울한 감정이 발생한 상황에서 우리 몸이 아드레날린을 과다 분비하는 경우도 있다. 그러면 심장은 과도하게 자극을 받아 혼란스러운 상태로 거칠게 뛰다가 심실세동과 함께 기능이 중지된다.

뇌와 심장은 끊임없이 의사소통을 한다. 심장과 뇌를 잇는 '직통전화'가 마련되어 있음은 물론이다. 심장질환으로 갑자기 사망할 위험이 있는 사람인지 여부를 파악하려면 전통적인 위험요소뿐만 아니라 심리적, 정서적 요소까지 고려해야 한다.

무의식적인 것이든 의식적인 것이든 우리의 생각이 심장의 기능을 제어하는 뇌와 연결하는 결정적 요인이 된다. 심장질환에는 정서적 요소라는 숨겨진 위험요소가 존재한다. 바로 이것이 콜레스테롤보다 훨씬 더 중요하다.

스트레스 위험 경고를 알리는 '심장'

어떤 사람은 고통스러운 증상을 전혀 느끼지 못한다. 이런 사람은 인체에 무슨 일이 벌어지는지 인지하는 기능이 차단된 상태라고 할 수 있다. 자신의 몸과 기분에 대한 관심을 기울이지 않고 지낼 경우 종종 재앙으로 이어질 수 있다. 이런 사람은 자신에게 나타난 증상을 아무것도 아니라거나 굉장히 사소한 일이라 믿는다. 스티브는 관상동맥 상태가 좋지 않은 환자 중에서 이런 사람을 많이 봐왔다. 이들은 심장 발작이 일어난 상황에서도 그저 소화가 잘 안 된다고 이야기한다.

은행원인 짐의 이야기를 예로 들어보자. 어느 날 그는 새로운 고객에게 통장을 개설해주는 일을 하고 있었다. 질문이 많은 고객이라 꾹 참으면서 하나하나 다 대답했다. 그런데도 이 고객은 계속 질문을 해대고 걱정을 늘어놓았다. 뒤에 다른 고객이 초조한 눈빛을 보내며 기다리는 모습이 보였다.

그 고객에게 다른 고객이 기다리고 있으니 다음에 계속 이야기하자고 말하는 편이 좋았을 것이다. 하지만 짐은 감정을 꾹 누르며 눈썹에 맺힌 땀을 닦아내야 했다. 짐은 몸이 느끼는 변화와 인체가 내보내는 신호를 다 무시했다. 손에도 땀이 나기 시작했다. 숨도 쉬기 어려웠다. 머리는 어지럽고, 가슴에 통증이 느껴졌다.

소화가 잘 안 돼서 그런가 보다고 생각했을 뿐, 짐은 주위 사람 누구에게도 자신이 지금 어떤 상태인지 알리지 않았다. 그로부터 15분 뒤 그는 심장마비로 쓰러져 응급실에 실려 왔다.

일상적으로 일어나는 일이 비극으로 끝난 사례이다. 왜 이렇게 된 걸까? 어째서 이 남성은 쓰러지는 지경이 될 정도로 극심한 압박감을 인체에 쌓아두었을까?

답은 간단하다. 짐은 현실을 인정하지 않은 것이다.

짐은 몸이 보내는 모든 신호를 부정했다. 평생 버릇처럼 감정을 억누르며 살아온 짐의 태도가 심장발작에 커다란 영향을 주었다는 사실은 분명해 보인다. 짐은 스스로를 평상시보다 혹사하면서 죽음의 문턱까지 도달했으나 자신의 몸에는 전혀 관심을 두지 않았다. 뇌와 심장 사이에 오간 '대화' 중 그 어느 것에도 귀를 기울이지 않았다.

이렇게 마음과 몸이 서로 다른 말을 해대는 상황을 심장 전문의들은 심근허혈의 근원이라고 이야기한다. 심근허혈은 심장으로 유입되는 혈액이 부족한 상태를 말하며, 심근 손상으로 이어지는 경우가 많다. 환자는 아무 변화를 못 느꼈다고 하는데 심전도를 측정하면 심장에 문제가 발견되는 경우도 있다. 하지만 인체는 진실을 이야기하고 심장도 자신의 고충을 드러낸다.

심장마비를 상당히 정확하게 예측할 수 있는 행동적·심리적 요소가 존재한다는 사실에 대해서는 누구도 의문을 가지지 않는다. 심장발작이 일어나기 전 갑작스러운 심리적 스트레스를 받은 경우가 많다는 것도 결코 우연의 일치는 아니다. 주말이 끝나고 대부분의 사람이 일터로 돌아가는 월요일 아침에 급성 심장사가 가장 많이 발생한다는 사실은 이미 입증된 내용이다. 급성 심장사의 약 36%가 월요일에 발생한다. 흥미롭게도 두 번째로 많이 발생하는 요일은 토요일이다. 이유가 무엇일까? 심리적으로 단단히 준비하는 날(월요일)과 다 내려놓는 날(토요일)이라서? 오히려 사무실이 더 안전하다 느끼는 사람도 있어서? 회사 가기 싫어하는 사람도 있지만, 집에 가기 싫어하는 사람도 있을 것이다. 스트레스 요인이 무엇이든, 심장이 말해줄 것이다. 심장은 진실을 이야기한다.

당뇨병을 앓던 52세 여성 환자의 안타까운 사례가 생각난다. 2년 전 심장발작이 있었지만 이후 건강하게 살던 여성이었다. 흉통이나 호흡 곤란 증상도 전혀 없었고 심장에 문제가 있다고 생각할 만한 다른 뚜렷한 증상도 나타나지 않았다. 갑자기 눈에 출혈이 발생하여 즉시 수술을 받았는데 불행히도 수술은 실패했다.

시력을 잃은 사실을 알게 된 이 여성은 깊은 슬픔에 빠졌다. 휠체어에 앉아 자신이 앞을 볼 수 없다는 생각에 낙심해 있었다. 고개를 푹 숙인 채 담담한 목소리로 이야기했다. 자신은 모든 희망을 잃었으며, 아무것도 기대할 게 없다고. 그로부터 1년 뒤 그녀는 세상을 떠났다.

콜레스테롤 수치를 증가시키는 스트레스

혈액검사를 받기 전에는 침착하게 마음을 가라앉히라고 이야기해주는 의사가 있을지도 모르지만, 콜레스테롤 검사를 받기 전에 그런 말을 해줄 의사는 아마 한 명도 없을 것이다. 하긴 우리는 콜레스테롤 검사 결과가 중요하지 않다고 생각하니까 크게 문제 될 건 없다.

스트레스가 콜레스테롤 검사 결과에 실제로 영향을 준다는 사실을 알면 의사 자신도 놀랄 것이다. 그런데 뇌에서 생겨나는 스트레스가 혈액에 존재하는 콜레스테롤에도 영향을 줄까?

아주 좋은 질문이다. 시나트라 박사가 여기서 꼭 할 말이 있단다.

몇 년 전에 나는 보험사로부터 보험 심사를 위해 공복 시 혈중 콜레스테롤 농도 검사 결과를 제출해달라는 요청을 받았다. 심장 카테터 수술이 세 건 예약된 날이라서 오전 7시 30분 전에 채혈을 했다.

내 혈중 콜레스테롤 수치는 180mg/dL로 나왔고, 주치의와 나는 아주 기뻐했다. 이어 카테터 삽입 수술 두 건을 순조롭게 끝내고 세 번째 수술에 돌입했다. 선천성 복합 심장질환이 있는 환자였다. 그런데 수술 중에 심정지가 와서 앞선 수술보다 훨씬 더 어려워졌다. 환자 호흡이 일시 정지됐지만 다행히 호흡을 되찾았다. 5시간이라는 긴 수술 시간에다 카테터도 여러 개 삽입하고 온갖 약물 처치도 해야 했다. 땀을 뻘뻘 흘렸지만 감사하게도 모든 것이 잘 끝났다.

마지막 수술을 끝낸 시각은 오후 3시경이었는데 그때까지 나는 아무것도 먹지 못한 상태였다. 식당으로 걸어가다가 아침 일찍 채혈했던 혈액검사실을 지나쳤다. 스트레스가 인체에 주는 영향력을 굳게 믿고 있던 터라, 그날 내 업무가 혈액에 어떤 변화를 일으켰을지 호기심이 발동했다. 그래서 검사실에 부탁해 혈액검사를 한 번 더 받았다.

혈중 콜레스테롤 수치는 240mg/dL로 올라가 있었다. 일반적인 의사라면 즉각 스타틴계 약물 치료를 시작해야 한다고 주장할 만한 수치였다.

식사를 한 지 20시간이나 지난 후였으니, 콜레스테롤 수치가 33%나 급증하는 데 음식이 영향을 주었을 가능성은 전혀 없었다. 내 몸이 콜레스테롤을 과량 만들어내는 것으로 스트레스에 반응한 것이 분명했다.

스트레스와 콜레스테롤 상승의 관련성은 이미 충분히 입증됐다. 2005년 한 연구진이 런던에 근무하는 중년 공무원 200여 명을 대상으로 조사를 실시했다.[192] 먼저 혈액 샘플을 채취한 후 스트레스 수준을 점수화했다. 다음으로 스트레스 상태를 파악하기 위해 고안된 지필 검사 두 건을 실시했다. 첫 번째 검사에서는 색을 나타내는 단어를 그 단어와 일치하지 않는 색깔로 제시했다. 예를 들어 '빨강'이라는 단어는 파란색으로 써 있었다. 이 검사에서 피험자들은 글자의 색깔을 말해야 한다. 이 경우 '파랑'이 정답이다. 헷갈리고 짜증 나는 검사라서 사람들을 기분 나쁘게 만든다. 두 번째 검사는 피험자들에게 거울에 비친 별 모양을 보고 그 바깥 선을 따라 그리라고 했다. 여러분도 한번 해보면 대번에 짜증이 날 것이다. 그런 다음 피험자들의 혈액을 다시 채취하여 콜레스테롤 수치를 확인하고 스트레스 수준을 측정했다. 그리고 3년 뒤 다시 콜레스테롤 수치를 측정했다.

첫 번째 결과만으로도 충분히 흥미로웠다. 스트레스를 유발하는 지필 검사 이후에 모든 피험자의 콜레스테롤 수치가 증가했다. 그런데 다른 사람보다 유난히 수치가 더 많이 증가한 사람들이 있었다. 이들을 '반응성 높은 사람'이라고 하자.

그런데 3년 뒤 실시한 검사에서 이 반응성 높은 사람들의 콜레스테롤 수치가 가장 높게 나타났다.

연구진은 콜레스테롤 수치를 낮음, 중간, 높음 등 총 3단계 기준으로 분류했다. 3년 후 콜레스테롤 수치가 '높음' 기준을 초과한 사람들 중 16%는 1차 검사에서 스트레스 검사 후 콜레스테롤 상승 폭이 낮았던 사람들이었다. 또 22%는 1차 검사에서 상승 폭이 '중간' 수준이었던 피험자들이었다.

그런데 1차 검사에서 스트레스 검사 후 콜레스테롤 변화가 가장 크게 나타난 사람 중 56%가 3년 후에 콜레스테롤 '높음'으로 분류되었다. 피험자의 체중, 흡연 유무, 호르몬 치료 유무, 알코올 섭취 등의 요소를 고려하여 반영한 후에도 결과는 마찬가지였다.

이 간단한 스트레스 검사는 콜레스테롤 수치가 스트레스에 어떻게 반응하는지 예견할 수 있는 아주 훌륭한 지표가 된 셈이다.

"우리가 측정한 콜레스테롤 반응에는 사람들이 일상생활에서 맞닥뜨리는 문제에 어떻게 반응하는지가 반영되어 있다."

연구를 이끈 앤드류 스텝토 박사의 설명이다. 스트레스 검사에서 콜레스테롤 반응도가 높은 사람일수록 살면서 마주치는 정서적 상황에도 더 크게 반응한다. 그는 이렇게 덧붙였다.

"매일매일의 삶에서 나타나는 이러한 반응이 축적되어 …… 3년 후 공복 시 콜레스테롤 수치 상승으로 이어졌다. 스트레스에 대한 반응성은 콜레스테롤 수치 상승으로 이어지는 하나의 기전으로 보인다."[193]

우울증을 촉발하는 인자, 스트레스

분명 스트레스는 우울증을 촉발하는 인자로 작용하며 우울증과 심장질환의 관계는 널리 입증되었다. 기분 장애가 있는 사람은 우울증이 없는 사람에 비해 심장발작이 발생할 가능성이 두 배 더 높다.

콜롬비아대학 정신의학과 교수이자 뉴욕주립정신의학연구소의 임상 정신약리학 총괄을 맡고 있는 의학박사 알렉산더 글라스먼은 우울증과 심장질환의 관계를 조명하는 데 일생을 바친 연구자이다. 여러 편의 논문을 통해 그는 의학적으로 건강하지만 임상학적으로 우울하다고 판단된 환자는 심혈관계질환과 심장사 발생 위험이 높다고 밝혔다. 특히 심장발작이 발생한 이후 우울증이 찾아오면 사망 위험도가 높아진다.[194] 그는 "우울증이 각종 심혈관계 증상을 악화시킨다는 사실은 분명해 보인다"고 설명했다.[195]

스트레스 치유제, 사랑

가족과 사별한 사람은 급사할 가능성이 두 배에서 열 배까지 더 높다. 이 확률은 남편을 잃은 아내보다, 아내를 잃은 남편에게서 더 높게 나타난다. 일반적으로 여성은 남성에 비해 상황에 잘 적응한다. 여성은 감정을 더 잘 표출하고, 다른 여성과 자신의 감정을 공유한다. 다른 사람과 관계망을 형성하고 서로를 돌본다. 반면 남성은 벽을 쌓으며, 감정은 속에 가둔다. 비밀을 간직한 채 살며 때로는 의사소통에 굉장히 어려움을 겪는다.

자기 분석에 익숙하지 않은 사람에게 감정을 샅샅이 파헤치고 스스로를 취약한 상태로 만드는 일이 쉽지 않겠지만, 그래도 스스로의 감정을 자세히 들여다보길 권한다. 이런 자기반성의 시간은 처음에는 고통스러울 수 있지만 장기적으로는 그럴 만한 가치가 충분하다. 자기 자신을 지지하고 돌보면 긍정적인 자존감이 형성되고 인체를 치유한다. 스스로를 보살피고 보호하면서 나타나는 영향은 여러 연구를 통해 수차례 입증되었다.

진부한 소리로 들리겠지만 치유의 답은 '사랑'이다.

시나트라 박사가 주최하는 「심장 치유하기」 워크숍에서 환자가 자신을 지지해주는 환경 속에서 관계를 형성하고 유대감을 경험하면 콜레스테롤 수치가 큰 폭으로 감소하는 결과를 볼 수 있었다. 워크숍 참가자 모두 콜레스테롤 수치가 감소했는데, 단 며칠 만에 수치가 100mg/dL이나 줄어드는 사람도 있다. 이런 급격한 감소는 정서적인 관계가 건강에 긍정적인 영향을 준다는 개념을 뒷받침해주는 결과이다.

한번은 워크숍에 참석한 그리스 출신 의사에게 크레타 섬과 그리스에 심장질환이 드물게 발생하는 이유가 무엇이냐는 질문을 했다. 이 의사는 관계 형성, 특히 남성 간의 돈독한 관계가 치유에 강력한 영향을 준다고 답변했다. 크레타 섬의 남성들이 다른 사람과 함께 값진 시간을 보내고 식사를 함께 하면서 자신의 감정에 대해 진솔하게 이야기한다고 설명했다. 미국 남성들이 이야기하는 주제, 스포츠, 정치, 돈은 이들의 대화에 거의 없었다. 크레타 섬의 남성들은 자신의 감정, 가족에 대해 이야기한다. 자신의 꿈, 영적 믿음에 대한 이야기도 한다. 그리스 의사는 주로 체스 게임을 하거나 점심을 함께 먹으면서 서로 느끼는 동지애가 관상동맥 심장질환을 감소시키는 것 같다고 밝혔다.

지중해식 식단을 먹는 사람이 건강하다는 사실은 오히려 음식과 무관할지도 모른다. 지중해 사람들이 살아가는 방식 그 안에 무언가가 있는 건 아닐까.

죽음을 부른 급격한 심리적 스트레스, 실연

동물을 좋아하는 독자라면 지금부터 할 이야기는 별로 읽고 싶지 않을지도 모르겠다. 끔찍하고 슬픈 내용이지만, 스트레스가 심장질환과 사망에 어떤 역할을 하는지 극명하게 보여주는 한 연구에 대해 이야기하려고 한다.

개코원숭이는 50마리 정도 무리를 이뤄 함께 자고, 여행을 하며 사회성이 뛰어나고, 서로 연대감도 높다. 개코원숭이들은 모여 앉아 서로 털을 다듬어주고, 어린 원숭이들은 신 나게 뛰어다니며 장난을 친다. 아침에는 3시간가량 먹이를 찾으러 다니고 오후에는 휴식을 취하다가 잠자리에 들기 전에 다시 먹이를 찾아 나선다. 잠들기 전에는 더 오랜 시간 서로 몸을 다듬어준다. 이 과정은 몸을 청결히 유지하고 기생충을 제거하는 기능을 할 뿐만 아니라 유대감을 돈독히 하는 역할을 한다. 또한 개코원숭이는 평생 짝을 바꾸지 않고 일부일처제를 고수하므로 '가족의 가치'를 널리 전하는 친선대사와 같다.

20세기 초반에 구소련인 소비에트에서는 다음과 같은 실험을 했다. 개코원숭이 18쌍을 어릴 때부터 짝을 지어 함께 키웠다. 서로 끈끈한 관계가 형성되었을 무렵, 수컷을 우리에서 꺼내고 다른 수컷을 집어넣었다. 함께 지내던 수컷은 몇 미터 떨어진 다른 우리에서 암컷과 새로운 수컷의 모습을 다 볼 수 있도록 했다.

6개월이 지나지 않아 '전 남편 원숭이' 18마리 모두가 세상을 떠났다.

사인은 뇌졸중, 고혈압, 심장발작이었다. 덜 엄밀히 말하자면 실연으로 죽고 말았다. 어느 쪽이든 덫에 걸린 기분, 가슴이 찢어지는 비통함, 아무것도 할 수 없다는 무력감으로 급격한 심리적 스트레스를 받아 죽음에 이른 것이다.[196]

워렌 버핏의 심장 건강법은
긍정적인 생각과 풍부한 감정 표현

워렌 버핏은 내게 영웅과도 같은 인물이다. 그가 미국에서 가장 부유한 사람이기 때문이 아니라 그가 굉장히 현실적이고, 가식이 없고 인정 많고 자신의 감정을 표현하는 데 거리낌이 없는 사람이기 때문이다. 이런 특징은 분명 수지와 깊은 관련이 있으리라.

수지는 1950년에 버핏과 만났고 2년 후 두 사람은 결혼했다.

"그녀가 날 바꾸어놓았습니다."

버핏의 말이다.[197] 수지는 시민의 권리와 공정성에 큰 관심을 가졌고, 1960년대 오마하 지역의 통합을 돕는 일에 참여했다. 오마하

클럽에서 유대인 가입 금지 규정을 없애는 데 버핏이 발 벗고 나서 게 된 것도 수지의 영향이었다.

그녀는 버핏을 인간적인 사람으로 만들었다. 수지와 만나기 전에는 버핏의 삶에서 돈 버는 것 외에 다른 일을 하는 데 쓰는 시간은 거의 없었다. 두 사람은 결국 헤어졌지만 수지와 보낸 시간은 버핏의 삶을 크게 바꾸어놓았다. 친구인 아스트리드를 버핏에게 소개한 사람도 다름 아닌 수지였다. 아스트리드는 수지가 세상을 떠난 뒤 버핏의 두 번째 부인이 되었다.

수지가 사망하고 7년이 지났을 때 버핏은 〈타임〉의 라나 포루하 기자가 쓴 표지 기사의 주인공이 되었다.[198] 수지에 대해 이야기하던 중 버핏은 울음을 터뜨렸다. 포루하는 그가 마음을 다잡는 데 몇 분이 걸렸다고 밝혔다. 그녀는 버핏의 팔에 손을 올리고 위로했다.

"결국 좀 더 대화하기 쉬운 주제인 투자로 넘어갔다."

그녀는 이렇게 전했다.

버핏과 같은 지위에 있는 사람이 살면서 사랑한 사람에 대해 이야기하다 복받치는 감정을 숨기지 못하고 기자 앞에서 우는 경우는 거의 없다. 지위와 상관없이 남자가 기분을 자유롭게 표현하거나 그런 감정 자체를 느끼는 경우도 거의 없다.

버핏은 하루에 코카콜라를 1.7L나 마실 정도로 패스트푸드를 즐기는 사람으로 유명한 데다 운동은 전혀 하지 않는 것으로 알려졌다. 그런데도 여든 살이 넘은 버핏은 여전히 기민하고 활동적이고,

늘 열심이고 활발히 참여한다. 그리고 건강하다.

  철저하리만치 긍정적인 생각과 감정을 쉽게 표현하고 다른 사람과 깊은 관계를 맺을 수 있는 능력이 그의 심장 건강을 지키는 데 중요한 역할을 한 건 아닐까?

이것만은 꼭 알아두자!

- 스트레스는 지금까지 알려진 모든 질병의 원인이다. 회복을 더디게 만들거나 아예 회복을 막을 수도 있다.
- 스트레스를 받으면 부신이 '투쟁-도피' 호르몬으로도 알려진 스트레스 호르몬을 분비한다. 주요 스트레스 호르몬은 코르티솔과 아드레날린이다.
- 스트레스 호르몬이 체내에 과도하게 존재하면 대사 작용에 문제가 생기고 염증이 발생하며 심장질환에 영향을 준다. 스트레스가 지속되면 과량 분비된 코르티솔이 혈관을 딱딱하게 만들기 시작한다.
- 스트레스 상태에서는 혈액의 혈소판이 과도하게 만들어지고, 혈소판이 서로 엉기면서 혈전으로 불리는 핏덩어리가 생성된다. 혈전이 심장과 연결된 혈관을 막으면 심근경색 등 심장발작이 일어난다.

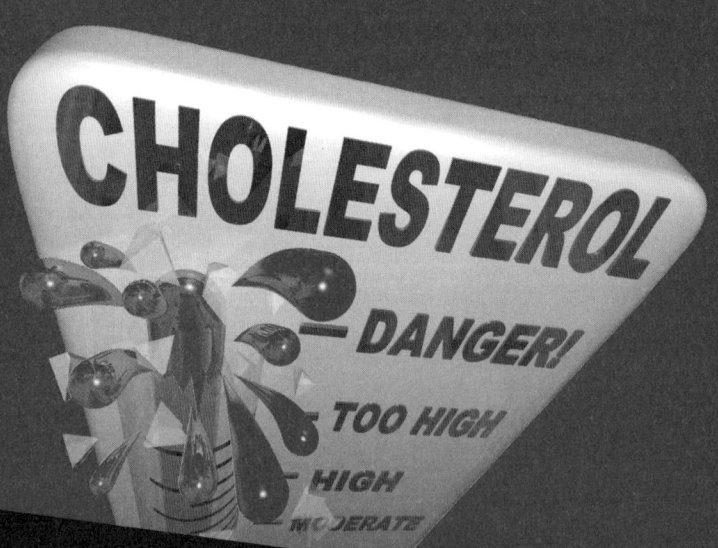

9장

생활 속 건강한 심장 만들기

콜레스테롤 검사는 총 수치 NO,
혈액 내 하위 유형 OK

이번 장에서는 심장발작을 예방하고 오랫동안 심장을 건강하게 유지할 수 있도록 지금 당장 실천할 수 있는 구체적인 방법을 제안하려고 한다.

혈액검사를 통해 여러분의 몸 상태를 정확하게 알려면 의사에게 어떤 검사를 요청해야 하는지, 그 이유는 무엇인지도 설명할 예정이다. 식생활에 반드시 포함해야 할 음식도 추천할 것이다.

더불어 심장질환의 신체적 위험인자만큼이나 심각한 영향을 끼치는 심리적 위험인자에 대해서도 언급하고 효과적인 방안도 제시한다.

지금쯤 여러분도 총 콜레스테롤 수치는 건강 여부를 확인하는 데 무의미한 숫자일 뿐 치료에 전혀 기초 자료가 될 수 없음을 확신할 것이다. HDL은 유익한 콜레스테롤이고 LDL은 해로운 콜레스테롤 이라는 구분 방식 또한 구시대적이며 총 콜레스테롤 수치만큼이나 쓸모없는 정보일 뿐이다. 앞서 이야기했듯이, 유익한 콜레스테롤과 해로운 콜레스테롤 모두 다양한 성분(혹은 하위 분류)으로 구성되며 각각이 하는 기능이 다르다.

따라서 21세기에 적합한 콜레스테롤 검사는 혈액 내에 이 하위 유형 중 어떤 것이 얼마나 존재하는지 보여주어야 한다. 그렇지 않은 검사는 건강을 확인하는 데 도움이 안 되며, 따라서 치료 계획을 세우거나 스타틴계 약물 치료를 권할 때 유일한 근거로 활용되어서는 안 된다. 필자들이 맨 처음 권하는 검사가 LDL 입자 크기인 것도 바로 이 때문이다.

LDL 입자 크기 검사법 : NMR 리포프로파일

해로운 콜레스테롤로 알려져 있는 LDL 콜레스테롤은 모양과 크기가 다양하며 하위 유형마다 하는 작용도 상당히 다르다. 소위 유익한 콜레스테롤로 불리는 HDL 콜레스테롤도 마찬가지이다. LDL 콜레스테롤 중에는 부피가 크고 해롭지 않은 입자도 있고, 작고 밀도가 높고 '잔뜩 화가 난' 상태라 쉽게 산화되는 입자도 있다. 후자의 경우 혈관 내벽을 구성하는 세포 사이로 끼어들어가 염증을 일으키기 시작하고, 이런 염증이 심장질환으로 이어진다.

21세기에 들어서 LDL 입자 크기를 측정하는 검사가 가능해졌고, 여러분에게 꼭 필요한 정보는 바로 이 검사의 결과이다. 혈액 내 콜레스테롤의 유형이 A형 콜레스테롤로 확인된 사람은 체내 LDL 콜레스테롤 대부분이 커다랗고 부피가 큰 종류라는 의미이므로 안심해도 된다. 그러나 B형 콜레스테롤로 나타났다면, 대부분의 LDL 콜레스테롤이 작고 단단하며 염증을 일으켜 결국 플라크를 만드는 아테롬성 입자라는 의미이다. 다행히 이런 경우에도 이 책에서 제시하는 식생활과 보충제에 관한 권고를 따르면 부피가 큰 입자가 더 많이 존재하도록 LDL 콜레스테롤 분포를 바꿀 수 있다.

  널리 활용되는 검사 중에 'NMR 리포프로파일[NMR LipoProfile]'이 있는데, 이 검사에서는 자기적 특성을 측정하여 LDL 입자의 크기를 분석한다. 리포프린트[Lipoprint], 버클리(버클리대학 심장 연구소 HeartLab이 개발한 검사) 등의 검사는 자기장을 활용하여 콜레스테롤 입자의 크기를 구분한다. 또 'VAP[Vertical Auto Profile]'로 알려진 검사는 고속 원심분리기[199]로 지질단백질의 입자를 분리한다. 'LPP[Lipoprotein Particle Profile]'라는 검사도 있다. 모두 새로 개발된 콜레스테롤 검사로 현재 실시되고 있다.

  기존의 표준 콜레스테롤 검사 결과만을 근거로 스타틴계 약물이나 다른 약물을 복용하는 것은 굉장히 위험한 일이다. 담당 의사에게 위의 새로운 검사 중 한 가지를 해보자고 요청하라. 만약 거절한다면 그럴 만한 충분한 근거가 있어야 한다. 위와 같은 검사만이 의미 있는 콜레스테롤 검사이다.

C-반응성 단백질 : 심혈관계질환 건강 예측 지표

C-반응성 단백질은 심장과 심혈관계 건강에 직접 관련된 염증 반응의 지표이다. 다수의 연구를 통해 C-반응성 단백질이 향후 심혈관계질환의 발병 여부를 정확하게 예측하는 지표라는 사실이 확인되었으며, 필자들은 콜레스테롤 수치의 상승보다 이 단백질이 훨씬 신뢰할 만한 지표라고 생각한다. C-반응성 단백질의 농도가 높으면 생물학적으로 감염, 혈당 상승, 체중 증가, 혈액의 과다 응고(점도 증가)와 같은 현상이 나타난다.

혈액에 C-반응성 단백질이 얼마나 있는지 쉽게 확인할 수 있는 간단한 검사법이 있다. 여러분이 받는 검사가 고감도 검사(hs-CRP)인지만 확실하게 챙겨보기 바란다. 검사 시간도 얼마 걸리지 않고, 보통 손등이나 팔꿈치 안쪽 혈관에서 채혈한다. 이후 몇 차례 분석을 거쳐 C-단백질의 농도를 파악한다. 시나트라 박사가 권장하는 최적 농도는 0.8mg/dL 미만이다.

피브리노겐 : 심혈관계질환의 개별적인 위험인자

피브리노겐은 혈소판 응집력을 높여서 혈액의 점도에 영향을 줄 수 있는 단백질이다. 상처가 생겼을 때 출혈을 멈추려면 피브리노겐이 적정 수준 존재해야 하지만, 원활한 혈액 순환과 불필요한 혈액 응고를 방지하기 위해서는 농도가 균형을 이루어야 한다. 시나트라 박사는 45세 미만인 여성은 다른 어떤 원인보다도 부적절한 혈액응고로 심장발작이 발생한 경우를 가장 빈번하게 볼 수 있다고 밝혔다. 정상적인 농도는 200~400mg/dL 수준으로, 염증이 생기면 농도가 상승할 수 있다.

피브리노겐은 심혈관계질환의 개별적인 위험인자로 알려져 있으며, 다른 질병의 위험인자와도 관련이 있다. 한 연구에서는 심혈관계질환을 앓는 피험자가 그렇지 않은 피험자보다 피브리노겐 농도가 현저히 더 높은 것으로 나타났다.[200]

피브리노겐 검사법은 클라우스법 Clauss method과 최근에 아메리칸 바이오제닉 사이언스 사가 개발한 FIF immunoprecipitation functional intact fibrinogen가 있다.[201] 두 가지 검사 중 FIF 검사가 더 낫다고 볼 수 있는데, 클라우스법보다 심혈관계질환과의 연관성을 더 정확히 파악할 수 있기 때문이다.[202] FIF 검사를 받을 수 없는 경우에는 클라우스법으로 검사를 받으면 된다. 후자보다 정확도는 떨어지지만, 이 검사로도 심혈관계질환과의 연관성을 충분히 확인할 수 있다.

심장질환과 관련하여 가족력이 있는 사람은 혈중 피브리노겐 농도를 반드시 확인해야 한다. 흡연 여성, 경구 피임약을 복용하는 여성이나 폐경기 여성은 일반적으로 피브리노겐 농도가 높다.

유념할 사항은 피브리노겐 농도가 높아도 직접적인 치료법이 없기 때문에 의사들이 이 검사를 썩 좋아하지 않는다는 점이다. 그러나 앞서 7장에서 언급한 나토키나제와 같은 식이보충제로 충분히 혈액을 '묽게' 만들면 원치 않는 혈액 응고를 방지할 수 있다. 오메가3 지방산을 섭취하는 것도 도움이 된다.

혈중 페리틴 : 철분 농도 측정 물질

비타민 제조업체들이 멀티 비타민을 '철분 무無 함유' 제품으로 만드는 이유가 무엇인지 혹시 궁금했던 적이 있는가? 철분은 체내에 충분한 양이 존재하지 않으면 철분 결핍성 빈혈 등 몇 가지 심각한 문제가 생기지만, 과도한 양이 존재해서도 안 된다. 산화에 매우 취약하기 때문이다.

철분은 근육과 다른 조직에 저장되어 체내에 축적되며, 생리나 헌혈 등으로 빠져나가지 않으면 시간이 가면서 유독한 영향이 강력하게 나타날 수 있다. 철분 과다는 특히 여성에게는 폐경기 이후 심각한 문제가 될 수 있다. 폐경기 여성은 의사가 별도로 처방하지 않는 한 절대로 철분이 함유된 비타민이나 철분 보충제를 섭취하면 안 된다.

체내 과도한 철분, 전문 용어로는 '혈색소 침착증'으로 불리는 상태가 되면 심장질환에 영향을 줄 수 있다. 연구자들은 혈중 철분 농도를 페리틴이라는 물질을 측정하여 파악한다. 1992년 핀란드 연구진은 철분이 관상동맥질환에 끼치는 영향을 조사했다. 45~60세 핀란드 남성 1,900명을 대상으로 5년간 조사한 후, 연구진은 페리틴 농도가 과도하게 높은 사람은 심장발작 위험도 높으며 페리틴 농도가 1% 높아질 경우 심장발작 발생 위험은 4% 높아진다고 밝혔다.[203]

페리틴 농도가 높은 피험자는 낮은 피험자에 비해 심장발작이 발생할 확률이 두 배 이상 더 높았다. 연구진은 페리틴 농도가 고혈압이나 당뇨병보다 심장질환에 더 심각한 영향을 주는 위험인자일 가능성이 있다고 결론을 내렸다.[204] 콜레스테롤 수치보다 훨씬 더 중요한 위험요소임에는 분명하다.

검사 결과 페리틴 농도가 높게 나오면 헌혈을 자주 하거나 의사에게 치료 목적의 정맥 절개술을 고려해달라고 요청하라. 시나트라 박사가 권장하는 혈중 페리틴 농도는 여성의 경우 80mg/L 미만, 남성은 90mg/L 미만이다.

여기서 짚고 넘어갈 점이 있다. 비타민 C 보충제를 섭취하면 인체의 철분 흡수에 도움이 된다. 그러므로 철분 농도가 높은 사람은 비타민 C를 하루 100mg 이상 섭취하지 말아야 한다.

Lp(a) : 심장질환의 가장 위협적인 위험인자

Lp(a)는 콜레스테롤을 포함하고 있는 분자의 일종으로, LDL 분자 하나가 아포지단백(a)로 불리는 부착 단백질과 화학적인 결합을 이루고 있다. 건강한 사람의 인체에서는 Lp(a)가 크게 문제 되지 않는다. 혈류를 따라 순환하면서 손상된 혈관을 수선하고 회복시키는 기능을 하며 Lp(a)를 구성하는 단백질 부분이 혈액 응고를 촉진하는 역할도 한다. 여기까지는 괜찮다.

주의해야 할 지점은 혈관에 수선해야 할 부분이 많을수록 Lp(a)가 더 많이 사용되면서 문제가 생기기 시작한다는 데 있다. 손상된 부위에 Lp(a)가 집중적으로 모여 혈관의 망가진 벽 내부에 있던 한두 가지 아미노산과 결합하면, 가지고 있던 LDL를 버려버린다. 그리고 혈관 내벽에 산화된 LDL이 쌓이도록 촉진하면서 더 많은 염증 반응으로 이어지고, 결국 플라크가 형성된다.

뿐만 아니라 Lp(a)는 새로 생긴 플라크 겉면에 혈전이 형성되도록 유도해 혈관을 한층 더 좁게 만든다. 혈전이 커지면 혈관이 막힐 수 있다. 심장발작은 대부분 혈관에 커다란 혈전이 생겨 혈관이 막히거나 혈관을 막고 있던 플라크가 파열되어 발생한다.

Lp(a) 농도 상승은 매우 심각한 위험인자이다. 심장발작 환자들은 Lp(a) 농도가 상승한 경우가 많다. 시나트라 박사는 Lp(a)가 심장질환에 가장 위협적인 위험인자이자 가장 치료하기 어려운 요소라고 본다.

의사들이 Lp(a) 검사를 일상적으로 실시하지 않는 것 중 하나는 Lp(a)를 제대로 낮출 수 있는 약물 치료법이 아직 없기 때문이다. Lp(a) 농도는 유전학적으로 결정되는 부분이 많고, 생활습관 변화로 크게 개선하기 힘들다. 하지만 자신의 Lp(a) 농도를 알면 심장질환이 발생할 위험이 실제로 어느 정도인지 파악할 수 있으며, 수치가 높게 나온다면 음식 조절, 보충제 섭취, 생활습관 변화 등을 활용하여 심장 건강을 개선하기 위해 더 열심히 노력할 수 있다. 시나트라 박사는 어유 1~2g, 니아신 500~2,500mg, 룸브로키나제 200mg을 함께 복용하면 Lp(a) 수치를 낮출 수 있다고 생각한다.

중요한 사실은 스타틴계 약물 복용 시 Lp(a) 수치가 높아지는 경우가 있다는 점이다. 학술지 캐나다판 〈뉴잉글랜드 의학저널〉에 게재된 스타틴계 약물의 광고를 보면 제품 라벨에 이 사실이 경고 문구로 언급되어 있다. 하지만 미국 식품의약국은 경고 문구를 의무화하지 않아서 미국에서 발행되는 광고에서는 이런 정보를 얻을 수 없다.[205]

호모시스테인 : 심혈관계 문제 발생 예측 지표

호모시스테인 homocysteine 은 아미노산의 부산물로, 점도 높은 혈소판을 혈관으로 이동시키는 역할을 한다. 어느 정도의 호모시스테인이 존재하는 것은 정상이지만 과도하면 심혈관 건강에 지장을 줄 수 있다. 연구 결과를 통해 호모시스테인은 아테롬성 동맥경화증 발생에 영향을 주고 혈관의 유연성을 감소시키며, 혈소판의 점도를 더욱 높여 혈류 흐름을 느리게 만드는 것으로 밝혀졌다. 호모시스테인 농도 증가는 심장질환, 뇌졸중 위험 증가와 직접적인 관련이 있다.

호모시스테인 농도 상승은 사망을 포함하는 심혈관계 문제의 최초 발생이나 재발 여부를 매우 정확하게 예측할 수 있는 지표이다.[206] 호모시스테인이 과량 존재하면 혈관 내벽에서 가장 중요한 역할을 담당하는 내피세포의 기능에 부정적인 영향을 준다. 또한 산화적 손상을 촉진하고, 염증과 혈전증이 진행되도록 자극한다. 모두 심장질환으로 이어지는 최악의 요소들이다.[207] 한 연구에서는 만성 심장질환자 3천 명 이상을 조사한 결과 호모시스테인 농도가 높은 환자에게서 관상동맥 관련 문제가 뒤이어 발생할 가능성이 2.5배 더 높은 것으로 나타났다. 게다가 호모시스테인이 5μmol/L 증가할수록 문제가 발생할 가능성은 25%나 증가했다.[208]

다행히 호모시스테인 농도를 낮출 수 있는 손쉬운 방법이 있다. 호모시스테인이 몸속에서 대사된 후 인체에 무해한 성분으로 바뀌는 데 필요한 세 가지 영양소를 공급하면 된다. 엽산, 비타민 B12, 비타민 B6이다. 엽산은 400~800mcg씩, 비타민 B12는 400~1,000mcg씩, B6는 5~20mcg씩 섭취하면 된다. 심장발작이나 기타 심혈관계 문제가 발생한 적이 있거나 심장질환 가족력이 있는 사람, 갑상선기능저하증이나 낭창lupus, 신장질환이 있는 사람은 의사에게 호모시스테인 검사를 요청할 필요가 있다. 또한 호모시스테인 농도를 높일 수 있는 약물인 테오필린theophylline(천식), 메토트렉세이트methotrexate(암이나 관절염), L-도파L-dopa(파킨슨병)를 복용 중인 사람은 반드시 사전 검사를 받아야 한다. 시나트라 박사가 권장하는 호모시스테인의 가장 적절한 농도는 7~9μmol/L이다.

인터루킨-6 : 염증 반응 예측 지표

인터루킨-6 Interleukin-6는 간에서 C-반응성 단백질이 생산되도록 자극하는 물질이다. 염증 반응을 유발하는 사이토카인의 일종으로, 심장질환뿐만 아니라 천식과도 밀접한 연관이 있다. 천식은 기도가 붓고 수축되면서 발생하므로 염증 유발 물질이 눈에 띄지 않는 곳에서 영향을 주는 과정이 있으리라 생각된다. '미국 아이오와 주 교외 지역 65세 이상 건강 연구 Iowa 65+ Rural Health Study'에서는 건강한 노인이 인터루킨-6와 C-반응성 단백질 농도가 높은 경우, 심혈관계 질환뿐만 아니라 전체 사망률도 높아진다는 결과가 입증되었다.

인터루킨-6는 전구체 농도가 먼저 높아지기 때문에 C-반응성 단백질보다 염증 반응을 예측하는 지표 물질로서의 능력이 훨씬 더 우수하다. 염증과 그로 인한 심장 건강이 염려된다면 의사에게 인터루킨-6 검사를 요청해보라. 시나트라 박사가 권하는 인터루킨-6의 최적 농도는 0.0~12.0pg/mL이다.

관상동맥 칼슘 측정 검사

칼슘은 아주 중요한 성분이지만 뼈와 치아에 머무르는 경우에만 그렇다. 칼슘이 절대 존재하지 말아야 할 부위가 있다면 바로 관상동맥이다.

관상동맥 석회화는 관상동맥 심장질환과 향후 심장발작 가능성을 예측할 수 있는 중요한 위험인자이다.[209] 관상동맥의 칼슘량이 많을수록 심장발작이 발생할 위험성도 높아진다. 남성은 여성에 비해 10~15년 더 일찍 석회화가 진행된다. 남성의 경우 55세 이상, 여성은 65세 이상이면 자각 증상이 없어도 석회화가 진행된 사실을 확인할 수 있다.

1991년 심장전문의 스티븐 실리는 〈국제 심장학회지〉에 '서구식 식생활의 과도한 칼슘 함량은 동맥 질환의 주요 원인인가?'라는 제목의 논문을 발표했다. 여기에서 실리 박사는 혈관 플라크의 구성 성분 중 콜레스테롤이 최대 3%를 차지하는 데 반해 칼슘은 50%까지 차지한다고 밝혔다.[210]

심장전문의 아서 애것스턴은 '사우스 비치 다이어트'로 유명하지만 그가 관상동맥 석회화 여부를 확인하는 데 널리 활용되는 '애것스턴 검사'를 개발한 당사자라는 사실은 많이 알려지지 않았다. 이 검사에서 점수가 10점 미만인 사람은 석회화가 최소 수준 진행되었다고 판단되며, 11점에서 99점 사이인 사람은 중등도, 100점에서 400점 사이는 석회화 진행 증가, 400 이상인 사람은 과도한 석회화가 진행된 것으로 평가된다.

애것스턴 검사에서 점수가 400점을 넘은 사람은 우회술, 스텐트 삽입술, 혈관 확장술 등 관상동맥 처치술을 받거나 심근경색, 심장마비 등 관상동맥에 문제가 발생할 확률이 훨씬 높다는 사실이 널리 입증되어 있다. 애것스턴 검사 점수가 1,000점 이상으로 굉장히 높은 사람은 1년 이내에 심장발작이나 심장사가 발생할 확률이

20%로 평가된다. 70세 이상인 환자 중 석회화가 빈번히 발생하고 애것스턴 검사 점수가 400점 이상인 사람도 사망 확률이 높다.[211]

미국심장협회와 미국 심장학회가 마련한 관상동맥 석회화 검사 관련 지침은 온라인에서도 확인할 수 있다.(http://www.ahajournals.org/site/misc/sci-stmts_topindex.xhtml) 현재 10년 위험도가 중간 수준인 사람, 즉 향후 10년 이내에 심장 관련 문제가 발생할 가능성이 10~20%인 사람은 관상동맥 석회화 검사를 받아볼 필요가 있다는 권고가 담겨 있으며, 이는 필자들도 동의하는 사항이다.[212]

심장을 살리는 음식, 망치는 음식

이번에는 심장 건강을 최상으로 지키기 위해 먹어야 할 음식과 먹지 말아야 할 음식에 대해 소개한다. 다행히도 먹지 말아야 할 음식은 많지 않으니, 해당되는 음식은 이제부터라도 먹지 않도록 노력하자. 영양학적으로 아무 이점도 없고, 심장에 좋지 않은 이런 음식을 갖다 버리고 식탁에서 치워야 한다. 챙겨 먹어야 할 음식은 심장뿐 아니라 건강에 가장 이로운 음식들이다. 되도록 자주 섭취할 수 있도록 식단을 구성하자.

망치는 음식 : 설탕

이 책에서 내내 설명했지만, 당은 지방보다 심장에 비교도 안 될 만큼 훨씬 안 좋은 성분이다.

'2010년 미국인을 위한 식생활 지침'에서는 총 섭취 열량 중 첨가당에서 얻는 열량이 25%를 초과하면 안 된다고 말하는데, 필자들은 이 비율이 터무니없이 높다고 생각한다. 캘리포니아대학 킴버 스탠호프의 연구에 따르면, 과당이나 고과당 옥수수 시럽에서 얻는 섭취 열량이 전체 열량의 35%를 차지할 경우, 심장질환 위험을 높이는 7가지 요소의 증가와 연관성이 있다. 이 7가지 요소에는 트리글리세리드와 작고 아주 고약한 물질인 아포지단백 B 등이 포함된다.[213]

문제의 핵심은 설탕에 함유된 과당임을 기억하자. 고과당 옥수수 시럽은 과당 함량이 55%이고 일반 설탕은 과당 함량이 50%이다. 따라서 사용 목적이나 용도가 무엇이든, 둘 다 심장과 건강에 나쁜 영향을 주기는 매한가지이다.

- 심장 살리기 : 탄산음료는 먹지 말자. 탄산음료는 갖다 버려야 음식 중에서도 가장 나쁜 음식이다. 과일 주스도 탄산음료보다 아주 조금 더 나을 뿐, 설탕이 많이 들어 있다. 에너지 음료도 크게 다를 바 없으며, 무설탕 제품에는 설탕 대신 화학 성분이 들어 있다. 케이크, 사탕, 패스트리, 도넛 등 영양가는 없고 열량만 높은 음식들에도 설탕이 어마어마하게 들어 있다.

망치는 음식 : 가공된 탄수화물

가공된 탄수화물에는 포장된 형태로 판매되는 탄수화물 음식이 거의 다 포함된다. 시리얼, 파스타, 빵, 즉석 밥 등이다. 대부분 혈당지수가 높고, 혈당을 아주 빠른 속도로 크게 상승시킨다. 이런 결과를 바라는 사람은 아무도 없을 것이다.

2010년 〈내과학 기록〉에 실린 한 연구에서는 탄수화물 섭취량이 가장 많은 여성은 섭취량이 가장 적은 여성에 비해 관상동맥 심장질환 발생 위험이 현저히 높았으며, 특히 혈당지수가 높은 탄수화물을 섭취하면 심장질환 발생 위험과 훨씬 더 높은 연관성을 나타냈다.[214] 같은 연구에서 남성에서는 이와 같은 연관성이 확인되지 않았으나, 필자들은 남성을 대상으로 한 연구가 실시된다면 동일한 결과가 나올 것으로 생각한다.

혈당지수가 높은 탄수화물이 염증을 유발한다는 사실에는 이견의 여지가 없다. 하버드 의과대학과 하버드 공중보건대학 연구진도 밝혔듯이 단시간에 소화·흡수되는 탄수화물, 즉 혈당지수가 높은 식품은 심장질환 위험 증가와 연관성이 있다.[215]

다른 연구에서 건강한 여성 244명을 대상으로 식단을 조사하여 혈당지수와 혈중 C-반응성 단백질의 연관성을 평가했다. 앞서 논의했듯이 혈중 C-반응성 단백질은 염증 반응의 척도로 활용할 수 있다. 그 결과는 다음과 같았다.

"혈당지수가 높은 음식의 섭취와 혈중 C-반응성 단백질 사이에

는 강력하고 통계학적으로도 유의한 관계가 있다."²¹⁶

이 정도면 아주 완곡하게 설명한 셈이다.

콘플레이크는 훌륭한 아침 식사? NO!

이스라엘 텔아비브대학 새클러 의대의 마이클 쉑터가 쉐바의학센터 심장 연구소, 내분비학 연구소와 합동으로 실시한 연구에서 확인된 결과를 보면, 탄수화물 함량이 높은 식품이 어떻게 심장질환 발생 위험을 높이는지 정확히 알 수 있다.²¹⁷

연구진은 참가자를 네 그룹으로 나누고 각기 다른 아침 식사를 제공했다. 첫 번째 그룹은 콘플레이크를 우유에 섞은, 일반적인 미국식 아침 식사를 제공했다. 두 번째 그룹은 설탕물을, 세 번째 그룹은 밀기울 플레이크를 제공했다. 네 번째 그룹은 대조군으로 물을 제공했다.

쉑터 박사는 4주간 동맥이 어떻게 기능하는지 확인할 수 있는 상완동맥 반응도 검사를 실시했다. 혈압 측정 시 사용하는 띠와 유사한 측정용 띠를 팔에 두르고 동맥의 기능을 실시간으로 직접 확인했다.

결과는 놀라웠다. 동맥의 기능은 음식을 먹기 전에는 동일했다. 그러나 제공된 음식을 먹은 뒤에는 물을 마신 대조군을 제외한 모든 환자의 동맥 기능이 감소했다. 특히 콘플레이크와 설탕을 섭취한 첫 번째와 두 번째 그룹에서는 동맥 스트레스가 엄청난 수치로 감지됐다.

쉑터 박사는 "콘플레이크, 흰 빵, 감자튀김, 가당 탄산음료와 같은 식품은 동맥에 스트레스를 준다. 우리는 연구를 통해 혈당지수가 높은 탄수화물이 심장질환 발생에 영향을 줄 수 있음을 최초로 설명할 수 있었다"고 밝히면서 설탕 함량이 높은 식품은 인체에 발생하는 거의 모든 장애와 질병을 좌우하는 '가장 위험한 위험요소'라고 강조했다.

섭취한 식품의 당 부하지수가 가장 높은 여성들은 가장 낮은 여성들에 비해 혈중 C-반응성 단백질의 농도가 거의 2배 더 높았다.(각각 당 부하지수 3.7와 1.9였다) 과체중 여성에서는 이와 같은 염증 수준이 훨씬 더 극명하게 드러났다. 체질량 지수(BMI)가 25 이상인 여성 중 당 부하지수가 가장 낮은 피험자는 C-반응성 단백질의 평균 수치가 1.6이었지만, 당 부하지수가 가장 높은 여성들은 C-반응성 단백질의 평균 수치가 그 3배에 달했다.(5.0 mg/L)[218]

그리고 필자들은 '통곡물 제품'이 가공된 탄수화물이 가진 모든 문제에서 자유롭다는 주장에 동의하지 않는다. 우선 시중에 판매되는 통곡물 제품은 대부분 실제 통곡물의 함량이 그리 높지 않다. 두 번째는 통곡물도 가공된 곡물만큼 혈당을 상승시킨다. 세 번째, 통곡물에도 글루텐이 들어 있는데, 이 성분은 글루텐에 민감한 사람들이 섭취할 경우 염증을 유발할 가능성이 매우 높다. 정리하면, 제대로 된 통곡물 제품이 가공된 탄수화물 제품보다는 낫다. 하지만 조심해야 한다. 라벨에 '밀가루' 대신 '통밀'이라고 써 있다고 해서 다 몸에 좋을 거라 생각하면 안 된다.

• 심장 살리기 : 가공된 탄수화물 섭취량을 줄이자. 아예 먹지 않는 것이 가장 좋다. 동시에 채소, 당분 함량이 적은 과일 등 가공되지 않은 탄수화물 섭취량을 늘리자. 베이글과 오렌지주스 대신 달걀, 채소, 과일 몇 조각을 먹자. 디저트로는 딸기류 과실을 먹어보면 어떨까. 외식할 때 누가 빵을 건네면 "됐습니다"라고 말하자.

망치는 음식 : 트랜스지방

2006년 미국심장협회 연례회의에 제출된 결과에 따르면, 트랜스지방을 많이 섭취하는 여성은 가장 적게 섭취하는 여성에 비해 심장질환 발생 확률이 3배 이상 더 높다.[219] 하버드대 샬린 후 박사는 30년이 넘는 긴 세월 동안 여성 간호사 12만 명을 추적 조사한 '간호사 건강 연구' 결과를 분석했다. 그 결과 트랜스지방으로 섭취하는 열량이 2% 늘어날수록 관상동맥 심장질환 발생 위험은 2배 가까이 증가한 것으로 나타났다.[220] 트랜스지방은 LDL 콜레스테롤 수치를 높인다. 그 자체는 큰 문제가 없지만 HDL 수치를 낮추면서 좋지 않은 영향이 발생한다.[221]

가장 문제가 되는 식품은 유제품 성분이 들어 있지 않은 커피 크림(제품명 '프리마'로 유명함), 대부분의 마가린, 케이크 믹스, 라면, 컵수프, 감자 칩, 크래커 등 포장 판매되는 과자류, 도넛, 시리얼 제품 다수, 에너지바, 쿠키 등이며 패스트푸드도 빼놓을 수 없다. 레귤러 사이즈 감자튀김 하나에는 트랜스지방이 14.5g이나 함유되어 있다. KFC에서 판매되는 '오리지널 레시피' 치킨 한 조각에 함유된 양은 7g이다. 사람이 섭취해야 할 가장 이상적인 트랜스지방의 양은 0g임을 기억하자.

중요한 사실 한 가지 '트랜스지방 먹지 않기' 규칙에도 예외가 있다. 바로 CLA로도 불리는 공액 리놀레산이다. CLA는 트랜스지방이지만 반추동물(소)의 몸에서 자연적으로 만들어지는 물질이다.

공장식 축산 농장에서 기른 동물의 식육에는 CLA가 전혀 존재하지 않지만 목초를 먹고 자란 동물의 식육과 이러한 동물에서 얻은 재

제조업체의 '트랜스지방 무 함유' 사기극

미국 정부가 식품의 영양 성분표에 트랜스지방 표시를 의무화하자 대형 식품업계들이 로비에 나섰다. 제조업체가 트랜스지방을 사용하고도 제품 포장에는 '트랜스지방 무 함유'라고 합법적으로 명시할 수 있는, 법적인 틈새를 만들어낸 것이다. 어떻게 된 일일까?

제품 1회 제공량을 기준으로 트랜스지방이 0.5g 미만이면 제조업체에서 '트랜스지방 무 함유'라는 문구를 사용할 수 있다. 합리적인 이야기로 들리지만, 대형 식품업체들이 얼마나 똑똑하고 교활한지 잊으면 안 된다. '1회 제공량'을 말도 안 되는 수준으로 적게 잡아서 트랜스지방 함량이 0.5g 미만이 되도록 만들기 때문이다. 엄격히 따지면 법을 지켰다고 할 수 있다. 하지만 '제공량' 크기를 일부러 작게 정해서 그 안에 트랜스지방이 0.4g 들어 있는 상황이라면, 소비자가 '일반적인' 섭취량이라 생각하는 만큼 그 식품을 먹을 경우 트랜스지방 1~2g쯤은 금세 섭취하게 된다. 그렇게 하루에도 몇 차례 섭취하다 보면, 어느새 심장질환 발생 위험은 몇 %나 상승한다.

그럼 어떻게 해야 할까? 간단하다. 제품 포장 앞면에 큼직하게 적힌 '트랜스지방 무 함유!' 문구는 무시하고, 대신 성분표를 꼼꼼히 읽자. 라벨에 뭐라고 나와 있든, 성분표에 '부분 경화유' 또는 '경화유'가 명시되어 있다면 그 제품에는 트랜스지방이 들어 있는 것이다. 일반적으로 성분 목록에 '부분경화 대두유'가 가장 많이 쓰이지만 대두유 외에 다른 식용 유지도 많으므로 속기 쉽다. 여러분이 꼭 찾아야 할 단어는 '경화'와 '부분 경화'이다.

료로 만든 제품에는 함유되어 있다. CLA는 항암 작용과 더불어 비만을 막아주는 특징이 있다. 인공적으로 만들어진 트랜스지방인 경화유나 부분 경화유는 말할 것도 없이 건강에 해롭지만 CLA는 건강에 이로운 성분이다.

- 심장 살리기 : 패스트푸드는 이제 그만 먹자. 슈퍼마켓에서 구입하는 포장된 식품은 모조리 성분표를 읽고 '부분 경화유' 혹은 '경화유'가 들어 있지 않나 확인하자. 둘 중 하나라도 들어 있는 식품은 먹지 말자. 특히 마가린, 쿠키, 케이크, 패스트리, 도넛, 그리고 패스트푸드는 더 유념해서 확인해야 한다.

망치는 음식 : 가공육

가공육은 염증 반응에, 세부적으로는 심장질환에 영향을 준다.

하버드대 연구진이 가공육과 비非가공육 섭취 후 나타나는 영향을 조사한 적이 있다. 가공육에는 염지, 소금 첨가, 훈제로 보존한 식육과 소시지, 핫도그, 런천미트, 베이컨 등에 사용되는 화학 보존료를 첨가한 식육이 포함된다. 연구진은 북미, 유럽, 아시아, 호주 10개 국가에서 총 121만 8,380명을 대상으로 실시된 연구 20건을 분석했다. 그 결과 가공육을 하루에 1.8oz, 약 51g 섭취하면 심장질환이 발생할 위험은 42% 높아졌다. 51g은 작은 핫도그 하나, 냉동육 두 조각 정도의 무게이다. 반면 가공하지 않은 일반 고기 섭취는 심장질환과 어떠한 관련성도 확인되지 않았다.[222]

이 연구에서 가공육의 정확히 어떤 성분이 질병으로 이어지는지는 밝혀지지 않았지만, 과량의 나트륨과 질산염이 원인일 것으로 생각한다.

"미국에서 소비되는 가공되지 않은 적색육과 가공된 식육의 평균 영양소 함량을 살펴보면, 포화지방과 콜레스테롤 함량은 비슷하다. 반면 가공육의 평균 나트륨 함량이 4배 더 높았으며 보존료인 질산염은 50% 더 많이 들어 있다."

하버드 공중보건대학 전염병학부 연구자인 레나타 미카의 설명이다.

"이는 지방이 아닌 소금과 보존료의 함량 차이가 가공육과 심장질환, 당뇨병 발생 위험 증가 사이에 연관성이 나타나는 원인일 수 있음을 보여주는 결과이다."[223]

- 심장 살리기 : 소시지, 햄 등의 가공육, 가공 냉동육은 섭취하지 않는다.

망치는 음식 : 과도한 오메가6 지방

식물성 유지(옥수수유, 카놀라유, 대두유 등)는 염증을 유발하는 오메가6 지방 성분이 대부분을 차지하고 있으므로 완전히 끊거나 섭취량을 줄여야 하며, 염증을 막아주는 오메가3 지방은 의식적으로 섭취량을 늘려야 한다.

식물성 유지에 많은 오메가6 지방은 성분 자체가 해로운 것은 아니다. 그러나 염증 반응을 유발하기 때문에 염증을 막아주는 오메가3 지방을 동량 섭취하여 균형을 맞추어야 한다. 오메가6와 오메가3의 섭취 비율은 4:1을 넘지 않는 것이 가장 좋으며, 이상적인 비율이 1:1이라고 생각하는 의견도 많다. 평균적인 서구식 식단을 따르면 이 비율이 15:1에서 25:1 사이가 되어 인체에 염증이 쉽게 발생하는 환경이 조성된다. 심장질환은 주로 염증에서 시작되므로, 이와 같은 식생활은 가능하면 피하는 것이 좋다.

인체를 염증에 유리한 환경으로 만드는 요소가 식물성 유지만 있는 건 아니다. 오메가6가 들어 있지 않은 식품을 거의 찾아보기 힘들 정도다. 가공식품 대부분에 들어 있기 때문이다. 음식점에서도 마찬가지여서 튀기기, 볶기, 굽기 요리라면 어디든 사용되고 메뉴판에 있는 어떤 음식을 주문해도 오메가6 지방이 듬뿍 들어 있다.

그러므로 집에서 사용할 기름은 신중하게 선택해야 한다. 냉압착된 비정제유를 선택하는 것이 최선이며, 특히 참깨유(참기름)가 가장 낫다. 옥수수유, 카놀라유 등 슈퍼마켓에서 판매하는 고도로 가공된 식용 유지는 어쩌다 한 번만 사용하거나 아예 사용하지 말아야 한다. 음식을 볶을 때는 오메가6 지방 함량이 높은 카놀라유, 대두유 대신 올리브유, 마카다미아넛오일을 사용해보자. 무엇보다도 오메가3 지방 섭취량을 늘려야 오메가6 섭취량과의 균형을 맞추는 데 도움이 된다.

- 심장 살리기 : 옥수수유, 포도씨유, 대두유, 카놀라유 섭취량은 줄

이자. 올리브유, 참기름, 들기름, 코코넛오일, 마카다미아넛오일로 최대한 대체하자. '오메가3 챙겨 먹기' 부분을 신중하게 읽어보자.

챙겨 먹어야 할 음식들

필자들은 건강에 제일 좋은 음식을 소개해달라는 인터뷰 요청을 자주 받는다. 기자들은 대부분 이런 질문을 던진다.

"이 음식이 주는 효과를 누리려면 얼마나 먹어야 하나요?"

이치에 맞는 질문이지만, 완벽한 질문이라고 볼 수는 없다. 예를 들어 블루베리를 일주일에 5회 분량 섭취하거나 3회 분량 섭취할 때, 혹은 연어를 일주일에 2회 분량 섭취하거나 매일 섭취할 때 어떤 효과가 나타나는지 체계적으로 조사한 연구 결과는 아직 보지 못했다. 다만 필자들은 다음에 소개된 식품을 식탁에 많이 올리고 최대한 자주 즐길 것을 권장한다.

챙겨 먹기 : 야생 알래스카 연어

연어는 염증 방지 성분인 오메가3 지방산을 섭취할 수 있는 최고의 식품이다. 하지만 연어라고 다 똑같은 건 아니다. 양식장에서 기른 연어보다는 야생 알래스카 연어가 훨씬 좋다. 환경실무그룹이 개별적으로 실시한 분석 검사에 따르면, 소매점에서 판매되는 양식 연어 10마리 중 7마리는 폴리염화비페닐PCBs에 우려할 만한 수준으로 오염되어 있다. 야생 연어는 훨씬 더 깨끗하고 가장 강력한 항산화 성분 중 하나인 아스타잔틴astaxanthin도 함유하고 있다. 1회 섭취량인 4oz, 약 113g에는 심장 건강에 좋은 칼륨이 462mg 들어 있다. 중간 크기 바나나 하나에 들어 있는 양에 가깝다.²²⁴

연어 외에 등 푸른 생선류, 즉 고등어, 꽁치, 정어리, 청어 등과 굴, 홍합 등에도 오메가3가 많다. 영양보충제로 섭취하기보다 음식으로 꾸준히 섭취하는 것을 권장한다.

- 실천하기 : 야생 연어, 등 푸른 생선을 일주일에 두 번 섭취하자.

챙겨 먹기 : 딸기류 과실

모든 딸기류 과실은 염증을 막아주는 효과가 있으며, 천연 항산화 성분이 함유되어 있다. 당 함량도 매우 낮다. 블루베리는 프티로스틸벤pterostilbene이라는 유익한 성분이 들어 있어서 혈관에 플라크가 생기지 않도록 방지하고, 산화된 콜레스테롤로 인한 손상도 예방하는 효과가 있다.²²⁵ 라즈베리와 딸기에는 엘라그산ellagic acid이라는 성분이 함유되어 있다. 산화된 LDL로부터 인체를 보호하는 성분이다.²²⁶ 또한 블루베리, 라즈베리, 딸기 등 모든 딸기류 과실에는 염증을 줄이는 데 탁월한 효과가 있는 안토시아닌이 풍부하게 들어 있다.

- 실천하기 : 딸기류 과실을 일주일에 세 번 이상 섭취하자.

챙겨 먹기 : 체리

체리와 체리 주스는 통풍의 통증을 막아주는 데 효과적인 것으로 알려졌다. 과학자들은 체리에 들어 있는 안토시아닌이 이러한 효능을 가져온다고 생각한다. 안토시아닌은 COX-2를 억제하는 천연 물질이다. COX는 사이클로옥시게나제cyclooxygenase를 줄여서 부르는 용어로, 인체에서는 COX-1와 COX-2 두 가지 형태가 만들어진다. 이 가운데 COX-2는 통증과 염증 신호를 전달한다.

바이옥스Vioxx나 세레브렉스Celebrex 같은 유명한 관절염 치료제는 COX-2가 보내는 통증과 염증 신호를 차단하고 염증과 무관한 COX-1 신호만 남겨두는 원리로 효능을 발휘한다. 하지만 안타깝게도 바이옥스는 아주 심각한 부작용이 동반되는 것으로 밝혀져 판매가 중단되었다. 안토시아닌은 이러한 약물이 발생시키는 부작용은 전혀 없으면서 유사한 효과를 보여주는 물질이다.

체리와 라즈베리는 순수한 안토시아닌 성분이 가장 많이 함유된 식품이다. 한 연구에서는 체리에 함유된 안토시아닌의 COX 저해 효과가 소염제의 주성분인 이부프로펜, 나프록센과 비등하다고 밝혔다. 연구진은 안토시아닌을 자주 섭취하면 통증과 염증이 완화되며 심장발작과 뇌졸중 발생 위험을 낮추는 효과도 있다고 밝혔다.

- 실천하기 : 체리를 일주일에 두 번 이상 섭취하자.

챙겨 먹기 : 목초 먹인 소에서 얻은 쇠고기

필자들이 육식 반대론자는 아니지만 공장식 농장에서 생산된 식육에는 아주 강력히 반대한다. 불행히도 우리가 접하는 식육은 대부분 공장식 가축 사육장에서 기른 동물에서 얻는다. 이러한 식육은 항생제, 스테로이드, 호르몬 함량이 높고, 염증을 일으키는 오메가6 지방 함량도 매우 높은 반면 오메가3 지방은 거의 들어 있지 않다.

목초를 먹인 동물에서 얻은 고기는 이와 완전히 다르다. 초원에서 자란 동물의 식육은 오메가6 함량이 낮고 오메가3 함량은 상당히 높아서 오메가6와 오메가3 함량 비율도 훨씬 더 우수하다. 목초지에서 키우는 동물은 대부분 유기농법으로 사육되며 호르몬, 스테로이드, 항생제는 사용하지 않는다. 고기를 먹어야 한다면 목초 먹인 동물에서 얻은 식육만이 살길이다.

- 실천하기 : 고기를 먹으려면 목초 먹인 동물, 자연 방목한 동물에게서 얻은 식육만 섭취하자.

챙겨 먹기 : 채소와 몇 가지 과일

엄격한 채식이든 황제 다이어트를 하든 어떤 식단을 택하더라도 의식적으로 채소를 더 많이 먹는 편이 좋다. 모든 채소에는 천연 항염증 성분과 항산화 성분이 가득 들어 있고 플라보노이드와 같이 심장 건강에 좋은 식물 성분도 함유되어 있다.

하버드대학에서 실시한 두 건의 장기 연구, 즉 '간호사 건강 연구'와 '의료보건 분야 전문가 추적조사'에서 과일과 채소의 섭취량이 많을수록 심혈관계질환 발생 확률은 낮아지는 것으로 나타났다. 과일과 채소를 8회분 이상 섭취하는 사람들은 일일 섭취량이 1회 반 이하인 그룹에 비해 심장발작이나 뇌졸중 발생 확률이 30%나 더 낮았다.[227]

이와 같은 압도적인 결과는 모든 채소와 과일로 얻을 수 있지만, 연구진은 가장 큰 효과를 발휘하는 종류로 녹색 잎채소(시금치, 근대 등)와 십자화과 채소(브로콜리, 케일, 방울양배추, 양배추, 콜리플라워)를 꼽았다. 과일의 경우 오렌지, 레몬, 자몽과 같은 감귤류가 특히 효과적이다.[228]

유럽, 미국에서 장기적으로 실시된 몇 건의 연구를 종합한 다른 연구진의 분석 결과에서도 유사한 효과가 확인되었다. 채소와 과일을 하루 5회분 이상 먹은 사람은 관상동맥 심장질환 발생 위험이 20%가량 더 낮았고[229] 뇌졸중 위험도 비슷한 수준으로 감소했다.[230]

다만, 과일은 수많은 장점에도 불구하고 당분이 함유된 식품이라 최고로 좋은 식품으로 치켜세울 수는 없다. 초코바를 쳐다만 봐도 혈당이 오르는 사람이라면 과일을 제한 없이 많이 먹으면 안 된다. 사과, 체리, 딸기류, 오렌지 등 당분 함량이 낮은 과일은 적당히 먹으면 좋다. 반면 채소는 마음껏 먹어도 좋다.

• 실천하기 : 채소와 과일을 매일 5~9컵 반 정도 섭취한다.

챙겨 먹기 : 견과류

하루에 사과 하나만 먹어도 의사를 만날 일이 없다고들 하지만, 견과류 한 움큼으로도 마찬가지 효과를 얻을 수 있다. 견과류를 일상적으로 챙겨 먹는 사람은 그렇지 않은 사람들에 비해 심장발작이 찾아오거나 심장질환으로 사망할 가능성이 낮다. '재림교회 건강 연구', '아이오와 주 여성 건강 연구', '간호사 건강 연구', '의사 건강 연구', '케어CARE 연구' 등 다섯 건의 대규모 연구에서 견과류를 꾸준히 섭취하면 심장발작이나 심장질환 발생 위험이 30~50% 감소하는 것으로 확인됐다.[231]

견과류의 이러한 보호 효과는 아미노산의 일종인 아르기닌에서 비롯된다. 앞서 우리는 내피세포가 중요하다고 말했는데, 아르기닌은 이 내벽을 보호하여 유연하고 잘 휘어지게 하고 아테롬성 동맥경화에 덜 취약한 상태로 만든다. 또한 아르기닌은 좁아진 혈관을 이완시키고 혈류가 원활하게 흐르도록 돕는 산화질소라는 중요한 분자를 만들기 위해서도 필요하다.[232]

더불어 견과류는 식물에 함유된 생물학적 활성 화학물질인 식물성 영양소를 다량 얻을 수 있는 우수한 식품이다. 건강에 매우 이로운 이 성분은 항산화 작용을 할 뿐만 아니라 관상동맥 심장질환 예방 효과도 있다. 견과류의 열량이 염려된다면 하버드대에서 실시한 '간호사 건강 연구' 결과를 보면 안심이 될 것이다. 견과류 섭취는 오히려 체중 증가를 역행시키는 것으로 나타났다.[233] 피험자가 2만

2천 명에 이르는 '의사 건강 연구'를 비롯한 몇 건의 대규모 연구와 피험자 4만 명 이상인 '재림교회 건강 연구'에서도 견과류 섭취는 심장질환 감소와 연관성이 있는 것으로 입증되었다.[234] 하루에 적정량인 1oz, 약 28g 정도 섭취하는 것이 좋다.

- 실천하기 : 일주일에 다섯 번, 견과류 한 주먹 정도를 섭취하자.

챙겨 먹기 : 콩류

진실 하나, 섬유질은 몸에 좋다. 섬유질을 많이 섭취하면 심장질환을 비롯한 각종 질병의 발생률 감소와 관련이 있다고 확인되었다. 진실 둘, 우리는 섬유질을 충분히 먹지 않는다. 건강 관련 단체 대부분은 섬유질을 하루 25~38g 섭취하라고 권장한다. 미국인의 평균 섬유질 섭취량은 11g이다. 진실 셋, 콩류에는 섬유질이 아주 많이 들어 있다.

심장질환과 관련해서 콜레스테롤 수치를 낮춰준다는 특징이 알려지면서 콩류의 판매가 높아졌다.[235] 맞는 말이지만, 이 책에서 살펴본 바와 같이 콜레스테롤 감소는 심장질환 감소에 비하면 별로 중요하지 않다. 다행히 콩류는 심장질환도 감소시킨다. 한 연구에서는 콩을 매일 1회 섭취량 정도 섭취하면 심장발작 발생 위험이 38% 감소하는 것으로 나타났다.[236] 또 다른 연구에서는 콩류를 일주일에 최소 4회 이상 섭취하는 사람은 1회 미만 섭취하는 사람에 비해 심장질환 발생 위험이 22% 낮은 것으로 확인되었다.[237]

콩류는 섬유질 함량이 높다는 사실 하나만으로도 심장에 좋은 식품이지만, 그 밖에도 수많은 장점이 있다. 미국 농무부가 항산화 활성을 기준으로 식품 순위를 매긴 결과에 따르면, 검사 대상 식품 전체를 통틀어 팥의 항산화 활성이 1회 섭취량 기준 가장 우수하다. 이 순위에서 상위 4개 식품이 모두 콩류이다. 여기에는 팥, 붉은 강낭콩, 핀토콩이 포함된다. 콩류는 엽산 함량도 높은데 특히 팥, 렌틸콩lentils, 동부콩, 강낭콩에 많다. 염증을 일으키는 심장질환의 위험 요소 호모시스테인을 줄여주는 핵심 성분이 바로 엽산이다.

- 실천하기 : 일주일에 최소 4회, 콩류나 렌틸콩을 1회 섭취량씩 섭취하자. 1회 섭취량은 익힌 콩 기준 1/2~1컵 정도이다.

챙겨 먹기 : 다크초콜릿

다크초콜릿의 식물성 화학 성분 코코아 플라보놀이 혈압을 낮추고 염증을 줄인다는 연구 결과가 연이어 발표되고 있다. 2011년 〈영국의학회지〉에 발표된 한 연구에서는 초콜릿을 많이 섭취하면 심장질환 발생 위험이 3분의 1 줄어드는 것으로 나타났다. 초콜릿 섭취량이 가장 많은 사람은 가장 적은 사람에 비해 심혈관 질환이 37%까지, 뇌졸중은 29%까지 낮은 것으로 확인되었다.[238]

플라보놀 함량이 높은 코코아는 혈압을 낮춘다.[239] '쥐트펜 노인 연구Zutphen Elderly Study'에서 노인 470명을 대상으로 조사한 결과 코코아를 가장 많이 섭취한 피험자는 가장 적게 섭취한 사람에 비해 심

장질환으로 사망할 위험이 무려 절반이나 감소했다.[240]

초콜릿과 관련하여 유념해야 할 점이 있다. 건강에 이로운 성분은 코코아에 들어 있으므로, 코코아 함량이 높은 초콜릿을 선택해야 한다. 편의점에서 아무 초코바나 구입하라는 이야기가 아니다. 화이트 초콜릿과 밀크 초콜릿에는 플라보놀이 거의 들어 있지 않으므로, 반드시 다크초콜릿을 골라야 한다. 요즘 판매되는 다크 초콜릿 제품은 대부분 코코아 함량을 % 단위로 제시한다. 함량이 최소 60% 이상인 제품을 고르자. 코코아 함량이 높을수록 단맛은 덜하고 씁쓸하다.

다크초콜릿은 너무 달지 않아서 계속 먹고 싶은 생각이 들지도 않고, 건강을 지키기에 적정한 양인 정사각형 모양 한두 개 정도(미국에서 초콜릿의 분량을 이야기할 때 정사각형을 의미하는 'square' 단위가 흔히 사용되는데, 1스퀘어는 1oz, 약 28g에 해당됨), 약 30~60g만 먹어도 포만감이 든다.

- 실천하기 : 일주일에 4~6회 한두 조각 정도, 약 30~60g의 다크초콜릿을 섭취하자.

챙겨 먹기 : 강황

강황은 카레를 노랗게 만드는 향신료이다. 아유르베다 의학과 한의학에서 중요한 성분으로 여겨지는데, 염증을 막아주는 특성이 있다. 항암 작용도 있으며 간 건강에도 큰 도움이 된다. 강황에 함유된 활성 성분은 커큐민으로 알려진 식물성 물질이다. 커큐민은 염증 방지 효과와 더불어 강력한 항산화제이다. 산화된 LDL은 염증과 심장질환으로 이어지므로 강황의 항산화 활성은 건강에 매우 유익하다.

- 실천하기 : 양념통 선반에 강황을 맨 앞줄에 놓고 자주 사용하자. 채소, 달걀, 육류, 생선, 가금류 요리에 잘 어울린다.

챙겨 먹기 : 석류 주스

최근 유행하는 건강식품 중에서 떠들썩한 광고에 부끄럽지 않은 몇 안 되는 식품 중 하나가 바로 석류 주스이다. 이스라엘 하이파 소재 테크니온 공대 연구진은 석류 주스를 장기간 섭취하면 노화 속도를 늦추고 심장질환을 예방할 수 있다고 밝혔다.

〈미국심장학회지〉에 발표된 한 연구에서는 심장질환자 45명에게 석 달간 매일 석류 주스 8oz, 약 240ml 또는 위약으로 다른 음료 동량을 섭취하도록 했다. 그 결과 석류 주스 섭취 그룹에서 운동 중 심장의 산소 결핍 현상이 현저히 줄어들어, 심장으로 가는 혈류량이 증가한 것을 알 수 있었다.

석류 주스는 산화된 LDL 콜레스테롤을 저해하는 효능이 있다.[241] (LDL 콜레스테롤은 산화된 상태에서만 문제가 된다는 사실을 꼭 기억하자!) 또한 석류 주스가 혈관의 플라크를 30% 줄인다는 연구를 비롯하여, 수많은 연구 결과를 통해 심혈관 건강에 긍정적인 영향을 준다는 사실이 입증되었다.²⁴² 또한 석류 주스는 심혈관 건강을 위해 반드시 필요한 분자인 산화질소의 활성을 강화한다.²⁴³

유념해야 할 사항은 '혼합 주스'와 '주스 혼합물'을 피해야 한다는 점이다. 이런 제품은 석류즙 함량은 얼마 되지 않고 상당량이 당분으로 구성되기 때문이다. 값이 다소 비싸더라도 석류즙 외에는 아무것도 들어 있지 않은 제품을 선택한다.

- 실천하기 : 석류 주스를 자주 섭취하자. 하루에 120~240$m\ell$를 기준으로 삼고, 원하는 만큼 자주 마시자.

챙겨 먹기 : 적포도주

프랑스인이 고지방 식품을 즐겨 먹고도 건강하고 미국인보다 심장질환 발생률이 크게 낮은 것은 심장을 보호하는 여러 성분이 함유된 적포도주를 자주 섭취하기 때문이라는 주장이 지배적이다. 적포도주 성분 중 일등공신은 '레스베라트롤'이다. 짙은 색 포도 껍질에 함유된 폴리페놀의 하나인 이 성분은 적포도주에 다량 농축되어 있다. 강력한 항산화 물질인 레스베라트롤은 유해한 물질의 공격으로부터 건강한 세포를 지킨다.

많은 연구를 통해 적포도주는 실제로 심장 건강을 보호하는 것으로 나타났다.²⁴⁴ 유익한 성분이 레스베라트롤만 있는 것은 아니다. 플라보노이드 등 적포도주에 함유된 다른 성분들은 LDL 콜레스테롤의 산화를 저해하는데, 산화된 LDL 콜레스테롤이 염증 반응을 시작하고 촉진한다는 점을 고려하면 이는 매우 중요한 장점이다.[245] 적포도주는 혈액의 구성 성분이 혈액을 응고시킬 가능성을 감소시키고 HDL 콜레스테롤의 기능을 증대시킨다.[246] 한 연구에서는 적포도주를 적당량 섭취하면 앞서 이 책에서 소개한 심장질환의 세 가지 지표, 즉 C-반응성 단백질, 피브리노겐, 인터루킨-6가 모두 감소하는 것으로 나타났다.[247] 심장 건강에 더 이상 유익한 음료는 생각하기 어렵다.

유념할 사항은 알코올의 악영향인데, 이미 잘 알려져 있으므로 여기서 다시 언급할 필요는 없으리라 생각한다. 술을 마시지 않는 사람이 적포도주를 일부러 마실 필요는 없다. 자신이 알코올과 안 맞는 사람이라 생각한다면 마시지 않는 것이 좋다. 프랑스의 심장질환 발생률이 가장 낮은 것이 포도주와 관련이 있다지만, 프랑스인의 간 경변 발생률이 서유럽 국가 중 가장 높다.

포도주의 긍정적인 효과를 누리기 위한 핵심은 적정량을 섭취하는 것이다. 남성은 하루에 2잔, 여성은 하루 1잔을 일주일에 3~4회 섭취하는 것이 적절하다. 또 하나, 엽산 섭취량이 충분하지 않은 여성에게는 알코올이 유방암을 유발할 위험이 있다. 그러므로 음식이나 보충제를 통해 엽산을 하루에 최소 $400mg$씩 섭취해야 한다.

- 실천하기 : 술을 곧잘 마시는 사람은 적포도주를 저녁 식사와 함께 한 잔 정도 마시자. 술을 잘 못 마신다면, 굳이 챙겨 마실 필요는 없다.

챙겨 먹기 : 녹차

물을 제외하고 세계에서 가장 많이 소비되는 음료는 차이다. 건강에 가장 이로운 음료이기도 하다. 차에는 폴리페놀로 알려진, 건강을 지키는 식물성 화학물질이 굉장히 많이 함유되어 있다. 특히 녹차는 에피갈로카테킨 갈레이트epigallocatechin gallate, EGCG라는 성분이 항암 활성 효과가 있다.

이와 함께 녹차는 심혈관계 건강에도 도움이 된다. 대부분 콜레스테롤 저하 효과에 대해서만 이야기하지만, 필자들은 혈액 응고를 유발해 뇌졸중으로 이어질 수 있는 원인 물질인 피브리노겐 수치를 녹차가 낮춘다는 사실에 훨씬 더 관심이 많다. 일본의과대학 호쿠소병원 연구진은 〈순환Circulation〉에 발표된 '녹차 섭취가 관상동맥 혈관 질환 발생에 끼치는 영향'이라는 제목의 논문에서 "녹차를 많이 마시는 환자일수록 관상동맥 혈관 질환을 앓을 가능성이 낮다"고 결론지었다.[248]

건강에 관한 언론 기사에서는 녹차가 상당 부분을 차지하고 있지만 홍차, 우롱차, 백차, 마테차와 같은 다른 차들도 훌륭한 효과를 보인다. 보스턴 의대의 조셉 비타 박사는 남성 66명을 대상으로 하루에 홍차 네 컵 또는 위약 네 컵을 마시도록 했다. 이후 연구진은 홍차를 마시면 뇌졸중이나 심장발작에 영향을 줄 수 있는 혈관의 기능 이상 문제가 회복되는 데 도움이 된다고 밝혔다. 무엇보다 놀라운 사실은, 홍차를 딱 한 잔만 마셔도 2시간만 지나면 혈관 기능

개선을 눈으로 직접 확인할 수 있다는 점이다.[249]

"혈관 기능이 비정상인 심장질환자를 대상으로 차를 마시도록 하면, 혈관 상태가 개선된다는 사실을 확인했다."

비타 박사의 설명이다.[250]

- 실천하기 : 모든 차에는 카페인이 함유되어 있으므로 적당량 마셔야 한다. 큰 물병에 녹차를 가득 우려서 냉장고에 보관해두고 오전 시간대에 최대 두 컵까지 마시자.

챙겨 먹기 : 올리브유

올리브유는 지중해식 식단이라고 알려진 식생활과 가장 밀접하게 관련된 식품이다. '지중해식 식단'이 한 가지만 있는 것은 아니지만 생선, 과일, 채소, 견과류, 포도주, 올리브유가 다량 함유되어 있다는 공통점이 있다. 지중해식 식단과 심장 건강의 연관성에 관한 연구는 셀 수 없이 많이 진행되었고, 대부분 심장과 뇌 건강에 매우 좋다는 사실이 밝혀졌다. 이러한 연구 결과들을 토대로 올리브유는 심장 건강에 가장 유익한 지방으로 확고한 입지를 다졌다.

〈내과학 기록〉에 발표된 한 연구에서는 전통적인 지중해식 식단, 즉 올리브유를 듬뿍 사용하고 견과류, 아보카도와 같은 단일 불포화지방도 많은 식단을 지속적으로 실천하면 심장질환 진단을 받은 사람의 사망률이 크게 감소하는 것으로 나타났다.[251] 같은 학술지에 게재된 다른 연구에서는 고혈압인 피험자들을 2개 그룹으로 나누어 비교 연구했다.[252] 한쪽에는 일반적으로 서구식 식단에서 많이 사용되는, 오메가6 지방인 해바라기유를 제공하고 다른 그룹에는 몸에 좋은 엑스트라버진 올리브유를 제공했다. 그 결과 올리브유 섭취 그룹에서 혈압이 상당 수준 감소했다. 또한 혈압약 복용량이 무려 48% 감소했다.

적포도주와 녹차처럼 올리브유에도 염증 방지 효과가 있는 폴리페놀이 함유되어 있어 강력한 항산화 작용을 한다. 연구진은 특히 올레오칸탈 oleocanthal 이라는 성분을 분리하고, 이 성분이 이부프로펜과 유사한 작용을 한다고 밝혔다.[253] 올리브유의 주요한 장점은 바로 이 강력한 폴리페놀을 제공한다는 점이다.

중요한 사실은 모든 올리브유가 동일하게 만들어지지는 않는다는 점이다. 상업적인 식품업체들은 올리브유가 누리는 인기에 편승해보려고, 온갖 모방 제품과 저질 제품을 들고 시장에 뛰어든다. 이러한 제품은 올리브유라는 라벨을 달고 있지만, 고도로 가공되고 정제되어 그 효과가 의문스럽다. 엑스트라버진 올리브유는 최소한의 가공을 거친 제품으로, 올리브를 나무통에 담아 맨발로 직접 으깨어 만드는 올리브유와 거의 흡사하다. 가열 과정 없이 온수, 용매를 사용하지 않고 생산되며 여과 과정을 거치지 않는다.

올리브를 기계로 수확한 후 굉장히 높은 온도에서 가공하면 건강에 도움을 주는 모든 섬세한 성분들이 파괴된다. 항산화, 항염증 효과가 있는 폴리페놀은 물에 녹는 성질이 있어서 공장에서 실시되는 세척 공정에 씻겨나갈 수 있다. 공장에서 생산된 올리브유가 저장 기간이 짧은 이유도 이 때문이다. 유익한 성분을 보호해줄 항산화 성분이 없는 것이다. 제대로 된 올리브유는 조심스럽게 정성을 다해 만들어지고 고온이나 강력한 화학물질을 사용하지 않아서 수년간 보관할 수 있다.

- 실천하기 : 엑스트라버진 올리브유로 바꾸자. 샐러드 드레싱으로도 사용할 수 있고 살짝 가열하는 볶음 요리, 단시간 튀기는 요리에도 사용할 수 있다.

챙겨 먹기 : 마늘

마늘은 이제 널리 알려진 치료제이다. 1,200편이 넘는 약학 연구를 통해 밝혀진 마늘의 효능은 상당히 인상적이다. 지질을 줄이고 혈액 응고를 예방하는 효과와 더불어, 고혈압을 방지하고 항산화, 항균, 항바이러스 효과도 있다. 트리글리세리드 수치도 줄이는 것으로 밝혀졌다. 플라크도 줄여준다. 심혈관 건강에는 아주 강력한 효과가 있는 식품이라고 할 수 있다.

위약 대조군이 포함된 무작위, 이중 맹검 연구에서는 피험자들에게 1년간 마늘 분말 900mg을 제공했더니 플라크 부피가 2.6% 감소하는 결과가 나타났다. 위약을 제공한 대조군의 피험자들은 플라크 부피가 같은 기간에 15.6%나 증가했다.[254]

마늘의 활성 성분 중 하나인 알리신allicin은 항혈소판 효과도 있다.

이는 혈중 혈소판이 서로 달라붙지 않게 방지한다는 것을 의미한다. 심장발작과 뇌졸중 대부분은 혈관에서 혈액이 자연적으로 엉기면서 발생한다는 점을 고려하면 얼마나 중요한 효과인지 알 수 있다. 마늘의 항응고 작용은 건강에 매우 중요하다.

마늘의 이로운 효과를 제대로 얻으려면 조리 방법에 유념해야 한다. 건강에 좋다고 생마늘을 통째 삼켜버린다면 별로 효과를 얻을 수 없다. 마늘은 으깨거나 잘게 썰어서 건강에 도움이 되는 활성 성분인 알리신이 만들어지도록 해야 한다. 잘고 미세하게 분쇄할수록 좋다. 알리신은 만들어진 그 순간부터 서서히 분해되기 시작하므로 마늘은 신선한 상태로 사용할수록 건강에 좋다. 전자레인지에

심장질환을 이기는 꿈의 식단 '폴리밀'

〈영국 의학회지〉 2004년 12월호에 아주 흥미로운 연구가 하나 발표됐다.[255] 네덜란드 에라스무스대학 연구진은 음식과 건강의 관계에 관한 모든 연구를 조사하여 가장 이상적인 식단, 폴리밀(polymeal)을 구성하고, 매일 이 식단대로 먹으면 심혈관계질환 발생 위험을 현저히 줄일 수 있다고 밝혔다.

이 식단을 매일 실천하면, 심혈관계질환 발생 위험이 25% 감소한다는 것이다. 지구 상에 존재하는 어떤 약으로도 이런 효과는 얻을 수 없다.

폴리밀은 어떤 음식으로 구성되어 있을까? 포도주, 생선, 아몬드, 마늘, 과일, 채소, 다크초콜릿이다.

가열하면 이 성분은 완전히 다 파괴된다. 생마늘을 사용할 만큼만 분쇄해서 음식을 조리할 때 넣는 방식으로 사용하는 것이 가장 좋다. 볶음 요리에 첨가하는 경우에는 마지막에 넣어야 알리신이 신선한 상태로 유지된다.

- 실천하기 : 음식을 만들 때 반드시 마늘을 사용하자.

심장질환 '위험인자' 극복하는 법

심장질환은 식생활, 운동, 그리고 영양보충제를 통해 예방할 수 있고, 심지어 낫게 할 수도 있다.

그러나 이런 요인들은 일부분에 지나지 않는다. 심장질환의 발생 기전에는 수많은 정서적, 심리적 위험인자가 숨어 있고 중요성에서 뒤지지 않는다. 심지어 다른 요인보다 더 중요한 경우도 있다. 화, 분노를 억누르는 것, 실연, 정서적인 고립감으로 다른 사람들과 친밀감을 못 느끼는 경우 등이 포함된다. 앞서 스트레스에 관한 설명에서 몇 가지를 언급했었다.

자신의 감정을 온 마음으로 받아들이고 건강하게 표현하는 방법을 배운다면 여러분이 생각하는 것보다 심장 건강을 비롯한 전체적인 건강에 굉장히 큰 도움이 될 것이다. 이를 위해 여러분이 실천할 수 있는 몇 가지 방법을 소개한다.

심호흡과 명상

만성 스트레스에 시달리는 사람은 몸이 긴장되고 굳어 있는 경우가 많다. 호흡도 얕다. 오랜 기간 숨을 제대로 쉬지 않으면 가슴, 어깨 부위를 포함한 상체가 굳어지는 등 신체 변화가 나타난다. 가슴 윗부분으로 하는 호흡은 빠르고 얕은 경향이 있는데, 보통 정서적으로 동요되거나 신체가 긴장한 경우, 정신적 스트레스와 관련된 경우가 많다. 반면 천천히 깊게 하는 복식 호흡은 산소를 더 많이 들이마실 수 있어서 건강에도 더 좋다.

수많은 스트레스 관리 프로그램이 적절한 호흡을 하나의 목표로 삼는다. 호흡은 명상을 배우면 가장 먼저 시작하는 단계이기도 하고, 요가의 기본이기도 하다. 게슈탈트 심리 치료에서는 심호흡을 가슴 부위의 긴장을 풀어 에너지를 증대시키고 감정을 내보내는 수단으로 활용한다.(게슈탈트 심리 치료는 독일인 정신과 의사인 프릿츠 펄스가 만든 심리 치료법으로 신체, 정신, 환경이 유기적인 관계에 있다고 보고, 현재를 이해하여 스스로 새로운 시각에서 문제를 해결하게 한다)

심호흡을 긴 시간 지속하면 명상이 되는데, 명상이 혈압을 크게 낮추는 효과가 있다는 사실은 많은 연구를 통해 밝혀졌다. 심장전문의인 허버트 벤슨 박사는 오랜 세월 명상과 심호흡에 관한 연구를 해왔다. 하버드 의대 부교수이자 매사추세츠 종합병원의 '벤슨-헨리 마음·신체 의학 연구소' 창립자인 벤슨 박사는 스트레스로 발생한 신체적, 정서적 반응이 충분히 휴식하면서 변화하는 상태를 일컬어 '이완 반응'이라는 용어로 표현했다. 이완 반응은 심호흡과 마음을 편안하게 유지하는 데에서 시작된다.

벤슨 박사는 이완 반응이 심박수를 줄이고 혈압을 낮추며 혈액

몸과 마음을 이완하는 방법

10~20분 정도 시간을 내어 다음과 같은 방법을 따라 해보자.

① 편안한 자세로 조용히 자리에 앉는다.
② 눈을 감는다.
③ 발부터 얼굴까지 서서히 모든 근육을 편안하게 이완시킨다. 이완된 상태가 유지되도록 한다.
④ 코로 호흡한다. 자신의 호흡을 느껴보자. 숨을 내쉬면서 하나, 하고 조용히 말한다. 숨을 들이마시고, 내쉬고(하나), 들이마시고, 내쉬고(하나) 이렇게 이어나가면 된다. 호흡은 부드럽고 자연스럽게 유지한다.
⑤ 10분에서 20분간 계속한다.
⑥ 눈을 뜨고 시계를 보는 건 괜찮지만 알람 설정은 하지 말자. 호흡이 끝나면 처음에는 눈을 감고, 얼마 후 눈을 뜬 상태로 몇 분간 그대로 앉아 있자.

"내가 정말 제대로 깊이 휴식하고 있나, 그런 걱정은 하지 말자. 수동적인 태도를 유지하면서 자연스럽게 이완되도록 한다. 집중을 흐트러뜨리는 생각이 떠오르면 떨쳐버리고 그 생각에 몰입하지 않도록 노력한다. 그리고 다시 하나, 하고 말하며 호흡한다."

— 허버트 벤슨, 《이완 반응 The Relaxation Response》

순환과 혈류 개선에 중요한 분자인 산화질소 농도를 높인다는 사실을 다시금 증명했다. 태극권, 명상, 요가, 마음을 비우는 일 모두 이완 반응을 유도할 수 있다.

벤슨-헨리 연구소에 따르면 병원에 진료를 받으러 오는 사람의 60~90%는 스트레스에 관해 불만을 이야기하거나 스트레스의 영향을 받고 있다.

"질병과 신체의 특정 상태가 스트레스로 인해 발생하였거나, 스트레스 때문에 더 악화되어 있다."

벤슨의 설명이다.

"불안감, 경미한 수준부터 중등도 수준의 우울증, 분노, 적대감, 폐경기의 전신 열감, 불임, 생리 전 증후군, 고혈압, 심장발작 등이 이로 인한 증상에 포함된다. 모두 스트레스로 발생하거나 스트레스 때문에 더 극대화될 수 있는 증상이다. 스트레스가 요인인 경우 이완 반응이 도움이 될 수 있다."[256]

울음과 웃음

울음은 사랑 다음으로 심장을 치유하는 데 효과적인 활동이다. 우는 동안 심장 근육의 긴장이 풀어진다. 흐느끼면서 산소 공급도 강화된다. 사람은 영장류 중 유일하게 정서적인 이유로 울 수 있다. 감정의 표출은 무엇이든 심장을 건강하게 하는 데 도움이 된다. 우리가 자라면서 배운 교훈은 무시하자. 감정을 표현하는 건 약한 행동이 아니다. 감정을 '박제로 만들어' 속이 부글거리는 상태보다는 표현하는 편이 건강에 훨씬 더 이롭다.

웃음은 울음처럼 강렬한 감정을 느낄 수 있는 방법이다. 실제로 격렬하게 웃다 보면 눈물이 나는 경우가 많지 않은가. 온몸으로 웃으면 호흡이 증가하고 경직되어 있던 흉곽, 횡격막이 이완되며 허리 근육까지 움직인다. 웃음은 에너지를 자연스레 방출하는 수단이 되므로 아주 강력한 치유 효과가 있다.

특히 남성은 자신의 감정을 보여주고 표현하는 일을 엄청나게 어려워한다. 스스로의 감정을 드러내는 건 전혀 부끄러운 일이 아니다. 특정 모임에 참여해서 사람들 앞에 서서, 깊은 속내까지 다 드러내라는 이야기가 아니다. 그냥 연필과 종이만 준비하자.

사회심리학자 제임스 페니베이커가 개발한 글쓰기 연습은 수십 편의 연구에 사용되었다. 피험자들은 심부름 같은 일상적인 일부터 정신적으로 충격을 받은 일까지, 개인의 경험을 글로 쓴다. 아주 단순하다. 4일간 연이어서 매일 15분 정도 어떤 사건, 상황, 사람, 혹은 자신이 겪은 정신적 외상에 대해 가장 솔직한 생각과 감정을 글로 쓰도록 한다.

페니베이커는 이처럼 간단하고 개인적인 활동을 한 사람들은 면역 기능이 개선되고 의사 진료를 받는 일이 줄며 학교 성적도 오르고 회사를 빼먹는 일도 줄어든다는 사실을 확인했다.[257]

실컷 웃기

〈새터데이 이브닝 포스트〉 편집장인 노먼 커즌스는 사는 내내 심장질환을 앓았고 몸통 골격을 따라 만성 염증이 발생하는 질병인 강직성 척추염 등 각종 심각한 질병에 시달렸다. 의사들은 그에게 생존 희망이 거의 없다고 이야기했다. 커즌스는 재앙을 예고하는 의사들의 말은 무시하고 회복을 위한 프로그램을 직접 개발했다. 사랑, 희망, 믿음, 평소 좋아하는 막스 브라더스 영화를 보면서 배꼽 빠지게 웃기 등이 프로그램의 주된 구성 요소였다.

커즌스는 75세 되던 해 결국 심부전으로 사망했지만, 의사들이 예상한 것보다 훨씬 더 오래 살았다. 심장질환을 처음 진단받은 시점으로부터 36년을 더 살았다. 또한 커즌스는 UC 로스앤젤레스 의대에서 인간의 감정과 그 생화학적 특성을 연구하고 감정, 치유, 질병에 관한 저서 《웃음의 치유력 Anatomy of an Illness》과 《심장 치유 The Healing Heart》를 남겼다.

성생활

어떤 노인은 나이보다 훨씬 젊어 보이고, 어떤 사람은 굉장히 나이 들어 보이는데 알고 보면 그렇지 않은 이유가 무엇인지 혹시 생각해본 적 있는가? 러시아의 한 노인 학자가 구소련에서 80세 이상 노인 1만 5천 명을 대상으로 연구했다. 그 결과 장수하는 노인들에게서 몇 가지 공통분모 혹은 지표가 발견되었다. 오래 산 사람일수록 야외 활동을 하고 신체 활동을 많이 하고 채소, 과일, 통곡물을 다량 섭취하는 것으로 나타났다. 더불어 인간관계, 친밀감, 성생활에 관한 공통점도 일부 확인됐다.

실제로 연구에 참여한 사람들은 80, 90대가 되어도 활발한 성생활을 유지하는 경우가 많았다. 안 될 이유가 없지 않은가? 상대방의 즐거움을 배려할 줄 아는 부부는 나이가 들어서도 성적으로 서로 적응한다. 정서적 측면에서는 보호받는 느낌, 유대감, 친밀감을 느낄 수 있다. 사랑을 표현하는 측면에서는 마치 소리굽쇠의 양쪽 쇠가 동일한 빈도로 진동하듯, 두 사람의 에너지가 서로 조화를 이루며 융합된다. 포근함, 소속감, 정서적 친밀감은 마음을 여는 태도로 이어질 수 있다.

접촉 치료 혹은 마사지

접촉 치료나 마사지는 심장 박동수와 혈압을 낮추고 엔도르핀 분비량을 늘리며 편안한 기분이 들게 하여 건강을 증진시키는 효과가 있다. 한마디로 마사지는 부작용이 전혀 없는 정신 안정제이다.

부교감신경(속도를 늦추는 역할)과 교감신경(속도를 올리는 역할)에 대한 설명을 상기해보자. 마사지는 부교감신경을 활성화해서 관상동맥 질환에 취약한 사람들에게서 나타나는, 교감 신경의 과도한 활성과 균형을 맞춰주므로 상당한 치유 효과가 있다.

놀기

놀이는 심장 건강과 정신 건강을 위해 여러분이 할 수 있는 가장 효과적인 치유법이다. 그런데 대부분의 성인은 어떻게 놀아야 할지 잘 모른다. 테니스나 골프도 '놀이'로 표현할 수는 있지만, 운동은 놀이와 다르다. 즐거운 활동이긴 하지만 특정한 동작을 배워서 해야 하고 경쟁이 따르며 반드시 이겨야 한다는 점 때문에 치유력이 있다고 보긴 힘들다. 조니 박사만 해도 테니스 시합에서 지면 기분이 정말 말이 아니라고 한다.

놀이는 이와는 완전히 다르다. 아무런 계획이나 규칙, 규정 없이, 원하는 결과도 정해놓지 않고 놀아야만 진정한 놀이라고 할 수 있다. 놀 때 우리는 순수하게 자유로운 상태가 된다. 즉 놀이는 순전히 재미와 즐거움을 위해서만 하는 활동이다. 놀이를 하면 거기에 완전히 빠져들어 근심과 걱정, 그리고 몸 상태도 다 잊는다. 시간도 멈춘다.

대여섯 살 먹은 아이들이 그림을 그릴 때 얼마나 몰입하는지 아는가. 그림 그리기를 시작하고 몇 분만 지나면 색깔과 종이에 닿는 붓의 느낌, 물감이 방울져 떨어지고 흐르는 모양, 색깔이 서로 섞이는 모습, 마음속에 그린 이미지를 얼마나 정확하게 그림으로 표현할까 하는 생각 외에는 아무것도 신경 쓰지 않는다. 어떤 그림을 마음속에 떠올리고 종이에 그대로 옮기는 그 짧은 시간이 세상에서 가장 중요한 일이 된다. 걱정, 공포, 소망, 필요, 배고픔은 완전한 몰입과 흥분, 만족감, 희열로 대체된다.

아이들의 이런 모습을 일부분만이라도 그대로 따라 해서 놀 수 있다면, 스트레스와 걱정이 크게 줄고 가슴과 마음을 치유하는 데 도움이 된다. 놀이가 주는 효과를 온전히 얻으려면 아이들처럼 놀아볼 것을 권한다. 노는 법을 잊어버렸다면 아이들을 잘 관찰하며 배워보자.

놀이에는 어떠한 결과나 목표도 없다. 놀이 자체를 위해서만 하고, 놀 때는 여러분 내면에 있는 작은 어린아이가 깨어나도록 하자.

인생 즐기기

음식은 심장에 연료를 공급하고, 영양보충제는 심장을 돕고, 운동은 심장을 강하게 만든다. 흡연, 과도한 당분 섭취, 스트레스, 고혈압, 운동 부족과 더불어 심장질환을 유발하는 '숨겨진' 위험인자인 정서적, 심리적 요소도 절대 잊으면 안 된다.

다른 사람들과 정서적으로 끈끈한 친밀감을 구축하고 유지하는 일은 지구 상에서 가장 효과적인 스트레스 관리법이다. 심장을 건강하게 유지하고 영혼을 튼튼하게 해주는 최상의 방법이기도 하다. 운동에 버금가는 만병통치약이다. 그리고 삶을 더 풍요롭고, 신 나고, 흐뭇하게 만들어주는 요소이다.

여러분의 인생이 즐거운 여행이 되기 바란다. *end.*

이것만은 꼭 알아두자!

다음의 검사들은 일반적인 콜레스테롤 검사보다 중요한 것이니 꼭 받아 보자.

- LDL 입자 크기
- 피브리노겐
- 혈중 페리틴(철분)
- Lp(a)
- 호모시스테인
- 인터루킨-6
- 고감도 C-반응성 단백질 검사(Hs-CRP)
- 관상동맥 칼슘 측정 검사

다음의 음식들은 먹지 말아야 할 음식들이다. 건강을 위해 피하도록 한다.

- 설탕
- 탄산음료
- 가공된 탄수화물
- 트랜스지방
- 가공육
- 과도한 식물성 유지

다음의 음식들은 가급적 많이 섭취하면 좋은 음식이다. 잘 챙겨 먹자.

- 야생 연어
- 딸기류 과실, 체리
- 목초를 먹여 키운 동물의 식육
- 채소
- 견과류
- 콩
- 다크초콜릿
- 마늘, 강황
- 석류 주스, 녹차, 적포도주
- 엑스트라버진 올리브유

생활습관 변화를 통해 스트레스를 줄이는 것 역시 중요하다.

- 명상, 또는 심호흡하기
- 친밀감을 쌓고 즐겁게 지내기
- 감정 표현하기
- 무엇보다 가장 중요한 것은 삶을 즐기기!

옮긴이의 글

콜레스테롤의 억울함을
낱낱이 풀어주는 해명서

생활습관에 크게 영향을 받는 고혈압, 당뇨병과 같은 성인병에 시달리는 사람이 점점 많아지다 보니, 마치 이런 병이 나이가 들면 자연스레 찾아오는 질병처럼 여겨진다. 마찬가지로 '콜레스테롤'은 발암 물질, 인공 색소처럼 먹으면 안 되고 피해야 할 몹쓸 물질이고 건강검진 결과 수치가 높게 나오면, 고민할 것도 없이 콜레스테롤 저하제를 처방받아서 먹어야 한다고 생각한다.

이 두 가지 오해에는 공통점이 있다. 질병이나 건강 문제, 건강에 관한 정보 중에서 주변에서 자주 보고, 들은 내용에 대해서는 비판적인 생각과 고민의 단계를 건너뛰고 '다들 하는 대로' 생각하고, 판단하고, 해결하려 한다는 점이다.

심장질환을 비롯한 성인병으로 많은 사람이 고생하고 고통받고 있다. 그런데 의사의 말을 잘 따르고 있는데도, 어째서 상황은 나아지지 않을까? 책상에 몇 시간이고 붙어 있지만 성적은 오르지 않는 아이들에게 공부 방식에 문제가 있다고 조언하는 것과 마찬가지가 아닐까?

이 책은 우리가 몸에서 최대한 몰아내야 한다고 굳게 믿는 콜레스테롤의 억울함을 낱낱이 풀어주는 해명서이자 건강과 질병에 관한 통념, 소위 '상식'으로 여겨지는 잘못된 지식이 건강에 얼마나 위험천만한지 친절하게 설명한 안내서이다.

두 필자의 꼼꼼한 설명을 하나하나 따라가다 보면, 왜 콜레스테롤을 정확한 이유도 모르는 채 무조건 낮추려고만 하면 안 되는지 자신도 모르게 이해가 갈 것이다. 또 콜레스테롤 중에서도 건강에 정말 해로운 콜레스테롤 종류가 내 몸에 쌓이지 않도록 노력하고, 지방이라고 해서 몽땅 다 나쁘다는 생각보다는 어떤 종류를 먹으면 안 되는지, 어떤 종류는 오히려 잘 챙겨서 먹어야 하는지 똑똑하게 구분하는 방법을 제대로 알 수 있다. 확실한 지식을 얻으면 소문만 무성할 뿐 실체도 없는 두려움에 떨면서 살지 않아도 된다.

특히 스타틴계 약물의 유해성을 설명한 6장 '스타틴 사기극을 아십니까?'에서, 효능이 검증되었다고 알려진 여러 연구 결과를 그대로 믿으면 안 되는 이유를 필자가 조목조목 소개한 부분을 진지하게 읽어보기 바란다. 인터넷 신문이 생활화되면서 건강과 식품에 관한 수많은 연구 결과가 자극적인 헤드라인을 달고 기사화되는 경우가 많다. 정말 의미가 있는 연구인지 진지한 고민 없이 그저 눈길을 끌기 위해 쓴 기사들이 대부분이지만, 대부분의 사람이 원색적인 제목만 기억하거나 정확하지 않은 연구 결과를 확실한 사실처럼 받아들인다. 모두가 전문가처럼 모든 정보의 진위를 따질 수는 없지만, 확실하지 않은 소문, 이야기, 정보를 단지 조금 똑똑한 사람들이 말했다는 이유로 비판 없이 받아들이지는 말아야 한다. 특히 내 몸, 내 건강을 지키기 위한 이야기라면 무턱대고 믿기보다는 더욱 정확하고 확실한 사실을 구별할 줄 알아야 한다.

이 책에서 낱낱이 밝힌 콜레스테롤의 본색이 조금은 낯설게 느껴질 수도 있지만, 아직 용케도 실체가 드러나지 않았지만 하루바삐 멀리하고 없애야 할 우리 건강의 진짜 적을 '제대로' 파악하고, 가려낼 수 있기를 바란다.

제효영

참고문헌

1장. 콜레스테롤은 심장질환의 원인이 아니다

1 Michel de Lorgeril et al. "Mediterranean Diet, Traditional Risk Factors, and the Rate of Cardiovascular Complications after Myocardial Infarction : Final Report of the Lyon Diet Heart Study," Circulation 99, no. 6 (1999) : 779-85.
2 Channing Laboratory, "History," The Nurses' Health Study, www.channing. harvard.edu/nhs/?page_id=70.
3 Ibid.
4 Michel de Lorgeril et al., "Mediterranean Alpha-Linolenic Acid-Rich Diet in Secondary Prevention of Coronary Heart Disease," The Lancet, no. 143 (1994) : 1454-59.
5 John Kastelein et al., "Simvastatin with or without Ezetimibe in Familial Hypercholesterolemia," New England Journal of Medicine 358, no. 14 (2008) : 1431-43.
6 F.B. Hu et al., "Primary Prevention of Coronary Heart Disease in Women Through Diet and Lifestyle," New England Journal of Medicine 343, no. 1 (2000) : 16-12.
7 Ibid.

2장. 콜레스테롤은 해롭지 않다

8 Ancel Keys, ed., Seven Countries : A Multivariate Analysis of Death and Coronary Heart Disease (Cambridge, MA : Harvard University Press, 1980) ; Ancel Keys, "Coronary Heart Disease in Seven Countries," Circulation 41, no. 1(1970) : 1-211.
9 Malcolm Kendrick, About Cavemen's Diet, online discussion board comments posted to the website of the International Network of Cholesterol Skeptics,

February 12, 2002, www.thincs.org/discuss.cavemen.htm.
10 Malcolm Kendrick, The Great Cholesterol Con (London : John Blake, 2007), 53.
11 Uffe Ravnskov, Ignore the Awkward (Seattle : CreateSpace, 2010).
12 I.H. Page et al., "Dietary Fat and Its Relation to Heart Attacks and Strokes," Circulation 23 (1961) : 133-36.
13 Gary Taubes, "The Soft Science of Dietary Fat," Science 291, no. 5513 (2001) : 2536-45.
14 Ibid.
15 University of Maryland, "Trans Fats 101," University of Maryland Medical Center, last modified November 3, 2010, www.umm.edu/features/transfats.htm.
16 Multiple Risk Factor Intervention Trial Research Group, "Multiple Risk Factor Intervention Trial," Journal of the American Medical Association 248, no. 12 (1982) : 1465-77.
17 Ibid.
18 Mohammad Madjid et al., "Thermal Detection of Vulnerable Plaque," American Journal of Cardiology 90, no. 10(2002) : L36-L39.
19 W. Castelli, "Concerning the Possibility of a Nut..." Archives of Internal Medicine 152, no. 7 (1992): 1371-72.
20 "The Lipid Research Clinics Coronary Primary Prevention Trial Results," Journal of the American Medical Association 251, no. 3 (1984) : 351-74.
21 G.V. Mann, "Coronary Heart Disease—'Doing the Wrong Things,'" Nutrition Today 20, no. 4 (1985) : 12-14.
22 Ibid.
23 Michael F. Oliver, "Consensus or Nonsensus Conferences on Coronary Heart Disease," The Lancet 325, no. 8437(1985) : 1087-89.
24 National Institutes of Health Consensus Development Conference Statement, December 10-12, 1984.
25 National Institutes of Health, "News from the Women's Health Initiative: Reducing Total Fat Intake May Have Small Effect on Risk of Breast Cancer, No Effect on Risk of Colorectal Cancer, Heart Disease, or Stroke," NIH News, last modified February 7, 2006, www.nih.gov/news/pr/feb2006/nhlbi-07.htm.
26 Alice Ottoboni and Fred Ottoboni, "Low-Fat Diet and Chronic Disease Prevention: The Women's Health Initiative and Its Reception," Journal of American Physicians and Surgeons 12, no. 1 (2007) : 10-13.
27 Gina Kolata, "Low-Fat Diet Does Not Cut Health Risks, Study Finds," New York Times, February 8, 2006.
28 Dwight Lundell, The Cure for Heart Disease (Scottsdale : Publishing Intellect, 2012).
29 Michel de Lorgeril, A Near-Perfect Sexual Crime : Statins Against Cholesterol (France : A4Set, 2011).

3장. 심장질환은 염증에서 시작된다

30 J.M. Gaziano et al., "Fasting Triglycerides, High-Density Lipoprotein, and Risk of Myocardial Infarction," Circulation 96, no. 8 (1997) : 2520-25.
31 Denham Harman, "Aging: A Theory Based on Free Radical and Radiation Chemistry," Journal of Gerontology 11, no. 3(1956) : 298-300 ; Denham Harman, "Free Radical Theory of Aging," in Free Radicals and Aging, eds. I. Emerit and B. Chance (Basel, Switzerland : Birkhauser, 1992).
32 "Some Good Cholesterol Is Actually Bad, Study Shows," Science Daily, accessed September 12, 2011, www.sciencedaily.com/releases/2008/12/081201081713.htm.
33 Ibid.
34 Dwight Lundell, The Cure for Heart Disease (Scottsdale : Publishing Intellect, 2012).

4장. 식생활 속 진정한 악마는 당이다

35 Mark Houston, M.D., M.S., director of the Hypertension Institute in Tennessee, May 2, 2012, telephone communication.
36 David C. Goff et al., "Insulin Sensitivity and the Rise of Incident Hypertension," Diabetes Care 26, no. 3 (2003) : 805-9, doi.
37 Science Daily, "Too Much Insulin a Bad Thing for the Heart?" Science Daily, last modified April 19, 2010, www.sciencedaily.com/releases/2010/04/100419233109.htm.
38 Jeff O'Connell, Sugar Nation : The Hidden Truth Behind America's Deadliest Habit and the Simple Way to Beat It (New York : Hyperion Books, 2011), 78.
39 Ibid.
40 Gary Taubes, "Is Sugar Toxic?" New York Times Magazine, April 13, 2011.
41 "Findings and Recommendations on the Insulin Resistance Syndrome," American Association of Clinical Endocrinologists, Washington, D.C., August 25-26, 2002.
42 Ibid.
43 Michael Miller, "What Is the Association Between the Triglyceride to High-density Lipoprotein Cholesterol Ratio and Insulin Resistance?" Medscape Education, www.medscape.org/viewarticle/588474 ; T. McLaughlin et al., "Use of Metabolic Markers to Identify Overweight Individuals Who Are Insulin Resistant," Annals of Internal Medicine 138, no. 10 (2003) : 802-9.
44 Johns Hopkins Medicine, "The New Blood Lipid Tests—Sizing Up LDL Cholesterol," Johns Hopkins Health Alerts, last modified on June 13, 2008, www.johnshopkinshealthalerts.com/reports/heart_health/1886-1.html.
45 V. Marigliano et al., "Normal Values in Extreme Old Age," Annals of the New York Academy of Sciences 673 (1992) : 23-28.

46 Taubes, "Is Sugar Toxic?"
47 George V. Mann, Coronary Heart Disease : The Dietary Sense and Nonsense (London : Janus, 1993).
48 George V. Mann et al., "Atherosclerosis in the Masai," American Journal of Epidemiology 95, no. 1 (1972) : 26 – 37.
49 John Yudkin, Sweet and Dangerous (New York : Wyden, 1972).
50 Ancel Keys, "Letter: Normal Plasma Cholesterol in a Man Who Eats 25 Eggs a Day," New England Journal of Medicine 325, no. 8 (1991) : 584.
51 National Institutes of Health. "National Cholesterol Education Program," National Heart, Lung, and Blood Institute, last modified in October 2011, www.nhlbi.nih.gov/about/ncep.
52 www.who.int/dietphysicalactivity/publications.
53 Juliet Eilperin, "U.S. Sugar Industry Targets New Study," Washington Post, April 23, 2003, www.washingtonpost.com/ac2/wp-dyn/A17583-2003Apr22?language=printer.
54 John Casey, "The Hidden Ingredient That Can Sabotage Your Diet," MedicineNet, last modified January 3, 2005, www.medicinenet.com/script/main/art.asp?articlekey=56589.
55 Taubes, "Is Sugar Toxic?"
56 Luc Tappy et al., "Metabolic Effects of Fructose and the Worldwide Increase in Obesity," Physiological Reviews 90, no. 1 (2010) : 23 – 46 ; Mirjam Dirlewanger et al., "Effects of Fructose on Hepatic Glucose Metabolism in Humans," American Journal of Physiology, Endocrinology, and Metabolism 279, no. 4 (2000) : E907 – 11.
57 Sharon S. Elliott et al., "Fructose, Weight Gain, and the Insulin Resistance Syndrome," American Journal of Clinical Nutrition 76, no. 5 (2002) : 911 – 22; K.A. Le and L.Tappy, "Metabolic Effects of Fructose," Current Opinion in Clinical Nutrition and Metabolic Care 9, no. 4 (2006) : 469 – 75 ; Y. Rayssiguier et al., "High Fructose Consumption Combined with Low Dietary Magnesium Intake May Increase the Incidence of the Metabolic Syndrome by Inducing Inflammation," Magnesium Research Journal 19, no. 4 (2006) : 237 – 43.
58 K. Adeli and A.C. Rutledge, "Fructose and the Metabolic Syndrome: Pathophysiology and Molecular Mechanisms," Nutrition Reviews 65, no. 6 (2007): S13 – S23 ; K.A. Le and L. Tappy, "Metabolic Effects of Fructose."
59 "Fructose Metabolism by the Brain Increases Food Intake and Obesity, Study Suggests," Science Daily, www.sciencedaily.com/releases/2009/03/090325091811.htm.

5장. 지방은 해롭지 않다

60 Frank B. Hu et al., "Meta-analysis of Prospective Cohort Studies Evaluating

the Association of Saturated Fat with Cardiovascular Disease," American Journal of Clinical Nutrition 91, no. 3 (2010): 502-9.
61 R.S. Kuipers et al., "Saturated Fat, Carbohydrates, and Cardiovascular Disease," Netherlands Journal of Medicine 69, no. 9 (2011) : 372-78.
62 F. de Meester and A.P. Simopoulos, eds., "A Balanced Omega-6/Omega-3 Fatty Acid Ratio, Cholesterol and Coronary Heart Disease," World Review of Nutrition and Dietetics 100 (2009) : 1-21; T. Hamazaki, Y. Kirihara, and Y. Ogushi, "Blood Cholesterol as a Good Marker of Health in Japan," World Review of Nutrition and Dietetics 100 (2009): 63-70.
63 Japan Atherosclerosis Society, "Japan Atherosclerosis Society (JAS) Guidelines for Prevention of Atherosclerotic Cardiovascular Diseases," Journal of Atherosclerosis and Thrombosis 14, no. 2 (2007): 5-57 ; de Meester and Simopoulos, "A Balanced Omega-6/Omega-3 Fatty Acid Ratio, Cholesterol and Coronary Heart Disease."
64 T. Hamazaki, et al., "Blood Cholesterol as a Good Marker of Health in Japan," World Review of Nutrition and Dietetics 100 (2009) : 63-70 ; de Meester and Simopoulos, "A Balanced Omega-6/Omega-3 Fatty Acid Ratio."
65 D.M. Dreon et al., "Change in Dietary Saturated Fat Intake Is Correlated with Change in Mass of Large Low-density Lipoprotein Particles in Men," American Journal of Clinical Nutrition 67, no. 5 (1998) : 828-36.
66 David M. Herrington, et al., "Dietary Fats, Carbohydrate, and Progression of Coronary Atherosclerosis in Postmenopausal Women," American Journal of Clinical Nutrition 80, no. 5 (2004): 1175-84.
67 Ibid.
68 Robert H. Knopp and Barbara M. Retzlaff, "Saturated Fat Prevents Coronary Artery Disease? An American Paradox," American Journal of Clinical Nutrition 80, no. 5 (2004): 1102-3.
69 M.B. Katan et al., "Dietary Oils, Serum Lipoproteins, and Coronary Heart Disease," American Journal of Clinical Nutrition 61, no. 6 (1995) : 1368S-73S.
70 S. Liu et al., "A Prospective Study of Dietary Glycemic Load, Carbohydrate Intake, and Risk of Coronary Heart Disease in U.S. Women," American Journal of Clinical Nutrition 71, no. 6 (2000) : 1455-61.
71 M.U. Jakobsen et al., "Intake of Carbohydrates Compared with Intake of Saturated Fatty Acids and Risk of Myocardial Infarction : Importance of the Glycemic Index," American Journal of Clinical Nutrition 91, no. 6 (2010) : 1764-68.
72 Ibid.
73 Ibid.
74 www.ncbi.nlm.nih.gov/pubmed/16904539.
75 R.S. Kuipers et al., "Saturated Fat, Carbohydrates, and Cardiovascular Disease," Netherlands Journal of Medicine 69, no. 9 (2011) : 372-78.
76 A.P. Simopoulos, "Evolutionary Aspects of the Dietary Omega-6:Omega-3 Fatty Acid Ratio : Medical Implications," World Review of Nutrition and

Dietetics 100 (2009) : 1-21.
77 Ibid; A.P. Simopoulos, "Overview of Evolutionary Aspects of w3 Fatty Acids in the Diet," World Review of Nutrition and Dietetics 83 (1998) : 1-11.
78 R.O. Adolf et al., "Dietary Linoleic Acid Influences Desaturation and Acylation of Deuterium-labeled Linoleic and Linolenic Acids in Young Adult Males," Biochimica et Biophysica Acta 1213, no. 3 (1994) : 277-88 ; Ghafoorunissa and M. Indu, "N-3 Fatty Acids in Indian Diets—omparison of the Effects of Precursor (Alpha-linolenic Acid) vs. Product (Long Chain N-3 Polyunsaturated Fatty Acids)," Nutrition Research 12, nos. 4-5 (1992) : 569-82.
79 A.P. Simopoulos, "Evolutionary Aspects of the Dietary Omega-6:Omega-3 Fatty Acid Ratio : Medical Implications,"World Review of Nutrition and Dietetics 100 (2009) : 1-21.
80 A.P. Simopoulos, "Overview of Evolutionary Aspects of w3 Fatty Acids in the Diet."
81 P. Reaven et al., "Effects of Oleate-rich and Linoleate-rich Diets on the Susceptibility of Low-density Lipoprotein to Oxidative Modification in Mildly Hypercholesterolemic Subjects," Journal of Clinical Investigation 91, no. 2 (1993) : 668-76.
82 L.G. Cleland, "Linoleate Inhibits EPA Incorporation from Dietary Fish Oil Supplements in Human Subjects," American Journal of Clinical Nutrition 55, no. 2 (1992) : 395-99.
83 William E.M. Lands, "Diets Could Prevent Many Diseases," Lipids 38. no. 4 (2003) : 317-21.
84 Ibid.
85 William E.M. Lands, "A Critique of Paradoxes in Current Advice on Dietary Lipids," Progress in Lipid Research 47, no. 2 (2008) : 77-106.

6장. 스타틴 사기극을 아십니까?

86 A.E. Dorr et al., "Colestipol Hydrochloride in Hypercholesterolemic Patients—Effect on Serum Cholesterol and Mortality," Journal of Chronic Diseases 31, no. 1 (1978) : 5.
87 Jeremiah Stamler et al., "Effectiveness of Estrogens for the Long-Term Therapy of Middle-Aged Men with a History of Myocardial Infarction," in Coronary Heart Disease : Seventh Hahnemann Symposium, eds. William Likoff and John Henry Moyer (New York : Grune & Stratton, 1963), 416.
88 Dan Kuester, "Cholesterol-Reducing Drugs May Lessen Brain Function, Says ISU Researcher," Iowa State University, last modified February 23, 2009, www2.iastate.edu/~nscentral/news/2009/feb/shin.shtml.
89 Ibid.
90 Melinda Beck, "Can a Drug That Helps Hearts Be Harmful to the Brain?" Wall

Street Journal, February 12, 2008.
91 Duane Graveline, Lipitor : Thief of Memory (Duane Graveline, 2006), www.spacedoc.com/lipitor_thief_of_memory.html.
92 C. Iribarren et al., "Serum Total Cholesterol and Risk of Hospitalization and Death from Respiratory Disease," International Journal of Epidemiology 26, no. 6 (1997) : 1191 – 1202 ; C. Iribarren et al., "Cohort Study of Serum Total Cholesterol and In-Hospital Incidence of Infectious Diseases," Epidemiology and Infection 121, no. 2 (1998) : 335 – 47 ; J.D. Neaton and D.N. Wentworth, "Low Serum Cholesterol and Risk of Death from AIDS," AIDS 11, no. 7 (1997): 929 – 30.
93 D. Jacobs et al., "Report of the Conference on Low Blood Cholesterol : Mortality Associations," Circulation 86, no. 3 (1992) : 1046 – 60.
94 Iribarren et al., "Serum Total Cholesterol" ; C. Iribarren et al., "Cohort Study of Serum Total Cholesterol."
95 J.D. Neaton and D.N. Wentworth, "Low Serum Cholesterol and Risk of Death from AIDS."
96 Jonathan Kantor, "Prevalence of Erectile Dysfunction and Active Depression : An Analytic Cross-Sectional Study of General Medical Patients," American Journal of Epidemiology 156, no. 11 (2002) : 1035 – 42.
97 M. Kanat et al., "A Multi-Center, Open Label, Crossover Designed Prospective Study Evaluatiing the Effects of Lipid-lowering Treatment on Steroid Synthesis in Patients with Type 2 Diabetes (MODEST Study)," Journal of Endocrinology Investigation 32, no. 10 (2009) : 852 – 56; R.D. Stanworth et al., "Statin Therapy is Associated with Lower Total but not Bioavailable or Free Testosterone in Men with Type 2 Diabetes," Diabetes Care 32, no. 4 (2009): 541 – 46; A.S. Dobbs et al., "Effects of High-Dose Simvastatin on Adrenal and Gonadal Steroidogenesis in Men with Hypercholesterolemia," Metabolism 49, no. 9 (2000): 1234 – 38 ; A.S. Dobs et al., "Effects of Simvastatin and Pravastatin on Gonadal Function in Male Hypercholesterolemic Patients," Metabolism 49, no. 1 (2000) : 115 – 21; M.T. Hyyppa et al., "Does Simvastatin Affect Mood and Steroid Hormone Levels in Hypercholesterolemic Men? A Randomized Double-Blind Trial," Psychoneuroendocrinology 28, no. 2 (2003) : 181 – 94.
98 B. Banaszewska et al., "Effects of Simvastatin and Oral Contraceptive Agent on Polycystic Ovary Syndrome : Prospective, Randomized, Crossover Trial," Journal of Clinical Endocrinology & Metabolism 92, no. 2 (2007) : 456 – 61 ; T. Sathyapalan et al., "The Effect of Atorvastatin in Patients with Polycystic Ovary Syndrome : A Randomized Double-Blind Placebo-Controlled Study," Journal of Clinical Endocrinology & Metabolism 94, no. 1 (2009) : 103 – 108.
99 C. Do et al., "Statins and Erectile Dysfunction: Results of a Case/Non-Case Study using the French Pharmacovigilance System Database," Drug Safety 32, no. 7 (2009) : 591 – 97.
100 C.J. Malkin et al., "Low Serum Testosterone and Increased Mortality in Men with Coronary Heart Disease," Heart 96, no. 22 (2010) : 1821 – 25.

101 S. Shrivastava et al., "A. Chronic Cholesterol Depletion Using Statin Impairs the Function and Dynamics of Human Serotonin (1A) Receptors," Biochemistry 49, no. 26 (2010): 5426-35 ; L.N. Johnson-Anuna et al., "Chronic Administration of Statins Alters Multiple Gene Expression Patterns in Mouse Cerebral Cortex," Journal of Pharmacology and Experimental Therapeutics 312, no. 2 (2005) : 786-93. A. Linetti et al., "Cholesterol Reduction Impairs Exocytosis of Synaptic Vesicles," Journal of Cell Science 123, no. 4 (2010) : 595-605.
102 T.B. Horwich et al., "Low Serum Total Cholesterol Is Associated with Marked Increase in Mortality in Advanced Heart Failure," Journal of Cardiac Failure 8, no. 4 (2002) : 216-24.
103 Sonia Brescianini et al., "Low Total Cholesterol and Increased Risk of Dying : Are Low Levels Clinical Warning Signs in the Elderly? Results from the Italian Longitudinal Study on Aging," Journal of the American Geriatrics Society 51, no. 7 (2003) : 991-96.
104 A. Alawi et al., "Effect of the Magnitude of Lipid Lowering on Risk of Elevated Liver Enzymes, Rhabdomyolysis, and Cancer," Journal of the American College of Cardiology 50, no. 5 (2007) : 409-18.
105 David Preiss et al., "Risk of Incident Diabetes with Intensive-Dose Compared with Moderate-Dose Statin Therapy," Journal of the American Medical Association 305, no. 24 (2011) : 2556-64.
106 www.spacedoc.com, Statin Drugs, accessed May 2, 2012
107 Joe Graedon and Terry Graedon, "Patients Find Statins Can Have Side Effects," The People's Pharmacy, April 18, 2005, accessed January 4, 2012, www.peoplespharmacy.com/2005/04/18/patients-find-s.
108 Joe Graedon and Terry Graedon, "Can Statins Cause Debilitating Muscle Pain," The People's Pharmacy, April 18, 2005, accessed January 4, 2012, www.peoplespharmacy.com/2007/09/12/can-statins-cau.
109 Joe Graedon and Terry Graedon, "Does Lipitor Affect Memory and Nerves," The People's Pharmacy, April 18, 2005, accessed January 4, 2012, www.peoplespharmacy.com/2007/06/20/does-lipitor-af/.
110 B.A. Golomb et al., "Physician Response to Patient Reports of Adverse Drug Effects," Drug Safety 30, no. 8 (2007) : 669-75.
111 Ibid.
112 Susan Jeffrey, "ALLHAT Lipid-Lowering Trial Shows No Benefit from Pravastatin," Heartwire, December 17, 2002, www.theheart.org/article/263333.do.
113 Heart Protection Study Collaborative Drug, "MRC/BHF Heart Protection Study of Cholesterol Lowering with Simvastatin in 20,536 High-Risk Individuals: A Randomised Placebo-Controlled Trial," The Lancet 360, no. 9326 (2002) : 7-22.
114 Uffe Ravnskov, "Statins as the New Aspirin," British Medical Journal 324, no. 7340 (2002): 789.
115 Salynn Boyles, "More May Benefit from Cholesterol Drugs," WebMD Health

News, January 13, 2009, www.webmd.com/cholesterol-management/news/20090113/more-may-benefit-from-cholesterol-drugs.
116 Michel de Lorgeril et al., "Cholesterol Lowering, Cardiovascular Diseases, and the Rousuvastatin-JUPITER Controversy : A Critical Reappraisal," Archives of Internal Medicine 170, no. 12 (2010) : 1032-36.
117 H.S. Hecht and S.M. Harman, "Relation of Aggressiveness of Lipid-Lowering Treatment to Changes in Calcified Plaque Burden by Electron Beam Tomography," American Journal of Cardiology 92, no. 3 (2003) : 334-36.
118 Mark A. Hlatky, "Expanding the Orbit of Primary Prevention—Moving Beyond JUPITER," New England Journal of Medicine 359 (2008) : 2280-82.
119 Ibid.
120 W.A. Flegel, "Inhibition of Endotoxin-Induced Activation of Human Monocytes by Human Lipoprotein," Infection and Immunity 57, no. 7 (1989) : 2237-45; W.A. Flegel et al., "Prevention of Endotoxin-Induced Monokine Release by Human Low- and High-Density Lipoproteins and by Apolipoprotein A-I," Infection and Immunity 61, no. 12 (1993): 5140-46 ; H. Northoff et al., "The Role of Lipoproteins in Inactivation of Endotoxin by Serum," Beitr Infusionsther 30 (1992) : 195-97.
121 Jacobs et al., "Report of the Conference on Low Blood Cholesterol."
122 Iribarren et al., "Serum Total Cholesterol and Risk of Hospitalization"; Iribarren et al., "Cohort Study of Serum Total Cholesterol."
123 Neaton and Wentworth, "Low Serum Cholesterol and Risk of Death from AIDS."
124 Anne C. Looker et al., "Vitamin D Status: United States, 2001-2006," Centers for Disease Control and Prevention, NCHS Data Brief No. 59, March 2011, www.cdc.gov/nchs/data/databriefs/db59.htm.
125 William Faloon, "Startling Findings About Vitamin D Levels in Life Extension Members," Life Extension Magazine, January 2010, www.lef.org/magazine/mag2010/jan2010_Startling-Findings-About-Vitamin-D-Levels-in-Life-Extension-Members_01.htm.
126 "Health Conditions," Vitamin D Council, last modified September 27, 2011, www.vitamindcouncil.org/health-conditions.
127 "About Us," Therapeutics Initiative, http://ti.ubc.ca/about.
128 J.R. Downs et al., "Primary Prevention of Acute Coronary Events with Lovastatin in Men and Women with Average Cholesterol Levels : Results of AFCAPS/TexCAPS," Journal of the American Medical Association 279 (1998) : 1615-22; J. Shepherd et al., "Prevention of Coronary Heart Disease with Pravastatin in Men with Hypercholesterolemia," New England Journal of Medicine 333 (1995) : 1301-7.
129 Therapeutics Initiative, "Do Statins Have a Role in Primary Prevention?" Therapeutics Letter #48, April-June 2003, www.ti.ubc.ca/newsletter/do-statins-have-roleprimary-prevention.
130 J. Abramson and J.M. Wright, "Are Lipid-Lowering Guidelines Evidence-Based?" The Lancet 369, no. 9557 (2007) : 168-69.

131 M. Pignone et al., "Primary Prevention of CHD with Pharmacological Lipid-Lowering Therapy: A Meta-Analysis of Randomised Trials," British Medical Journal 321, no. 7267 (2000) : 983 – 86.

7장. 심장도 영양보충제가 필요하다

132 Eric G. Campbell, "Doctors and Drug Companies—Scrutinizing Influential Relationships," New England Journal of Medicine 357 (2007) : 1796 – 97; M.M. Chren, "Interactions Between Physicians and Drug Company Representatives," American Journal of Medicine 107, no. 2 (1999) : 182 – 83.
133 "NYHA Classification—The Stages of Heart Failure," Heart Failure Society of America, last modified December 5, 2011, www.abouthf.org/questions_stages.htm.
134 Per H. Langsjoen , S. Vadhanavikit, and K. Folkers, "Response of Patients in Classes III and IV of Cardiomyopathy to Therapy in a Blind and Crossover Trial with Coenzyme Q10," Proceedings of the National Academy of Sciences of the United States of America 82, no. 12 (1985) : 4240 – 44.
135 Per H. Langsjoen et al., "A Six-Year Clinical Study of Therapy of Cardiomyopathy with Coenzyme Q10," International Journal of Tissue Reactions 12, no. 3 (1990) : 169 – 71.
136 F.L. Rosenfeldt et al., "Coenzyme Q10 in the Treatment of Hypertension : A Meta-Analysis of the Clinical Trials," Journal of Human Hypertension 21, no. 4 (2007) : 297 – 306.
137 Sheldon Hendler, PDR for Nutritional Supplements, 2nd ed. (Montvale, NJ : PDR Network, 2008), 152.
138 P. Davini et al., "Controlled Study on L-Carnitine Therapeutic Efficacy in Post-Infarction," Drugs Under Experimental and Clinical Research 18, no. 8 (1992) : 355 – 65.
139 I. Rizos, "Three-Year Survival of Patients with Heart Failure Caused by Dilated Cardiomyopathy and L-Carnitine Administration," American Heart Journal 139, no. 2 (2000) : S120 – 23.
140 L. Cacciatore et al., "The Therapeutic Effect of L-Carnitine in Patients with Exercise-Induced Stable Angina: A Controlled Study," Drugs Under Experimental and Clinical Research 17, no. 4 (1991) : 225 – 35 ; G. Louis Bartels et al., "Effects of L-Propionylcarnitine on Ischemia-Induced Myocardial Dysfunction in Men with Angina Pectoris," American Journal of Cardiology 74, no. 2 (1994): 125 – 30.
141 L.A. Calo et al., "Antioxidant Effect of L-Carnitine and Its Short Chain Esters : Relevance for the Protection from Oxidative Stress Related Cardiovascular Damage," International Journal of Cardiology 107, no. 1 (2006) : 54 – 60.
142 Mark J. Bolland et al., "Effects of Calcium Supplements on Risk of Myocardial Infarction and Cardiovascular Events : Meta-Analysis," British Medical Journal

341, no. c3691 (2010).
143 P. Raggi et al., "Progression of Coronary Artery Calcium and Risk of First Myocardial Infarction in Patients Receiving Cholesterol-Lowering Therapy," Arteriosclerosis, Thrombosis, and Vascular Biology 24, no. 7 (2004) : 1272-77.
144 Ibid.
145 Udo Hoffmann et al., "Use of New Imaging Techniques to Screen for Coronary Artery Disease," Circulation 108 (2003) : e50-e53.
146 M.C. Houston and K.J. Harper, "Potassium, Magnesium, and Calcium: Their Role in Both the Cause and Treatment of Hypertension," Journal of Clinical Hypertension 10, no. 7 (2008) : 3-11; L. Widman et al., "The Dose-Dependent Reduction in Blood Pressure Through Administration of Magnesium : A Double-Blind Placebo-Controlled Crossover Trial," American Journal of Hypertension 6, no. 1 (1993), 41-45.
147 P. Laurant and R.M. Touyz, "Physiological and Pathophysiological Role of Magnesium in the Cardiovascular System : Implications in Hypertension," Journal of Hypertension 18, no. 9 (2000) : 1177-91.
148 Robbert Meerwaldt et al., "The Clinical Relevance of Assessing Advanced Glycation Endproducts Accumulation in Diabetes," Cardiovascular Diabetology 7, no. 29 (2008) : 1-8 ; Andries J. Smit, "Advanced Glycation Endproducts in Chronic Heart Failure," Annals of the New York Academy of Sciences 1126 (2008): 225-30; Jasper W.L. Hartog et al., "Advanced Glycation End-Products (AGEs) and Heart Failure : Pathophysiology and Clinical Implications," European Journal of Heart Failure 9, no. 12 (2007) : 1146-55.
149 A. Sjogren et al., "Oral Administration of Magnesium Hydroxide to Subjects with Insulin-Dependent Diabetes Mellitus : Effects on Magnesium and Potassium Levels and on Insulin Requirements," Magnesium 7, no. 3 (1988) : 117-22; Lima M. de Lordes et al., "The Effect of Magnesium Supplementation in Increasing Doses on the Control of Type 2 Diabetes," Diabetes Care 21, no. 5 (1998) : 682-86; G. Paolisso et al., "Dietary Magnesium Supplements Improve B-Cell Response to Glucose and Arginine in Elderly Non-Insulin Dependent Diabetic Subjects," Acta Endocrinologica 121, no. 1 (1989) : 16-20.
150 F. Guerrero-Romero and M. Rodriguez-Moran, "Low Serum Magnesium Levels and Metabolic Syndrome," Acta Diabetologica 39, no. 4 (2002) : 209-13.
151 National Institutes of Health, "Magnesium, What Is It?" Office of Dietary Supplements, National Institutes of Health, http://ods.od.nih.gov/factsheets/magnesium-HealthProfessional.
152 Sheldon Hendler, PDR for Nutritional Supplements, 2nd ed. (Montvale, NJ : PDR Network, 2008), 152.
153 E.S. Ford and A.H. Mokdad, "Dietary Magnesium Intake in a National Sample of U.S. Adults," Journal of Nutrition 133, no. 9 (2003) : 2879-82.

154 R. Altschul et al., "Influence of Nicotinic Acid on Serum Cholesterol in Man," Archives of Biochemistry and Biophysics 54, no. 2 (1955) : 558–59.
155 R.H. Knopp et al., "Contrasting Effects of Unmodified and Time-Release Forms of Niacin on Lipoproteins in Hyperlipidemic Subjects : Clues to Mechanism of Action of Niacin," Metabolism 34, no. 7 (1985) : 642–0 ; J.M. McKenney et al., "A Comparison of the Efficacy and Toxic Effects of Sustained vs. Immediate-Release Niacin in Hypercholesterolemic Patients," Journal of the American Medical Association 271, no. 9 (1994) : 672–77.
156 Pia R. Kamstrup, "Genetically Elevated Lipoprotein(a) and Increased Risk of Myocardial Infarction," Journal of the American Medical Association 301, no. 22 (2009): 2331–39 ; M. Sandkamp et al., "Lipoprotein(a) Is an Independent Risk Factor for Myocardial Infarction at a Young Age," Clinical Chemistry 36, no. 1 (1990): 20–23; A. Gurakar et al., "Levels of Lipoprotein Lp(a) Decline with Neomycin and Niacin Treatment," Atherosclerosis 57, nos. 2–3 (1985): 293–301 ; L.A. Carlson et al., "Pronounced Lowering of Serum Levels of Lipoprotein Lp(a) in Hyperlipidaemic Subjects Treated with Nicotinic Acid," Journal of Internal Medicine 226, no. 4 (1989) : 271–76.
157 James Shepard et al., "Effects of Nicotinic Acid Therapy on Plasma High Density Lipoprotein Subfraction Distribution and Composition and on Apolipoprotein A Metabolism," Journal of Clinical Investigation 63, no. 5 (1979) : 858–67; G. Wahlberg et al., "Effects of Nicotinic Acid on Serum Cholesterol Concentrations of High Density Lipoprotein Subfractions HDL2 and HDL3 in Hyperlipoproteinaemia," Journal of Internal Medicine 228, no. 2 (1990) : 151–57.
158 Shepard et al., "Effects of Nicotinic Acid Therapy" ; Wahlberg et al., "Effects of Nicotinic Acid on Serum Cholesterol."
159 Alan Gaby, Nutritional Medicine (Concord, NH : Fritz Perlberg Publishing, 2011).
160 A. Hoffer, "On Niacin Hepatitis," Journal of Orthomolecular Medicine 12 (1983) : 90.
161 McKenney et al., "A Comparison of the Efficacy and Toxic Effects of Sustained Vs. Immediate-Release Niacin" ; J.A. Etchason et al., "Niacin-Induced Hepatitis : A Potential Side Effect with Low-Dose Time-Release Niacin," Mayo Clinic Proceedings 66, no. 1 (1991) : 23–28.
162 Gaby, Nutritional Medicine.
163 E. Serbinova et al., "Free Radical Recycling and Intramembrane Mobility in the Antioxidant Properties of Alpha-Tocopherol and Alpha-Tocotrienol," Free Radical Biology & Medicine 10, no. 5 (1991) : 263–75.
164 R.A. Parker et al., "Tocotrienols Regulate Cholesterol Production in Mammalian Cells by Post-Transcriptional Suppression of 3-Hydroxy-3-Methylglutaryl-Coenzyme A reductase," Journal of Biological Chemistry 268 (1993) : 11230–38; B.C. Pearce et al., Hypocholesterolemic Activity of Synthetic and Natural Tocotrienols," Journal of Medicinal Chemistry 35, no. 20 (1992) : 3595–606 ; B.C. Pearce et al., "Inhibitors of Cholesterol

Biosynthesis. 2. Hypocholesterolemic and Antioxidant Activities of Benzopyran and Tetrahydronaphthalene Analogues of the tocotrienols," Journal of Medicinal Chemistry 37, no. 4 (1994) : 526-41.
165 S.G. Yu et al., "Dose-Response Impact of Various Tocotrienols on Serum Lipid Parameters in Five-Week-Old Female Chickens," Lipids 41, no. 5 (2006) : 453-61 ; M. Minhajuddin et al., "Hypolipidemic and Antioxidant Properties of Tocotrienol-Rich Fraction Isolated from Rice Bran Oil in Experimentally Induced Hyperlipidemic Rats," Food and Chemical Toxicology 43, no. 5 (2005): 747-53 ; J. Iqbal et al., "Suppression of 7,12-Dimethyl-Benz[alpha]anthracene-Induced Carcinogenesis and Hypercholesterolaemia in Rats by Tocotrienol-Rich Fraction Isolated from Rice Bran Oil," European Journal of Cancer Prevention 12, no. 6 (2003) : 447-53 ; A.A. Qureshi et al., "Novel Tocotrienols of Rice Bran Suppress Cholesterogenesis in Hereditary Hypercholesterolemic Swine," Journal of Nutrition 131, no. 2 (2001): 223-30 ; M.K. Teoh et al., "Protection by Tocotrienols against Hypercholesterolaemia and Atheroma," Medical Journal of Malaysia 49, no. 3 (1994): 255-62; A.A. Qureshi et al., "Dietary Tocotrienols Reduce Concentrations of Plasma Cholesterol, Apolipoprotein B, Thromboxane B2, and Platelet Factor 4 in Pigs with Inherited Hyperlipidemias," American Journal of Clinical Nutrition 53, no. 4 (1991) : 1042S-46S; D. O'Byrne et al., "Studies of LDL Oxidation Following Alpha-, Gamma-, or Delta-Tocotrienyl Acetate Supplementation of Hypercholesterolemic Humans," Free Radical Biology & Medicine 29, no. 9 (2000): 834-45; A.A. Qureshi et al., "Lowering of Serum Cholesterol in Hypercholesterolemic Humans by Tocotrienols (Palm Vitee)," American Journal of Clinical Nutrition 53, no. 4 supplement (1991): 1021-26 ; Qureshi et al., "Response of Hypercholesterolemic Subjects to Administration of Tocotrienols," Lipids 30, no. 12 (1995) : 1171-77; A.C. Tomeo et al., "Antioxidant Effects of Tocotrienols in Patients with Hyperlipidemia and Carotid Stenosis," Lipids 30, no. 12 (1995) : 1179-83.
166 Andrew Stoll, The Omega-3 Connection (New York : Free Press, 2001).
167 J. Dyerberg et al., "Plasma Cholesterol Concentration in Caucasian Danes and Greenland West Coast Eskimos," Danish Medical Bulletin 24, no. 2 (1977) : 52-55; H.O. Bang, et al., "The Composition of Food Consumed by Greenland Eskimos," Acta Medica Scandinavica 200, nos. 1-2 (1976) : 69-73 ; H.O. Bang and J. Dyerberg, "Plasma Lipids and Lipoproteins in Greenlandic West Coast Eskimos," Acta Medica Scandinavica 192, nos. 1-(1972) : 85-94; H.O. Bang et al., "Plasma Lipid and Lipoprotein Pattern in Greenlandic West Coast Eskimos," The Lancet 1, no. 7710 (1971) : 1143-45; J. Dyerberg et al., "Fatty Acid Composition of the Plasma Lipids in Greenland Eskimos," American Journal of Clinical Nutrition 28, no. 9 (1975) : 958-66.
168 D. Mozzafarian and J.H. Wu, "Omega-3 Fatty Acids and Cardiovascular Disease: Effects on Risk Factors, Molecular Pathways, and Clinical Events," Journal of the American College of Cardiology 58, no. 20 (2011) : 2047-67.
169 GISSI-Prevenzione Investigators, "Dietary Supplementation with N-3

Polyunsaturated Fatty Acids and Vitamin E after Myocardial Infarction : Results of the GISSI-Prevenzione Trial," The Lancet 354, no. 9177 (1999) : 447-55.
170 Martin R. Cowie, "The Clinical Benefit of Omega-3 PUFA Ethyl Esters Supplementation in Patients with Heart Failure," European Journal of Cardiovascular Medicine 1, no. 2 (2010) : 14-18.
171 "Clinical Guidelines, CG48," National Institute for Health and Clinical Excellence, last modified September 23, 2011, www.nice.org.uk/CG48.
172 Cowie, "The Clinical Benefit of Omega-3 PUFA Ethyl Esters."
173 D. Lanzmann-Petithory, "Alpha-Linolenic Acid and Cardiovascular Diseases," Journal of Nutrition, Health & Aging 5, no. 3 (2001) : 179-83.
174 M. Yokoyama, "Effects of Eicosapentaenoic Acid (EPA) on Major Cardiovascular Events in Hypercholesterolemic Patients : The Japan EPA Lipid Intervention Study (JELIS)" presentation, American Heart Association Scientific Sessions, Dallas, Texas, November 13-16, 2005 ; Medscape, "JELIS—Japan Eicosapentaenoic Acid (EPA) Lipid Intervention Study," Medscape Education, www.medscape.org/viewarticle/518574.
175 G. Bon et al., "Effects of Pantethine on In Vitro Peroxidation of Low-Density Lipoproteins," Atherosclerosis 57, no. 1 (1985) : 99-106.
176 A.C. Junior et al., "Antigenotoxic and Antimutagenic Potential of an Annatto Pigment (Norbixin) Against Oxidative Stress," Genetics and Molecular Research 4, no. 1 (2005): 94-99; G. Kelly, "Pantethine : A Review of its Biochemistry and Therapeutic Applications," Alternative Medicine Review 2, no. 5 (1997) : 365-77 ; F. Coronel et al., "Treatment of Hyperlipemia in Diabetic Patients on Dialysis with a Physiological Substance," American Journal of Nephrology 11, no. 1 (1991) : 32-36 ; P. Binaghi et al., "Evaluation of the Hypocholesterolemic Activity of Pantethine in Perimenopausal Women," Minerva Medica 81 (1990) : 475-79; Z. Lu, "A Double-Blind Clinical Trial : The Effects of Pantethine on Serum Lipids in Patients with Hyperlipidemia," Chinese Journal of Cardiovascular Diseases 17, no. 4 (1989) : 221-23; M. Eto et al., "Lowering Effect of Pantethine on Plasma Beta-Thromboglobulin and Lipids in Diabetes Mellitus," Artery 15, no. 1 (1987) : 1-12; D. Prisco et al., "Effect of Oral Treatment with Pantethine on Platelet and Plasma Phospholipids in Type II Hyperlipoproteinemia," Angiology 38, no. 3 (1987) : 241-47 ; F. Bellani et al., "Treatment of Hyperlipidemias Complicated by Cardiovascular Disease in the Elderly : Results of an Open Short-Term Study with Pantethine," Current Therapeutic Research 40, no. 5 (1986) : 912-16; S. Bertolini et al., "Lipoprotein Changes Induced by Pantethine in Hyperlipoproteinemic Patients : Adults and Children," International Journal of Clinical Pharmacology and Therapeutics 24, no. 11 (1986) : 630-37 ; C. Donati et al., "Pantethine Improves the Lipid Abnormalities of Chronic Hemodialysis Patients : Results of a Multicenter Clinical Trial," Clinical Nephrology 25, no. 2 (1986): 70-74 ; L. Arsenio et al., "Effectiveness of Long-Term Treatment with Pantethine in Patients with Dyslipidemia," Clinical Therapeutics 8, no. 5 (1986) : 537-45 ; S. Giannini

et al., "Efeitos da Pantetina Sobrelipides Sangineos," Arquivos Brasileiros de Cardiologia 46, no. 4 (1986) : 283-89; F. Bergesio et al., "Impiego della Pantetina nella Dislipidemia dell'Uremico Cronico in Trattamento Dialitico," Journal of Clinical Medicine and Research 66, nos. 11-12 (1985): 433-40 ; G.F. Gensini et al., "Changes in Fatty Acid Composition of the Single Platelet Phospholipids Induced by Pantethine Treatment," International Journal of Clinical Pharmacology Research 5, no. 5 (1985) : 309-18 ; L. Cattin et al., "Treatment of Hypercholesterolemia with Pantethine and Fenofibrate: An Open Randomized Study on 43 Subjects," Current Therapeutic Research 38 (1985) : 386-95 ; A. Postiglione et al., "Pantethine Versus Fenofibrate in the Treatment of Type II Hyperlipoproteinemia," Monographs on Atherosclerosis 13 (1985) : 145-48 ; G. Seghieri et al., "Effetto della Terapia con Pantetina in Uremici Cronici Emodializzati con Iperlipoproteinemia di Tipo IV," Journal of Clinical Medicine and Research 66, nos. 5-6 (1985) : 187-92; L. Arsenio et al., "Iperlipidemia Diabete ed Aterosclerosi : Efficacia del Trattamento con Pantetina," Acta Biomed Ateneo Parmense 55, no.1 (1984) : 25-42; O. Bosello et al., "Changes in the Very Low Density Lipoprotein Distribution of Apolipoproteins C-III2, CIII1, C-III0, C-II, and Apolipoprotein E after Pantethine Administration," Acta Therapeutica 10 (1984) : 421-30 ; P. Da Col et al., "Pantethine in the Treatment of Hypercholesterolemia : A Randomized Double-Blind Trial Versus Tiadenol," Current Therapeutic Research 36 (1984) : 314-21 ; A. Gaddi et al., "Controlled Evaluation of Pantethine, a Natural Hypolipidemic Compound, in Patients with Different Forms of Hyperlipoproteinemia," Atherosclerosis 50, no. 1 (1984) : 73-83 ; R. Miccoli et al., "Effects of Pantethine on Lipids and Apolipoproteins in Hypercholesterolemic Diabetic and Non-Diabetic Patients," Current Therapeutic Research 36 (1984) : 545-49; M. Maioli et al., "Effect of Pantethine on the Subfractions of HDL in Dyslipidemic Patients," Current Therapeutic Research 35 (1984): 307-11 ; G. Ranieri et al., "Effect of Pantethine on Lipids and Lipoproteins in Man," Acta Therapeutica 10 (1984) : 219-27 ; A. Murai et al., "The Effects of Pantethine on Lipid and Lipoprotein Abnormalities in Survivors of Cerebral Infarction," Artery 12, no. 4 (1983) : 234-43 ; P. Avogaro et al., "Effect of Pantethine on Lipids, Lipoproteins and Apolipoproteins in Man," Current Therapeutic Research 33 (1983) : 488-93; G. Maggi et al., "Pantethine: A Physiological Lipomodulating Agent in the Treatment of Hyperlipidemia," Current Therapeutic Research 32 (1982) : 380-86 ; K. Hiramatsu et al., "Influence of Pantethine on Platelet Volume, Microviscosity, Lipid Composition and Functions in Diabetes Mellitus with Hyperlipidemia," Tokai Journal of Experimental and Clinical Medicine 6, no. 1 (1981) : 49-57.

177 Mark Houston et al., "Nonpharmocologic Treatment of Dyslipidemia," Progress in Cardiovascular Disease 52, no. 2 (2009) : 61-94.

178 R. Pfister et al., "Plasma Vitamin C Predicts Incident Heart Failure in Men and Women in European Prospective Investigation into Cancer and Nutrition—

Norfolk Prospective Study," American Heart Journal 162, no. 2 (2011) : 246–53.
179 W. Wongcharoen and A. Phrommintikul, "The Protective Role of Curcumin in Cardiovascular Diseases," International Journal of Cardiology 133, no. 2 (2009) : 145–51.
180 Mark Houston, What Your Doctor May Not Tell You About Heart Disease (New York : Grand Central Life & Style, 2012).
181 G. Ramaswami, "Curcumin Blocks Homocysteine-Induced Endothelial Dysfunction in Porcine Coronary Arteries," Journal of Vascular Surgery 40, no. 6 (2004) : 1216–22.
182 H. Sumi et al., "Enhancement of the Fibrinolytic Activity in Plasa by Oral Administration of Nattokinase," Acta Haematologica 84, no. 3 (1990) : 139–43.
183 Houston, What Your Doctor May Not Tell You.
184 M.A. Carluccio et al., "Olive Oil and Red Wine Antioxidant Polyphenols Inhibit Endothelial Activation : Antiatherogenic Properties of Mediterranean Diet Phytochemicals," Atherosclerosis, Thrombosis, and Vascular Biology 23, no. 4 (2003) : 622–29.
185 "Study Shows Chocolate Reduces Blood Pressure and Risk of Heart Disease," European Society of Cardiology, March 31, 2010, www.scardio.org/about/press/press-releases/pr-10/Pages/chocolate-reduces-blood-pressure.aspx.
186 Mark Houston et al., "Nonpharmologic Treatment for Dyslipideia," Progress in Cardiovascular Disease 52, no. 2 (2009), 61–94.

8장. 스트레스는 소리 없이 다가오는 살인자이다

187 Rick Relyea, "Predator Cues and Pesticides: A Double Dose of Danger," Ecological Applications 13, no. 6 (2003) : 1515–21.
188 Julia C. Buck, "The Effects of Multiple Stressors on Wetland Communities: Pesticides, Pathogens, and Competing Amphibians," Freshwater Biology 57, no. 1 (2012) : 61–73; Qin Guangqiu et al., "Effects of Predator Cues on Pesticide Toxicity : Toward an Understanding of the Mechanism of the Interaction," Environmental Toxicology and Chemistry 30, no. 8 (2011) : 1926–34 ; Maya L. Groner and Rick Relyea, "A Tale of Two Pesticides : How Common Insecticides Affect Aquatic Communities," Freshwater Biology 56, no. 11 (2011) : 2391–404; Andrew Sih et al., "Two Stressors Are Far Deadlier than One," Trends in Ecology and Evolution 19, no. 6 (2004) : 274–76.
189 Robert Sapolsky, "Stress and Your Body," Lecture 3, The Great Courses : Teaching Company.
190 World Heart Federation, "Hypertension," World Heart Federation, www.world-heart-federation.org/cardiovascularhealth/cardiovascular-disease-

risk-factors/hypertension.
191 Robert Sapolsky, "Stress and Your Body" (Lecture 3, The Great Courses : Teaching Company).
192 Medical News Today, "Mental Stress Raises Cholesterol Levels in Healthy Adults," Medical News Today, November 23, 2005, www.medicalnewstoday.com/releases/34047.php.
193 Miranda Hitti, "Cut Stress, Help Your Cholesterol," WebMD Health News, November 22, 2005, www.webmd.com/cholesterol-management/news/20051122/cut-stress-helpyour-cholesterol.
194 A.H. Glassman et al., "Psychiatric Characteristics Associated with Long-Term Mortality Among 361 Patients Having an Acute Coronary Syndrome and Major Depression: Seven-Year Follow-Up of SADHART Participants," Archives of General Psychiatry 66, no. 9 (2009) : 1022–29.
195 A.H. Glassman, "Depression and Cardiovascular Comorbidity," Dialogues in Clinical Neuroscience 9, no. 1 (2007) : 9–17.
196 Stephen Sinatra, Heart Break and Heart Disease (Chicago: Keats Publishing, 1996).
197 Rana Foroohar, "The Optimist: Why Warren Buffet Is Bullish on America," Time, January 23, 2012.
198 Ibid.

9장. 생활 속 건강한 심장 만들기

199 Johns Hopkins Medicine, "The New Blood Lipid Tests—Sizing Up LDL Cholesterol," Johns Hopkins Health Alerts, last modified on June 13, 2008, www.johnshopkinshealthalerts.com/reports/heart_health/1886-1.html.
200 James J. Stec et al., "Association of Fibrinogen with Cardiovascular Risk Factors and Cardiovascular Disease in the Framingham Offspring Population," Circulation 102, no. 14 (2000): 1634–38.
201 Ibid; Lisa Nainggolan, "Fibrinogen Tests Should Be Used for Additional Information when Assessing Cardiovascular Disease," Heartwire, October 3, 2000, www.theheart.org/article/180167.do.
202 Stec et al., "Association of Fibrinogen with Cardiovascular Risk Factors."
203 J.T. Salonen et al., "High Stored Iron Levels Are Associated with Excess Risk of Myocardial Infarction in Eastern Finnish Men," Circulation 86, no. 3 (1992): 803–11; Lawrence K. Altman, "High Level of Iron Tied to Heart Risk," New York Times, September 8, 1992.
204 Salonen et al., "High Stored Iron Levels."
205 "Statins Can Damage Your Health," Vitamin C Foundation, www.vitamincfoundation.org/statinalert.
206 H. Refsum et al., "The Hordaland Homocysteine Study : A Community-Based Study of Homocysteine, Its Determinants, and Associations with Disease,"

Journal of Nutrition 136, no. 6 (2006) : 1731S–40S ; Homocystein Studies Collaboration, "Homocysteine and Risk of Ischemic Heart Disease and Stroke : A Meta-Analysis," Journal of the American Medical Association 288, no. 16 (2002) : 2015–22 ; D.S. Wald et al., "Homocysteine and Cardiovascular Disease : Evidence on Casualty from a Meta-Analysis," British Medical Journal 325, no. 7374 (2002) : 1202.

207 D.S. Wald et al., "The Dose-Response Relation Between Serum Homocysteine and Cardiovascular Disease : Implications for Treatment and Screening," European Journal of Cardiovascular Prevention and Rehabilitation 11, no. 3 (2004) : 250–53.

208 Moti Haim et al., "Serum Homocysteine and Long-Term Risk of Myocardial Infarction and Sudden Death in Patients with Coronary Heart Disease," Cardiology 107, no. 1 (2007) : 52–56.

209 Mark Houston, What Your Doctor May Not Tell You About Heart Disease (New York : Grand Central Life & Style, 2012).

210 S. Seely, "Is Calcium Excess in Western Diet a Major Cause of Arterial Disease?" International Journal of Cardiology 33, no. 2 (1991) : 191–98.

211 Udo Hoffmann, Thomas J. Brady, and James Muller, "Use of New Imaging Techniques to Screen for Coronary Artery Disease," Circulation 108 (2003) : e50–53

212 Ibid.

213 Kimber L. Stanhope et al., "Consumption of Fructose and High-Fructose Corn Syrup Increase Postprandial Triglycerides, LDL-Cholesterol, and Apolipoprotein-B in Young Men and Women," Journal of Clinical Endocrinology & Metabolism 96, no. 10 (2011): E1596–605; Science Daily, "Fructose Consumption Increases Risk Factors for Heart Disease : Study Suggests US Dietary Guideline for Upper Limit of Sugar Consumption Is Too High," Science Daily, July 28, 2011, www.sciencedaily.com/releases/2011/07/110728082558.htm; Kimber L. Stanhope and Peter J. Havel, "Endocrine and Metabolic Effects of Consuming Beverages Sweetened with Fructose, Glucose, Sucrose, or High-Fructose Corn Syrup," American Journal of Clinical Nutrition 88, no. 6 (2008) : 1733S–37S.

214 S. Sieri et al., "Dietary Glycemic Load and Index and Risk of Coronary Heart Disease in a large Italian Cohort : The EPICOR Study," Archives of Internal Medicine 12, no. 170 (2010) : 640–47.

215 "How High Carbohydrate Foods Can Raise Risk for Heart Problems," Science Daily, June 25, 2009, retrieved February 8, 2012, www.sciencedaily.com/releases/2009/06/090625133215.htm.

216 Simin Liu et al., "Relation Between a Diet with a High Glycemic Load and Plasma Concentrations of High-Sensitivity C-Reactive Protein in Middle-Aged Women," American Journal of Clinical Nutrition 75, no. 3 (2002) : 492–98.

217 Tel Aviv University, "How High Carbohydrate Foods Can Raise Risk For Heart Problems," ScienceDaily, June 25, 2009, retrieved February 8, 2012, from www.sciencedaily.com/releases/2009/06/090625133215.htm

218 Ibid.
219 Charlene Laino, "Trans Fats Up Heart Disease Risk," WebMD Health News, November 15, 2006, www.webmd.com/heart/news/20061115/heart-disease-risk-upped-bytrans-fats.
220 Frank B. Hu et al., "Dietary Fat Intake and the Risk of Coronary Heart Disease in Women," New England Journal of Medicine 337, no. 21 (1997) : 1491-99.
221 Institute of Medicine of the National Academies, Dietary Reference Intakes for Energy, Carbohydrate, Fiber, Fat, Fatty Acids, Cholesterol, Protein, and Amino Acids (Washington, D.C. : The National Academies Press, 2005), 504.
222 Harvard School of Public Health, "Eating Processed Meats, but Not Unprocessed Red Meats, May Raise Risk of Heart Disease and Diabetes," news release, May 17, 2010, www.hsph.harvard.edu/news/press-releases/2010-releases/processed-meats-unprocessed-heart-disease-diabetes.html.
223 Ibid.
224 Jonny Bowden, The 150 Healthiest Foods on Earth (Beverly, MA: Fair Winds Press, 2007).
225 L. Zhang et al., "Pterostilbene Protects Vascular Endothelial Cells Against Oxidized Low-Density Lipoprotein-Induced Apoptosis In Vitro and In Vivo," Apoptosis 17, no. 1 (2012) : 25-36.
226 H.C. Ou et al., "Ellagic Acid Protects Endothelial Cells from Oxidized Low-Density Lipoprotein-Induced Apoptosis by Modulating the PI3K/Akt/eNOS Pathway," Toxicology and Applied Pharmacology 248, no. 2 (2010) : 134-43.
227 H.C. Hung et al., "Fruit and Vegetable Intake and Risk of Major Chronic Disease," Journal of the National Cancer Institute 96, no. 21 (2004) : 1577-84.
228 Ibid.
229 F.J. He et al., "Increased Consumption of Fruit and Vegetables Is Related to a Reduced Risk of Coronary Heart Disease : Meta-Analysis of Cohort Studies," Journal of Human Hypertension 21, no. 9 (2007) : 717-28.
230 F.J. He et al., "Fruit and Vegetable Consumption and Stroke : Meta-Analysis of Cohort Studies," The Lancet 367, no. 9507 (2006) : 320-26.
231 H.C. Hung et al., "Fruit and Vegetable Intake and Risk of Major Chronic Disease," Journal of the National Cancer Institute 96, no. 21 (2004) : 1577-84.
232 Dariush Mozaffarian et al., "Changes in Diet and Lifestyle and Long-Term Weight Gain in Men and Women," New England Journal of Medicine 364, no. 25 (2011) : 2392-404.
233 Marian Burros, "Eating Well; Pass the Nuts, Pass Up the Guilt," New York Times, January 15, 2003.
234 Oscar H. Franco et al., "The Polymeal : A More Natural, Safer, and Probably Tastier (than the Polypill) Strategy to Reduce Cardiovascular Disease by More Than 75%," British Medical Journal 329, no. 7480 (2004) : 1447.

235 D.M. Winham et al., "Pinto Bean Consumption Reduces Biomarkers for Heart Disease Risk," Journal of the American College of Nutrition 26, no. 3 (2007) : 243–49.
236 E.K. Kabagambe et al., "Decreased Consumption of Dried Mature Beans Is Positively Associated with Urbanization and Nonfatal Acute Myocardial Infarction," Journal of Nutrition 135, no. 7 (2005) : 1770–75.
237 Bazzano et al., "Legume Consumption and Risk of Coronary Heart Disease in U.S. Men and Women," Archives of Internal Medicine 161, no. 21 (2001) : 2573–78.
238 Adriana Buitrago-Lopez et al., "Chocolate Consumption and Cardiometabolic Disorders : Systematic Review and Meta-Analysis," British Medical Journal 343 (2011) : d4488.
239 S. Desch et al., "Effect of Cocoa Products on Blood Pressure: Systemic Review and Meta-Analysis," Abstract, American Journal of Hypertension 23, no. 1 (2010) : 97–103.
240 Brian Buijsse et al., "Cocoa Intake, Blood Pressure, and Cardiovascular Mortality," Archives of Internal Medicine 166, no. 4 (2006) : 411–17.
241 Michael Aviram et al., "Pomegranate Juice Consumption Reduces Oxidative Stress, Atherogenic Modifications to LDL, and Platelet Aggregation : Studies in Humans and in Atherosclerotic Apolipoprotein E–eficient Mice," American Journal of Clinical Nutrition 71, no. 5 (2000) : 1062–76; Michael Aviram et al., "Pomegranate Juice Flavonoids Inhibit Low-Density Lipoprotein Oxidation and Cardiovascular Diseases: Studies in Atherosclerotic Mice and in Humans," Drugs Under Experimental and Clinical Research 28, no. 2– (2002) : 49–62.
242 Michael Aviram et al., "Pomegranate Juice Consumption for 3 Years by Patients with Carotid Artery Stenosis Reduces Common Carotid Intima-Media Thickness, Blood Pressure and LDL Oxidation," Clinical Nutrition 23, no. 3 (2004) : 423–33.
243 L.J. Ignarro et al., "Pomegranate Juice Protects Nitric Oxide Against Oxidative Destruction and Enhances the Biological Actions of Nitric Oxide," Nitric Oxide 15, no. 2 (2006): 93–102.
244 D.K. Das et al., "Cardioprotection of Red Wine : Role of Polyphenolic Antioxidants," Drugs Under Experimental and Clinical Research 25, nos. 2– (1999) : 115–20.
245 V. Ivanov at al., "Red Wine Antioxidants Bind to Human Lipoproteins and Protect them from Metal Ion-Dependent and Independent Oxidation," Journal of Agriculture and Food Chemistry 49, no. 9 (2001) : 4442–49; M. Aviram and B. Fuhrman, "Wine Flavonoids Protect Against LDL Oxidation and Atherosclerosis," Annals of the New York Academy of Sciences 957 (2002) : 146–61.
246 A. Lugasi et al., "Cardio-Protective Effect of Red Wine as Reflected in the Literature," Abstract, Orvosi Hetilap 138, no. 11 (1997) : 673–8; T.S. Saleem and S.D. Basha, "Red Wine: A Drink to Your Heart," Journal of Cardiovascular Disease Research 1, no. 4 (2010) : 171–76.

247 Demosthenes B. Panagiotakos et al., "Mediterranean Diet and Inflammatory Response in Myocardial Infarction Survivors," International Journal of Epidemiology 38, no. 3 (2009) : 856-66.
248 J. Sano, "Effects of Green Tea Intake on the Development of Coronary Artery Disease," Circulation Journal 68, no. 7 (2004) : 665-70.
249 Stephen L. Duffy, "Short- and Long-Term Black Tea Consumption Reverses Endothelial Dysfunction in Patients with Coronary Artery Disease," Circulation 104 (2001) : 151-56.
250 Medscape, "Black Tea Shown to Improve Blood Vessel Health," Medscape News, July 17, 2001, www.medscape.com/viewarticle/411324.
251 Antonia Trichopoulou et al., "Mediterranean Diet and Survival Among Patients with Coronary Heart Disease in Greece," Archives of Internal Medicine 165, no. 8 (2005) : 929-35.
252 Aldo Ferrera et al., "Olive Oil and Reduced Need for Antihypertensive Medications," Archives of Internal Medicine 160, no. 6 (2000) : 837-42.
253 "Olive Oil Contains Natural Anti-Inflammatory Agent," Science Daily, September 6, 2005, www.sciencedaily.com/releases/2005/09/050906075427.htm.
254 American Botanical Council, "Garlic," Herbalgram, http://cms.herbalgram.org/expandedE/Garlic.html.
255 Bowden, The 150 Healthiest Foods on Earth.
256 Jonny Bowden, The Most Effective Natural Cures on Earth (Beverly, MA : Fair Winds Press, 2008).
257 J.W. Pennebaker, Opening Up : The Healing Power of Expressing Emotions (New York : Guilford Press, 1997) ; J. Frattaroli, "Experimental Disclosure and Its Moderators: A Meta-Analysis," Psychological Bulletin 132, no. 6 (2006) : 823-65.

콜레스테롤
수치에 속지 마라

초판 1쇄 발행 2017년 12월 25일
초판 5쇄 발행 2023년 5월 25일

지은이 스티븐 시나트라·조니 보든
옮긴이 제효영
펴낸이 정용수

편집장 김민정 **편집** 김민혜
디자인 김민지
영업·마케팅 김상연 정경민
제작 김동명 **관리** 윤지연

펴낸곳 ㈜예문아카이브
출판등록 2016년 8월 8일 제2016-000240호
주소 서울시 마포구 동교로18길 10 2층
문의전화 02-2038-3372 **주문전화** 031-955-0550 **팩스** 031-955-0660
이메일 archive.rights@gmail.com **홈페이지** ymarchive.com
인스타그램 yeamoon.arv

한국어판 출판권 ⓒ 예문아카이브, 2017
ISBN 979-11-87749-52-3 13510

㈜예문아카이브는 도서출판 예문사의 단행본 전문 출판 자회사입니다. 널리 이롭고 가치 있는 지식을 기록하겠습니다.

저작권법에 따라 보호를 받는 저작물이므로 무단 전재와 복제를 금합니다.
이 책 내용의 전부 또는 일부를 이용하려면 반드시 저작권자와 ㈜예문아카이브의 서면 동의를 받아야 합니다.

* 책값은 뒤표지에 있습니다. 잘못 만들어진 책은 구입하신 곳에서 바꿔드립니다.